肥胖中医药干预技术
及临床运用精粹

主编 周仲瑜 黄 伟

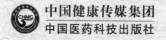

中国健康传媒集团

中国医药科技出版社

内 容 提 要

　　肥胖的中医药干预方法众多，临床上如何评价并找出最适合患者的方案呢？本书通过收集整理古今文献，运用复杂网络技术对文献进行数据挖掘及分析，为读者提供系统、科学的中医药干预肥胖方案。本书第一至第四章论述了肥胖病的中医、西医认识及诊疗，第五至第十二章讲述了肥胖病的中医外治、内治法及情志干预法，第十三章总结了周仲瑜教授治疗肥胖的临床经验。全书内容详实，切合实用，可为医学院校学生、教研工作者及临床医师提供借鉴和参考。

图书在版编目（CIP）数据

　　肥胖中医药干预技术及临床运用精粹 / 周仲瑜，黄伟主编 . —北京：中国医药科技出版社，2021.8
　　ISBN 978-7-5214-2649-6

　　Ⅰ . ①肥⋯　　Ⅱ . ①周⋯②黄⋯　　Ⅲ . ①肥胖病—中医治疗法　　Ⅳ . ① R259.892

中国版本图书馆 CIP 数据核字（2021）第 150642 号

美术编辑　　陈君杞
版式设计　　南博文化

出版　**中国健康传媒集团** | 中国医药科技出版社
地址　北京市海淀区文慧园北路甲 22 号
邮编　100082
电话　发行：010-62227427　邮购：010-62236938
网址　www.cmstp.com
规格　710 × 1000mm $^1/_{16}$
印张　17 $^1/_2$
字数　320 千字
版次　2021 年 8 月第 1 版
印次　2021 年 8 月第 1 次印刷
印刷　三河市万龙印装有限公司
经销　全国各地新华书店
书号　ISBN 978-7-5214-2649-6
定价　**49.00 元**

获取新书信息、投稿、为图书纠错，请扫码联系我们。

编委会

前言

　　肥胖症是一种由多因素引起的慢性代谢性疾病，《柳叶刀》杂志2016年报道：1975~2014年，全球肥胖人口从1.05亿升至6.41亿。中国拥有8960万肥胖人口，数量位居世界首位。肥胖可以导致或加重包括糖尿病、冠心病在内的十几种严重并发症。世界经济合作与发展组织（简称"经合组织"）发布的《肥胖健康负担》报告指出，治疗由肥胖引起的疾病的费用平均占经合组织国家卫生保健总开支的8.4%。科学认识肥胖，预防肥胖发生，注重肥胖的科学调理及早期干预，减少并发症的发生，成为越来越多人的需求。

　　中医学认为，肥胖由先天禀赋、劳逸失常、饮食不节、情志失调等原因导致，与气、血、痰、湿、热、瘀等有关，属本虚标实之证。本虚以脾肾气虚为主，标实以痰浊为主，常伴有水湿、瘀血等病理产物。中医药疗法从整体观念出发，通过辨证论治，有目标、有重点地施治，以绿色、安全、有效的特点逐渐成为肥胖的优势疗法，吸引着广大学者和患者。运用中医手段进行肥胖治疗已成为当代流行趋势。

　　中医药干预肥胖症主要有外治疗法（针灸、推拿、健身气功）、内服疗法（中药、中成药、保健品、食疗）、情志调摄疗法等。随着中医药干预肥胖被越来越多人认识和青睐，中医药对肥胖的认识、描述及治疗有了较多的病案记录和临床实施方案。临床上如何评价并找出最适合患者的治疗方案呢？本书整理大量有关中医药对肥胖的认识和治疗经验，利用数据分析对文献进行整合整理，以期为广大读者提供系统、科学的中医药干预肥胖方案。

　　本书第一章至第四章对肥胖症的西医认识、中医认识、防治技术与方法现状、常用经穴和中药进行基本论述，使大家对肥胖症的中、西医诊断治疗有基本认识。第五章至第七章主要论述肥胖症的中医外治法干预，从干预处方、操作方法、文献数据挖掘分析、现代临床报道等方面，阐明针灸、推拿、健身气功干预肥胖的优势。第八章至第十一章主要论述肥胖症的中医内治法干预，通过典型方药、文献数据、现代临床报道，展现中药、中成药、保健品、食疗治疗肥胖的最新研究进展。第十二章介绍了中医药对肥胖症患者情志方面的干预，强调在注重肥胖症患者生理健康的同时重视其心理健康。第十三章总结周仲瑜教授治疗肥胖症的临床宝贵经验，列举了周仲瑜教授的肥胖症干预验案，以期为广大同仁提供参考和借鉴。

基于肥胖症已成为全球关注的公共卫生问题，以及中医药干预肥胖症的有效性日益突出，我们着手编写了本书。作为一线临床医生，我们从经典出发，结合临床，承接创新，最后编汇此书，以期能够为广大读者的学习和研究提供一定借鉴。

编者

2021 年 3 月

目录

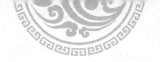

|第一章|
绪论

第一节　肥胖症简述

一、定义

肥胖症是一种环境因素与遗传因素共同作用的多因素社会性、慢性、代谢性疾病，是以体内脂肪过度蓄积和体重超常为特征的一种病理状态。

二、流行病学

（一）国际

随着科技的发展和社会的进步，人们的生活方式发生了巨大的改变，肥胖已成为世界性的社会问题。

据《柳叶刀》所述，1975~2014年，全球肥胖患病率迅速上升。2014年，全世界约有2.66亿男性和3.75亿女性为肥胖，其中有0.58亿（2.3%）男性和1.26亿（5.0%）女性达到严重肥胖（BMI≥35）。而1975年仅有0.34亿男性和0.71亿女性为肥胖。全球男性的肥胖患病率从1975年的3.2%上升到2014年的10.8%，而女性的肥胖患病率从6%上升至14.9%，全球肥胖人口首次超过了体重不足人口。1975~2014年，全球肥胖人口从1.05亿上升至6.41亿，而体重不足人口则从3.3亿上升至4.62亿。

肥胖的患病率与经济水平息息相关，高收入国家的肥胖患病率最高，但中低等收入国家的肥胖患病率也在快速增长中。全世界肥胖成年人中有1.18亿（18.4%）生活在高收入英语国家，这些国家的严重肥胖者在全世界所占比例更高（27.1%）。紧随其后的是中东和北非地区的发展中国家，肥胖人数为2600万（13.9%）。

肥胖的发生存在一定的性别差异，各国女性的平均BMI高于男性。另外，同性之间也存在较大的个体差异。2014年美属萨摩亚（BMI平均值最高的国家）和东帝汶（BMI平均值最低的国家）之间的女性平均BMI差异为14.1，相当于每个人的平均体重差异约为35公斤，而男性的平均BMI差异为12.1。

（二）国内

随着经济的快速发展，我国的肥胖人群快速增长。据《柳叶刀》所述，2014年，中国约有4320万肥胖男性和4640万肥胖女性，超过美国，成为全球肥胖人口最多的国家。严重肥胖的人数排名也从1975年的男性第60位、女性第41位跃升至2014年的男性第2位、女性第2位。

我国肥胖率在中年人群中最为突出。中国疾控中心数据显示，2010年18岁及以上居民肥胖率为12.0%，男性、女性均以45~49岁组为最高。

我国的超重、肥胖率存在一定地域差异。东、中部地区高于西部地区，东、中、西部地区居民肥胖率依次为13.5%、11.8%、9.9%。我国的肥胖症患病率与经济水平紧密相关，城市地区高于农村地区。2010年，我国城市、农村人群肥胖率分别为14.2%和10.9%，而超重率分别为33.8%和29.1%。

我国肥胖人群的心血管代谢性疾病及其危险因素聚集流行普遍显著高于体重正常人群。肥胖人群中，18.3%的人患有糖尿病，高于正常体重组6.2%；47.6%的人有心血管代谢性疾病，且男性显著高于女性。不论男女，超重组、肥胖组心血管代谢性疾病的比例均显著高于正常体重组。

三、病因

（一）内因

1.遗传因素　目前，多数学者认为肥胖症的发生是遗传和环境因素共同作用的结果，但并未找出确切的发病机制。双亲体重正常，其子女肥胖率仅为10%；双亲中一方有肥胖症状，其子女肥胖率约为50%；双亲均为肥胖，其子女肥胖率则上升至70%。除此之外，肥胖基因、消脂素受体基因、β_3受体基因等的基因突变也能通过一定的机制诱发肥胖。

2.神经精神因素　神经精神因素是肥胖症的一项重要病因，主要通过多种生物活性因子对人类下丘脑中的两对神经核造成影响，引起肥胖。人类的下丘脑中存在着两对影响摄食行为的中枢，即饱中枢和饥中枢。当下丘脑出现病变时，饱中枢功能抑制或饥中枢功能亢进均会导致食欲增强，从而引发肥胖。

3.内分泌因素　内分泌激素紊乱也是诱发肥胖的重要因素。其中胰岛素变化被公认为是肥胖发病机制中最关键的一环。胰岛素能促进葡萄糖的利用和脂肪、蛋白质的形成。肥胖症患者的胰岛素受体数量及亲和力均降低，存在胰岛素不敏感性和抵抗性。为满足糖代谢需要，胰岛素必须维持在高水平，而高胰岛素血症会使脂肪合成增多，分解减少，促进肥胖症的发生和进一步发展。除胰岛素之外，肾上腺皮质激素、生长激素、甲状腺激素、性腺激素、胰高血糖素、儿茶酚胺类激素的分泌紊乱也与肥胖有一定的关联。

4.心理因素　抑郁、焦虑等心理因素也会导致肥胖。据研究表明，许多人倾向于将生活中来自工作、生活的压力和烦恼转化为食欲，采取过多进食的方式来排解焦虑、抑郁等不良情绪，这会导致肥胖。除此之外，还有不少人会对某种高热量食物产生成瘾性，这也会导致肥胖。

（二）外因

1.饮食因素　过食、不规律进食导致的能量过剩是肥胖的主要外因。肥胖者大都有饮食增多史，喜食煎、炸、熏、烤类食品及甜食等高热量食物，或喜欢在正餐之间加餐，从而导致脂肪摄入过多，能量过剩。在摄入热量相同的情况下，有睡前进食及多食晚餐习惯的人群更易出现肥胖现象。肥胖者在同样的饮食情况下合成代谢较正常人亢进，但基础代谢率相对较低，这会导致能量消耗减少，从而加重肥胖。

2.运动因素　运动不足是导致肥胖的重要原因之一。随着社会的进步，城市交通的高速发展和家居生活的自动化、机械化使人们日常必需的体力活动日益减少。运动量不足会导致机体能量消耗减少，促进脂肪的囤积。

3.社会环境因素

（1）地理环境：地理环境是影响肥胖的因素之一。热带、亚热带地区居民的食欲会受到炎热天气的抑制，平均摄入热量会低于寒冷地区的居民，因此肥胖症患者会少于高纬度地区。

（2）经济发展水平：经济发展水平也是影响肥胖的因素之一。在发达国家，碳水化合物含量丰富的食品价格低廉，故低收入阶层的碳水化合物摄入量大。所以发达国家会出现经济地位越低的人群肥胖患病率越高的现象。发展中国家的情况却恰恰相反，部分先富人群有通过大量摄入高蛋白、高脂肪、高热量食品来增加营养的错误观念，导致肥胖的患病率在先富人群中呈快速上升趋势。

（3）家庭因素：家庭因素是造成儿童及其成年后肥胖的主要因素。研究发现，独生子女更容易肥胖。部分家长错误地认为婴儿喂养得越多、长得越胖越好，导致孩子从哺乳期开始就营养过度。除此以外，家长溺爱也会导致孩子排斥必要的体育锻炼，嗜食煎、炸、熏、烤食物等。上述现象都会引起儿童营养过度，导致肥胖。

四、分类

根据肥胖的形成原因，可将其分为两种类型。

（一）单纯性肥胖

单纯性肥胖是最常见的肥胖类型，95%以上的肥胖属于此类。单纯性肥胖又可分为体质性肥胖、过食性肥胖两种类型。体质性肥胖又称为双亲肥胖，是由于遗传因素和青春期前体内脂肪细胞数目增多造成的，还与25岁以前的营养过度有关系；过食性肥胖也称为获得性肥胖，是由于人在成年后有意识或无意识地过度饮食，使摄入的热量大大超过身体生长和活动的需要，多余的热量转化为脂肪，脂肪大量堆积而导致。

（二）继发性肥胖

继发性肥胖又称为症状性肥胖，是一种较少见的肥胖类型，约5%的肥胖属于此类。继发性肥胖是由内分泌紊乱或代谢障碍等疾病引起的。虽然与单纯性肥胖一样具有体内脂肪沉积过多的特征，但仍以原发性疾病的临床症状为主要表现。引起继发性肥胖的原发性疾病主要有肿瘤、糖尿病、甲状腺功能减退症、创伤、皮质醇增多症、性腺功能减退症等。

五、并发症

2016年5月，美国临床内分泌医师学会（AACE）联合美国内分泌学院（ACE）共同发布了《肥胖患者综合医疗管理指南》，将超重和过度肥胖导致的相关并发症归纳为15种，有内分泌系统、循环系统、呼吸系统、消化系统、运动系统、生殖系统、泌尿系统疾病以及心理相关疾病。其中，冠心病位居全球十大死因的榜首，糖尿病位居第七，而世界卫生组织预测抑郁症也将成为21世纪人类健康的主要杀手。肥胖的并发症不仅给人们的生理带来极大的损害及痛苦，而且极大地降低了生活质量，降低了人们的生活幸福感。

（一）内分泌系统

1.代谢综合征和糖尿病前期

临床建议：①超重或肥胖的患者和体重正在增加的患者应该筛查有无糖尿病前期和2型糖尿病，用腰围、空腹血糖、糖化血红蛋白、血压和血脂（包括甘油三酯和高密度脂蛋白胆固醇）来评估代谢综合征。②由于即将出现的糖尿病的各种风险，超重或肥胖患者应该使用包含临床数据、糖耐量试验和（或）代谢综合征特征的指标或分期系统来对2型糖尿病风险评估或分层。

危害：代谢综合征是指人体的蛋白质、脂肪、碳水化合物等物质发生代谢紊乱的病理状态，是一组复杂的代谢紊乱症候群，是导致糖尿病、心脑血管疾病的危险因素。糖尿病前期是指血糖偏高但未达到糖尿病诊断标准的"中间"状态，是糖尿病的早期预警信号，包括空腹血糖升高、糖耐量异常。糖尿病前期和代谢综合征为诱发2型糖尿病的首要风险因素，糖尿病前期和代谢综合征对于2型糖尿病的易感性使其成为心血管病发病的潜在危险因素。

机制：脂肪细胞可分泌多种激素和细胞因子，包括瘦素、肿瘤坏死因子α、白细胞介素6、脂联素、抵抗素等，均与代谢综合征有密切关系。同时，肥胖患者的脂肪细胞较常人大，其细胞表面结合胰岛素受体的数目明显下降，或胰岛素结合的能力降低，机体通过代谢补偿的方式促进胰岛素分泌增多，进而造成高胰岛素血症以及胰岛素抵抗，此二者均会造成代谢综合征及血糖异常。

2.2型糖尿病

临床建议：2型糖尿病患者应评估有无超重或肥胖。

危害：2型糖尿病可继发心脑血管病变、糖尿病视网膜病变、糖尿病足等疾病，严重影响患者的生活质量。2型糖尿病可以出现高血糖高渗状态。症状可能是非特异性的，如呕吐、腹痛、头晕、虚弱、多饮多尿伴严重脱水、体重下降和腹泻。若未能及时发现，病人可发展为非酮症性高渗性昏迷，有生命危险。

机制：人体摄入高脂肪、高热量的食物而活动减少时会导致血糖大量升高，刺激胰岛B细胞分泌大量的胰岛素，以使血糖降至正常范围。长期下去，胰岛B细胞负担过重，造成胰岛B细胞功能下降，胰岛B细胞衰竭，胰岛素分泌减少，不能满足机体对糖代谢调控的需要，导致血糖增高。

（二）循环系统

1.血脂异常

临床建议：①所有超重或肥胖的病人和正在经历体重增长的个体都应使用包括甘油三酯、高密度脂蛋白胆固醇、低密度脂蛋白胆固醇、总胆固醇和非高密度脂蛋白胆固醇的血脂谱来筛查血脂是否异常。②所有伴有血脂异常的患者应评估有无超重或肥胖。

危害：高脂血症会导致动脉粥样硬化，是众多心血管疾病的高危因素，最常见的疾病就是冠心病。严重的乳糜微粒血症可导致急性胰腺炎、肾动脉硬化、管腔狭窄，可使肾脏发生纤维增生，若肾血管阻塞则相应区域梗死，梗死灶机化后导致肾小球硬化。脑动脉硬化增加脑卒中的发病率。此外，高脂血症还会导致脂肪肝、肝硬化、胆石症、失明、周围血管疾病、高尿酸血症等。

机制：肥胖并发高脂血症的原因主要是胰岛素抵抗，胰岛素抵抗可以导致脂类代谢异常。同时肥胖患者胰岛素敏感性降低，分泌增多，脂蛋白脂肪酶的活性下降，导致甘油三酯合成过多而分解不足，最终导致血浆胆固醇升高、甘油三酯过高，形成高脂血症。

2.冠心病

临床建议：①应该评估超重或肥胖的患者心血管疾病的风险因素。②应通过病史询问、体格检查来筛查超重或肥胖的患者是否存在心血管疾病，并且根据心血管疾病的风险状态来进行其他检查。

危害：冠心病心绞痛发作时常表现为心前区压榨性疼痛，常有窒息感，经常发作严重影响生活质量。冠心病为一种慢性疾病，需长期服药，但长期服用他汀类药物则会给肝功能带来损害。严重冠心病患者易发生心肌梗死，常需手术治疗，经济费用高且临床致死率高。

机制：肥胖对冠心病的各种危险因子有影响，包括增高动脉血压、促进左心室肥厚的发展、加重胰岛素抵抗、导致懒动的生活方式等。肥胖增加心脏工作负荷和血管内容积，并可改变糖代谢。肥胖患者的心脏负荷增加可导致冠脉循环已受损的患者突发急性事件或诱发其他症状。

3.高血压

临床建议：①所有超重或肥胖的患者应监测血压，以筛查有无高血压或是否在高血压前期。②所有高血压患者应评估有无肥胖或超重。

危害：高血压患者早期仅以血压升高为表现，症状不明显，常见的是头晕、疲劳、心悸等。随着病情的加重开始出现头痛、眩晕、注意力不集中，影响睡眠，多数症状在紧张或劳累后加重。清晨活动后血压迅速升高，严重者出现剧烈头痛、呕吐，甚至神志不清、抽搐，多会在短期内发生严重的心、脑、肾等器官的损害和病变，如脑卒中、心肌梗死、肾衰竭等。

机制：肥胖人群常伴有胰岛素抵抗。胰高血糖素升高刺激交感神经，导致血管收缩能力增强，外周阻力增加，同时胰岛素水平增加，血容量增加，血压则进一步增加。肥胖患者血脂、血糖水平的异常进一步增加了高血压的患病风险。

（三）呼吸系统

1.阻塞性睡眠呼吸暂停

临床建议：①所有超重或肥胖的患者应该通过病史及体格检查评估是否有阻塞性睡眠呼吸暂停。②基于临床表现、肥胖的严重程度和症状，阻塞性睡眠呼吸暂停的高危患者应考虑在家中或在睡眠实验室中进行多导睡眠监测和其他睡眠研究检查。③所有阻塞性睡眠呼吸暂停患者应被评估有无超重或肥胖。

危害：阻塞性睡眠呼吸暂停患者由于夜间睡眠呼吸暂停现象，易造成夜间睡眠时缺氧并引发体内高碳酸血症，对心脑血管系统造成不利影响。同时，患者自身呼吸困难，还会造成呼吸肌过于疲劳，增加呼吸衰竭发生率。夜间低氧状态也很容易引发患者慢性阻塞性肺病。

机制：肥胖患者呼吸道脂肪沉淀，呼吸道肥厚，腹型肥胖患者因腹部脂肪堆积影响膈肌运动，影响肺的扩张，导致睡眠期间呼吸道阻塞。肥胖患者脂肪组织分泌的炎症因子直接或间接介导咽部肌肉的炎症反应，导致气道塌陷甚至闭塞，产生阻塞性睡眠呼吸暂停。

2.哮喘

临床建议：①所有超重或肥胖的患者应评估是否患有哮喘和反应性气道疾病。②基于病史、症状和体格检查，对哮喘和气道反应性疾病的高危患者应考虑行肺活量和其他肺功能检测。③所有哮喘患者均应评估有无超重或肥胖。

危害：哮喘是一种慢性疾病，反复发作，不容易根治，需长期服用药物，患者经济负担较重。严重的哮喘甚至会导致死亡。

机制：肥胖患者体内产生的促炎症因子能够引发气道炎症因子的产生，从而引发气道高敏反应。同时肥胖人群胸腹部脂肪组织机械地作用于肺部，会导致气道壁增厚，呼吸频率加快，呼气费力，并加重睡眠阻塞，从而加重气道高敏反应或诱发哮喘症状发生。

（四）骨骼关节疾病

骨关节炎

临床建议：①所有超重或肥胖的患者应该通过症状评估和体格检查筛查有无膝关节和其他负重关节的炎症。②所有骨关节炎患者应评估有无超重或肥胖。

危害：膝关节骨性关节炎是最常见的骨关节炎，尤其危害老年人健康。膝关节骨性关节炎的主要表现为膝关节疼痛、畸形和关节功能降低。该病导致患者活动能力、生活质量下降。

机制：肥胖患者体重增加，使负重关节软骨结构的生物力发生改变，摩擦程度加重，造成关节内部结构变化而致病。也可能是因为脂质代谢紊乱引起了动脉硬化或管腔狭窄，造成缺血性骨营养障碍所致。

（五）消化系统

1.非酒精性脂肪肝

临床建议：①应在所有伴有超重或肥胖、2型糖尿病、代谢综合征患者中测试肝功能，以筛查非酒精性脂肪肝。如果转氨酶升高，应继续进行超声或其他影像学检查。②所有伴有非酒精性脂肪肝的患者均应评估有无超重或肥胖。

危害：单纯性脂肪肝可合并肝酶升高，发展为非酒精性脂肪肝，造成肝脏炎性浸润和纤维化改变，诱发肝硬化、肝癌。脂肪肝亦可增加心血管疾病、糖尿病、慢性肾病的发病率。

机制：肥胖患者因体内甘油三酯含量较高，转运极低密度脂蛋白及氧化游离脂肪酸的速度较慢，会导致大量脂肪堆积在肝脏，形成脂肪肝。

2.胃食管反流

临床建议：①超重或肥胖或腰围超标的患者均应评估有无胃食管反流症状。②所有胃食管反流的患者均应评估有无超重或肥胖。③肥胖合并胃食管反流的患者均应使用内窥镜检查评估药物治疗控制症状是否有效。④肥胖合并胃食管反流的患者施行减肥手术前应考虑先行内窥镜检查。

危害：胃食管反流主要表现为反酸、烧心或食物反流症状，最终会导致食管糜烂、溃疡、出血、狭窄及咽、喉、气道等组织的损害。由于食管痉挛或功能紊乱，部分患者又可发生吞咽困难，且食管狭窄时吞咽困难持续加重。

机制：食管下括约肌低压和食管无效动力都是诱发胃食管反流的因素之一，肥胖人群周围脂肪组织压缩胃部，腹内压力增加，影响胃排空，食管下括约肌压力下降，一过性食管下括约肌松弛频率增高，从而加重食管酸反流。肥胖人群易发生食管裂孔疝，导致抗反流屏障障碍，引发胃食管反流。

（六）生殖系统

1.多囊卵巢综合征

临床建议：①绝经前期的伴有超重或肥胖、代谢综合征的女性患者，均应通过病史和体格检查筛查有无多囊卵巢综合征。②所有多囊卵巢综合征的患者均应评估有无超重或肥胖。

危害：多囊卵巢综合征患者早期并发症主要表现为女性稀发排卵或无排卵，生育能力受损。患者患妊娠期高血压病和子痫前期的风险是正常女性的3倍。长期来看，多囊卵巢综合征患者的高血压、血脂异常、糖尿病以及肥胖的发病率增加，从而增加了心血管疾病发生的可能性。多囊卵巢综合征还被认为与肿瘤（如子宫内膜癌、卵巢癌和乳腺癌等）的发生有关。从生活质量来看，与健康女性相比，多囊卵巢综合征患者的精神紊乱和生存质量降低的风险增加。

机制：目前认为胰岛素抵抗为多囊卵巢综合征发病的重要原因，而肥胖患者体内存在较多的脂肪，脂肪细胞肥大使细胞表面单位面积的受体数目减少，胰腺只能代偿性地分泌相对多的胰岛素以维持正常的血糖浓度；同时，游离脂肪酸在肥胖患者中明显升高，而它能够促进胰岛细胞的增生，也进一步引起胰岛素释放增多，最后导致高胰岛素血症及胰岛素抵抗状态，同时，胰岛素水平增高导致卵巢受到过度刺激，产生过多的雄激素，出现高雄激素血症，最后导致多囊卵巢综合征。

2.女性不孕症

临床建议：①超重或肥胖的女性应被告知其受孕、正常妊娠、正常分娩的成功率均较常人低。②所有不孕的女性患者应被评估有无超重或肥胖。

危害：不孕症在全球范围内患病率高达20%，严重影响公众健康。女性不孕症会导致其家庭生活质量下降，女性个人心理健康问题也不容小觑。

机制：肥胖患者体内脂肪细胞过多，内分泌代谢紊乱，影响甾体激素分泌，导致下丘脑-垂体性腺轴被打乱，卵巢激素分泌紊乱，导致月经不调、排卵障碍、卵子发育异常、内分泌失调，影响妊娠结局。另外肥胖患者体内的炎症状态及氧化应激水平也会影响女性辅助生殖技术妊娠结局。

3.男性性腺功能减退症

临床建议：①所有腰围增加的男性或肥胖的男性应检查评估有无性腺功能减退。如果有指征，一并测试有无睾酮不足。②所有性腺功能减退的男性患者应被评估有无超重或肥胖。③所有患有2型糖尿病的男性应排查有无睾酮不足。

危害：男性性腺功能减退症表现为阴茎清晨勃起频率减少、阴茎勃起功能障碍、性幻想频率减少等，并伴随血清睾酮水平下降。性腺功能减退的青年男性患者可出现胰岛素抵抗，将来发生代谢综合征和糖尿病的风险将大大增加。另外，男性性腺功能减退症会导致患者出现自卑、焦虑、抑郁等心理问题，降低其生活质量。

机制：中老年男性肥胖患者体内存在雄激素缺乏状况，血清中的睾酮水平也会随着体脂量的增加而逐渐降低。肥胖时，脂肪细胞内的芳香化酶活性明显增强，可以促进雄激素转变为雌激素，导致肥胖男性体内雌激素水平升高、雌雄激素比例明显增加，并可改变中老年男性的下丘脑－垂体－肾上腺轴的调节功能。雌激素水平增高会反过来对抗雄激素，促进脂肪组织形成和男性乳房发育。

（七）泌尿系统

压力性尿失禁

临床建议：①所有超重或肥胖的患者均应通过症状评估筛查尿失禁。②所有压力性尿失禁患者均应评估有无超重或肥胖。

危害：压力性尿失禁是指腹压突然增加导致尿液不自主流出。压力性尿失禁具有发展快、数量大的特征，它虽不像心脑血管疾病严重威胁人们的健康和生命，但影响患者的正常社交活动、体育锻炼和性生活，并能导致心理障碍，引发一系列社会和卫生问题。

机制：压力性尿失禁与长期腹压增加导致盆底肌肉、筋膜、韧带松弛和薄弱有关。肥胖患者腹压增高，可能会增加压力性尿失禁发病的概率。肥胖还可造成膀胱内压增高和尿道的高活动性，进而引起盆底器官脱垂，尿道下移，引发压力性尿失禁。此外肥胖患者多伴有血脂异常，高血脂往往导致血液流变学改变，进而影响局部血液流动，损伤尿道周围神经，这也是尿道括约肌功能改变的可能因素之一。

（八）其他

抑郁症

临床建议：①超重或肥胖的患者应进行抑郁症的筛查。②所有的抑郁症患者均应评估有无超重或肥胖。

危害：抑郁症是以显著而持久的心情低落、思维迟缓、认知功能损害、意志活动减退和躯体症状为主要临床特征的一类心境障碍性疾病。抑郁症不仅会出现精神上的症状，也会带来头痛、头晕、心悸、胸闷、气短、四肢麻木及全身乏力等症状，严重者会出现轻生的念头。

机制：生理层面上，肥胖患者体内瘦素、脂联素表达下降，脂肪组织释放的炎症因子使身体处于低炎症状态，肥胖造成大脑萎缩直接影响情绪和认知功能，均可导致抑郁症的发生。从心理及社会层面来看，肥胖患者常常会有自卑心理，易产生抑郁苦闷的悲观情绪。

第二节　肥胖症的诊断及疗效评定

一、肥胖的诊断标准

（一）以体重指数为标准，判断全身肥胖程度

1. 2000年WHO制定的亚洲成年人肥胖标准

表1-2-1　亚洲成人BMI标准、腰围水平及相关疾病危险

分类	BMI（体重/身高^2）	相关疾病危险性腰围水平（cm）	
		男：<90 女：<80	男：≥90 女：≥80
体重过低	<18.5	低（但其他疾病危险性增加）	平均水平
正常范围	18.5~22.9	平均水平	增加
超重	≥23		
肥胖前期	23~24.9	增加	增加
Ⅰ度肥胖	25~29.9	中度增加	严重增加
Ⅱ度肥胖	≥30	严重增加	严重增加

2. 2003年《中国成人超重和肥胖症预防与控制指南》

表1-2-2　中国成人超重和肥胖的体重指数及腰围界限与相关疾病危险的关系

分类	体重指数（BMI）	腰围（cm）		
		男：<85 女：<80	男：85~95 女：80~90	男：>95 女：>90
体重过低	<18.5	…	…	…
体重指数	18.5~23.9	…	增加	高
超重	24.0~27.9	增加	高	极高
肥胖	≥28	高	极高	极高

相关疾病指高血压、糖尿病、血脂异常和危险因素聚集。体重过低可能预示有其他健康问题。

（二）以腰臀比、腰围或内脏脂肪面积为标准，判断腹部肥胖程度

腹型肥胖，也称为向心型肥胖，是指脂肪主要分布于上腹部皮下和内脏的肥胖类型。腹型肥胖发生肥胖相关疾病的风险较大，故此处单独提出腹型肥胖的诊断标准。

1.腰臀比（WHR） WHR考虑了臀围的影响，克服了腰围指标无法区分皮下脂肪和内脏脂肪的缺陷，能准确判定内脏脂肪型肥胖。中国目前参考2000年WHO制定的标准：成年男性WHR≥0.9，成年女性WHR≥0.85时，即可诊断为腹型肥胖。

2.腰围（WC） 采用《中国成人超重和肥胖症预防与控制指南》制定的腰围分类来诊断肥胖：成年男性的腰围≥85cm，成年女性>80cm时，诊断为腹型肥胖。

3.内脏脂肪面积（VFA） 内脏脂肪面积可以准确直观地反映内脏脂肪的蓄积。2004年日本肥胖协会建议VFA≥100时诊断为内脏脂肪型肥胖。2000年WHO制定的肥胖标准则建议VFA>80时诊断为内脏脂肪型肥胖。

（三）其他诊断标准

1.以脂肪百分率为标准，判断全身肥胖程度 按照1997年全国第五届肥胖病研究学术会议上制定的脂肪百分率分类标准判断全身肥胖程度。

表1-2-3　不同性别脂肪的分级标准（F%）

	男性	女性
正常	15	22
超重	>25~<30	30~<35
轻度肥胖	30~<35	35~<40
中度肥胖	35~<45	40~<50
重度肥胖	>45	>50

注：摘自《中国中西医结合杂志》1998年5月刊。

2.以标准体重为标准，判断全身肥胖程度　成人：［身高（cm）-100］×0.9=标准体重（kg）。儿童：①婴儿（1~6个月）：出生时体重（g）+月龄×600=标准体重（g）；②幼儿（7~12个月）：出生时体重（g）+月龄×500=标准体重（g）；③1岁以上：年龄×2+8=标准体重（kg）；④若儿童身高超过标准参照成人计算。标准体重法虽然测算简便，但无法区别肌肉与脂肪的含量。

按照1997年全国第五届肥胖病研究学术会议制定的标准：超重：实测体重超过标准体重，但不到标准体重的20%；轻度肥胖：实测体重超过标准体重20%，但不到标准体重的30%；中度肥胖：实测体重达到或超过标准体重30%，但不到标准体重的50%；重度肥胖：达到或超标准体重50%。

二、肥胖的临床表现

（一）心理和行为障碍

肥胖症的心理和行为障碍分为两类：进食行为紊乱和情绪紊乱。肥胖症患者的进食模式存在很大的差异，最常见的是肥胖患者经常抱怨他们不能控制自己的进食，并且很难获得饱足感。一些肥胖者患甚至不能区分饥饿和其他烦躁不安的状态，并且当他们心情不好时就会吃东西。

肥胖症患者不会出现明显或过度的病理心理。在肥胖症患者中重性抑郁障碍的患病率并不高于普通人群。自我贬低常见于那些从童年就开始肥胖的人，这可能是因社会对肥胖人群长期的偏见所导致的。很多肥胖者在试图节食的过程中会出现焦虑和抑郁。

（二）生理障碍

1.内分泌系统　肥胖容易导致胰岛素抵抗和高胰岛素血症，由此引起代谢综合征。糖代谢紊乱包括糖耐量异常和2型糖尿病，脂代谢异常常合并高三酰甘油血症、高胆固醇血症。

2.心血管系统 重度肥胖患者脂肪组织中血管增多，有效循环血容量、心搏出量、输出量及心脏负担均增高，可能引起左心室肥大，同时心肌内外有脂肪沉着，更易引起心肌劳损，导致左心扩大与左心衰竭。

3.呼吸系统 肺泡低换气综合征常见于中度或重度的肥胖者，患者活动后气促，且上呼吸道梗阻，睡眠时出现呼吸暂停低通气，严重者血二氧化碳分压上升、氧分压下降，继发性红细胞增多症、肺源性心脏病和心力衰竭。

4.骨骼关节疾病 肥胖症产生机械性和物理性的应力加重或导致骨关节炎（如髋关节炎和膝关节炎），以及坐骨神经痛、静脉曲张、深静脉血栓、腹股沟疝等。

5.消化系统 脂肪肝和胆囊结石很常见。近半数的肥胖患者合并脂肪肝，两者都可能是长期高脂肪饮食引起的。

三、肥胖的测量方法

（一）体重（BW）

1.定义 指裸体或穿着已知重量的工作衣称量得到的身体重量。体重是衡量一个人健康状况的重要标志之一。

2.测量方法 根据《中国成人超重和肥胖症预防与控制指南》的建议，称量体重最好使用经过校正的杠杆型体重秤。测量时受试者应空腹，赤脚，着轻薄衣物，全身放松，直立在秤底盘的中部。

（二）身体质量指数（BMI）

1.定义 又称体重指数、体质指数，是用体重公斤数除以身高米数的平方得出的数字，是目前国际上常用的衡量人体胖瘦程度以及健康程度的标准。

2.测量方法 根据《中国成人超重和肥胖症预防与控制指南》的规定，测量时受试者应空腹，赤脚，着轻薄衣物。测量身高的量尺应与地面垂直或贴在墙上。受试者直立，两脚后跟并拢靠近量尺，并将两肩及臀部也贴近量尺。测量人员将一根直角尺放在受试者的头顶，使直角的两个边一边靠近量尺，另一边接近受试者的头皮，读取量尺上的读数，准确至1mm。称量体重最好使用经过校正的杠杆型体重秤，受试者全身放松，站立在秤底盘的中部。测量人员读取杠杆秤上的游标位置，读数准确至10g。使用世界卫生组

织（WHO）公布的BMI计算公式：体重指数（BMI）=体重（kg）/［身高（m）］^{2}

（三）腰围（WC）

1.定义 指腰部周径的长度，是目前公认衡量脂肪在腹部蓄积（即中心性肥胖）程度的最简单、实用的指标。

2.测量方法 根据《中国成人超重和肥胖症预防与控制指南》的规定，受试者直立，两脚分开30~40cm。将一根没有弹性、最小刻度为1mm的软尺放在右侧腋中线胯骨上缘与第12肋骨下缘连线的中点（通常是腰部的天然最窄部位），沿水平方向绕腹部一周，使软尺紧贴而不压迫皮肤，在正常呼气末测量腰围的长度，读数准确至1mm。

（四）臀围（HC）

1.定义 指臀部向后最突出部位的水平围长。常用于计算腰臀比，反映脂肪在腰臀部的分布情况。

2.测量方法 被测者两腿并拢站立，两臂自然下垂，软尺水平放在前面的耻骨联合和后面的臀大肌最凸处。

（五）体脂肪百分率（F%）

1.定义 简称"体脂率"，是指身体成分中脂肪组织所占的比率。测量体脂率比单纯的只测量体重更能反映身体的肥胖程度。

2.测量方法

（1）公式法：可按下列公式计算：F%=（0.570/D-4.142）×100。D（体密度）依照下表测算，然后代入公式内。

表1-2-4 不同年龄男、女性体密度值

年龄	男性	女性
9~11	1.0879 X~0.00151 X	1.0794 X~0.00142 X
12~14	1.0868 X~0.00133 X	1.0888 X~0.00153 X
15~18	1.0977 X~0.00146 X	1.0931 X~0.00160 X
>19岁	1.0913 X~0.00116 X	1.0897 X~0.00133 X

注：X=右侧肩胛角下皮皱厚度（mm）+右侧上臂肱三头肌皮皱厚度（mm）

（2）使用Inbody人体成分分析仪：输入年龄、性别、身高、体重，通过测量两脚、两手间的电阻抗来计算体脂率。两腿肌肉较发达的人，电阻抗较低，测的体脂率也会较低。另外测量还受到体内盐、水含量等影响，因此以相同条件时自我比较为宜。

（3）水下称重法：去脂后体重较大的人水下体重较重，身体密度较高。依据以下公式求出人的体积和密度，进而得出体脂量。计算公式：人体体积=（陆地体重–水下体重）/水的密度；人体密度=陆地体重/人体体积；体脂率=（4.570/人体密度–4.142）×100%。

（4）皮褶厚度法：通过测量皮褶厚度，按公式推算出皮下脂肪和人体脂肪总量。通常的测定部位是肱二头肌区、肱三头肌区、肩胛下区、腹部、腰部等处。但受测者肥胖部位、皮肤松紧度、皮下有无水肿、皮肤厚度及测量者的手法等因素都会影响测量结果。

（5）其他：除以上介绍的常用方法外，体脂肪百分率的测定还可通过同位素释法、生物电阻抗法、双能X线吸收法、中子激活法、红外线感应法及体钾测定法等来进行。

四、肥胖的疗效评价

（一）肥胖的疗效评价标准

1. 体重指数 （1997年全国第五届肥胖病研究学术会议疗效标准）

临床痊愈：体重指数接近26或27，临床症状消失或基本消失；

显效：体重指数下降值≥4，临床症状大部分消失或基本消失；

有效：体重指数下降值≥2，但<4，临床症状明显减轻；

无效：体重指数下降值<2，临床症状无明显改善。

2. 体脂肪百分率 （1997年全国第五届肥胖病研究学术会议疗效标准）

临床痊愈：体脂率男性接近26，女性接近30，临床症状消失或基本消失；

显效：体脂率下降值≥5，临床症状大部分消失或基本消失；

有效：体脂率下降值≥3，但<5，临床症状明显减轻；

无效：体脂率下降值<3，临床症状无明显改善。

3. 体重

（1）1987年全国首届肥胖病研究学术会议疗效标准

近期临床痊愈：体重下降，体质量指数在正常范围以内，相关临床症状消失；

显效：体重下降≥5kg或体质量指数下降≥4，相关临床症状基本消失。

有效：体重下降≥2kg而<5kg，体重指数下降≥2而<4，相关临床症状减轻。

无效：体重下降<2kg，体质量指数下降<2kg，相关临床症状未减轻。

（2）1997年全国第五届肥胖病研究学术会议疗效标准

临床痊愈：体重下降≥80%，临床症状消失或基本消失；

显效：体重下降>30%，但<80%，临床症状大部分消失或基本消失；

有效：体重下降≥25%，但≤30%，临床症状明显减轻；

无效：体重下降<25%，临床症状无明显改善。

注：体重下降以疗程结束时体重下降数值占实际体重与标准体重之差的百分值为准。

4.综合评价指标（有效率/无效率）

表1-2-5 1997年全国第五届肥胖病研究学术会议疗效标准

	临床症状	体重下降	F%	体重指数
临床痊愈	消失或基本消失	>80%	男性接近26 女性接近30	接近26或27
显效	大部分消失或基本消失	≥30%，但<80%	下降≥5	下降≥4
有效	明显减轻	≥25%，但<30%	下降≥3，但<5	下降≥2，但<4
无效	无明显改善	<25%	下降<3	下降<2

随访1年以上，维持原有疗效为远期疗效。疗程计算：药物治疗以1~3个月为1个疗程，治疗3个月为宜，每治疗1个月可停药1周。其他治疗方法根据需要定疗程，但总结和报告疗效时宜说明疗程时长。总结和报告疗效时应避免单纯统计有效率，宜同时统计出显效率。

根据上述标准，可计算有效率及无效率。

有效率=总有效人数/治疗的总人数×100%

无效率=无效人数/治疗的总人数×100%

（二）肥胖的疗效评价量表

1.机体状态评价量表

（1）体重对生活品质冲击量表-简明版（IWQOL-Lite）：该量表由Kolotkin等开发于2001年，是具有高灵敏度的生活品质评价量表，适用于成年肥胖患者。可分为5个次量表，共31题，包含身体功能11题、自尊7题、性生活4题、公众压力5题及工作4题。记分方式采用Likert 5点计分法，将每一题选项分为"一直这样5分""经常这样4分""有时这样3分""很少这样2分""从未这样1分"5个等级，分数越高表示生活品质越差。

表1-2-6　体重对生活品质冲击量表-简明版（IWQOL-Lite）

题项（共31题）	从未这样	很少这样	有时这样	经常这样	一直这样
	1	2	3	4	5
1.我的体重使我在捡起物品时感到困难	□	□	□	□	□
2.我的体重使我在绑鞋带时感到困难	□	□	□	□	□
3.我的体重使我从椅子上起来有困难	□	□	□	□	□
4.我的体重使我爬楼梯有困难	□	□	□	□	□
5.我的体重使我穿、脱衣服有困难	□	□	□	□	□
6.我的体重使我在活动时有困难	□	□	□	□	□
7.我的体重使我双腿交叉有困难	□	□	□	□	□
8.仅仅是轻微的体力活动，我就感到呼吸急促	□	□	□	□	□
9.疼痛或僵硬关节是我的困扰	□	□	□	□	□
10.到了晚上，我的踝关节及下肢就会肿胀	□	□	□	□	□
11.我担忧自己的健康	□	□	□	□	□
12.因为我的体重，我特别注意我自己	□	□	□	□	□
13.我的体重使我的自尊无法和常人一样	□	□	□	□	□
14.我的体重使我对自我感到不确定	□	□	□	□	□
15.我的体重使我不喜欢自己	□	□	□	□	□
16.我的体重使我害怕被拒绝	□	□	□	□	□
17.我的体重使我回避照镜子或看到照片中自己的样子	□	□	□	□	□
18.我的体重使我对在公众场合露脸感到困窘	□	□	□	□	□
19.我的体重使我无法享受性生活	□	□	□	□	□
20.我的体重使我少有或几乎没有性欲	□	□	□	□	□
21.我的体重使我在性方面表现有困难	□	□	□	□	□
22.我的体重使我尽可能避免会发生性行为的情境	□	□	□	□	□
23.我的体重使我经受到戏弄、嘲笑或不必要的注意	□	□	□	□	□
24.我的体重使我很担心公共场所（如戏院、餐厅、飞机等）的座椅是否合适我	□	□	□	□	□
25.我的体重使我担心自己是否能通过狭长通道或十字旋转门	□	□	□	□	□

续表

题项（共31题）	从未这样 1	很少这样 2	有时这样 3	经常这样 4	一直这样 5
26.我的体重使我担心是否能找到一张够坚固，以承担我体重的椅子	☐	☐	☐	☐	☐
27.我的体重使我体验到他人的差别对待	☐	☐	☐	☐	☐
以下题目是询问工作有关问题（假如您目前已退休或无工作，请根据每日日常活动的情形来回答）：					
28.我的体重使我在完成工作或履行职责方面有困难	☐	☐	☐	☐	☐
29.我的体重使我的生产力少于应有的水平	☐	☐	☐	☐	☐
30.我的体重使我在工作上无法得到适当的加薪、升值或认同	☐	☐	☐	☐	☐
31.我的体重使我在面临工作面试时感到害怕	☐	☐	☐	☐	☐

总分：

（2）SF-36健康调查简表（The MOS 36-item Short -Form Health Survey）：该量表是由美国研制的一种适用于多种疾病和人群的普适性量表，共36个条目，包含总体健康状况、生理功能、生理职能、躯体疼痛、活力、社会功能、情绪角色和精神健康8个领域。SF-36量表灵活、短小、信度效度高，在国际上得到了广泛应用。

表1-2-7　生活质量评定（SF-36）

1.总体来讲，您的健康状况（得分依次为5、4.4、3.4、2.0、1）	非常好	很好	好	一般	差
	☐	☐	☐	☐	☐

2.跟1年前比您觉得自己的健康状况（得分依次为1、2、3、4、5）	好多了	好一些	差不多	差一些	差多了
	☐	☐	☐	☐	☐

3.健康和日常活动：以下这些问题都和日常活动有关。请您想一想，您的健康状况是否限制了这些活动？如果有限制，程度如何（得分依次为1、2、3。）

	限制很大	有些限制	毫无限制
（1）重体力活动。如跑步、举重、其他剧烈运动等	☐	☐	☐
（2）适度的活动。如移动桌子、扫地、打太极拳、做简单体操等	☐	☐	☐
（3）手提日用品。如买菜、购物等	☐	☐	☐
（4）上几层楼梯	☐	☐	☐
（5）上一层楼梯	☐	☐	☐

续表

（6）弯腰、屈膝、下蹲	☐	☐	☐
（7）步行1500米以上的路程	☐	☐	☐
（8）步行1000米的路程	☐	☐	☐
（9）步行100米的路程	☐	☐	☐
（10）自己洗澡、穿衣	☐	☐	☐

4.在过去4个周里，您的工作和日常活动有无因身体原因而出现以下这些问题（得分依次为1、2）

	是	不是
（1）减少了工作或其他活动时间	☐	☐
（2）本来想要做的事情只能完成一部分	☐	☐
（3）想要干的工作或活动种类受到限制	☐	☐
（4）完成工作或其他活动困难增多（比如需要额外的努力）	☐	☐

5.在过去4个周里，您的工作和日常活动是否因为情绪（如压抑或忧虑）而出现以下这些问题（得分依次为1、2分。）

	是	不是
（1）减少了工作或其他活动时间	☐	☐
（2）本来想要做的事情只能完成一部分	☐	☐
（3）做事情不如平时仔细	☐	☐

6.在过去4个周里，您的健康或情绪不好在多大程度上影响了您与家人、朋友、邻居或集体的正常社会交往（得分依次为5、4、3、2、1）

完全没有影响	☐	有一点影响	☐	中等影响	☐	影响很大	☐	影响非常大	☐

7.在过去4个周里，您有身体疼痛吗（得分依次为6、5.4、4.2、3.1、2.2、1）

完全没有疼痛	☐	有一点疼痛	☐	中等疼痛	☐	严重疼痛	☐	很严重疼痛	☐

8.在过去4个周里，您的身体疼痛影响了您的工作和家务吗（如果条目7选择"有一点疼痛"则条目8也应选择"有一点疼痛"，此时权重为6分；如果对条目7已作出回答且选择其他，则条目8权重依次为5、4、3、2、1；如果条目7未作出回答，则条目8权重依次为6.0、4.75、3.5、2.25、1.07）

完全没有影响	☐	有一点影响	☐	中等影响	☐	影响很大	☐	影响非常大	☐

9.过去1个月里，您自己感觉对以下每一条问题所说的事情您的情况是什么样的

续表

	所有的时间	大部分时间	比较多时间	一部分时间	小部分时间	没有这种感觉
（1）您觉得生活充实 （得分依次为6、5、4、3、2、1）	□	□	□	□	□	□
（2）您是一个敏感的人 （得分依次为1、2、3、4、5、6）	□	□	□	□	□	□
（3）您的情绪非常不好，什么事都不能使您高兴起来 （得分依次为1、2、3、4、5、6）	□	□	□	□	□	□
（4）您的心里很平静 （得分依次为6、5、4、3、2、1）	□	□	□	□	□	□
（5）您做事精力充沛 （得分依次为6、5、4、3、2、1）	□	□	□	□	□	□
（6）您的情绪低落 （得分依次为1、2、3、4、5、6）	□	□	□	□	□	□
（7）您觉得精疲力尽 （得分依次为1、2、3、4、5、6）	□	□	□	□	□	□
（8）您是个快乐的人 （得分依次为6、5、4、3、2、1）	□	□	□	□	□	□
（9）您感觉厌烦 （得分依次为1、2、3、4、5、6）	□	□	□	□	□	□
（10）不健康影响了您的社会活动 （得分依次为1、2、3、4、5、6）	□	□	□	□	□	□

10.总体健康情况，请看下列每一条问题，哪一种答案最符合您的情况

	绝对正确	大部分正确	不能肯定	大部分错误	绝对错误
（1）我好像比别人容易生病 （得分依次为1、2、3、4、5）	□	□	□	□	□
（2）我跟周围人一样健康 （得分依次为5、4、3、2、1）	□	□	□	□	□
（3）我认为我的健康状况在变坏（得分依次为1、2、3、4、5）	□	□	□	□	□
（4）我的健康状况非常好 （得分依次为5、4、3、2、1）	□	□	□	□	□

根据每个维度所包含的量表条目，将各方面条目的权重相加得到实际得分，然后通过以下公式得到换算得分：

关于缺失值的处理：将量表中应答者没有回答的条目视为缺失。在健康状况所包含的多个问题条目中，如果应答者回答了至少一半的问题，就应该计算该方面的得分。缺失条目的得分用其所属方面的平均分代替。

生理功能（PF）：条目3（1）–3（10）；PE=（实际得分–10）/20×100。

生理职能（RP）：条目4（1）–4（4）；RP=（实际得分–4）/4×100。

躯体疼痛（BP）：条目7和条目8；BP=（实际得分–2）/10×100。

一般健康状况（GH）：条目1和条目10；GH=（实际得分–5）/20×100。

精力（VT）：条目9（1）、9（5）、9（7）、9（9）；VT=（实际得分–4）/20×100。

社会功能（SF）：条目6和条目9（10）；SF=（实际得分–2）/8×100。

情感职能（RE）：条目5；RE=（实际得分–3）/3×100。

精神健康（MH）：条目9（2）、9（3）、9（4）、9（6）、9（8）；MH=（实际得分–5）/25×100。

健康变化（HT）：条目2；HT=（实际得分–1）/4×100。

2.心理状态评价量表

（1）汉密尔顿抑郁量表（HAMD）：该量表由Hamilton于1960年编制，是临床上评定抑郁状态时应用最普遍的量表，共24个条目。HAMD具有评定方法简便、标准明确、便于掌握、信度效度高等特点，能较好地反映疾病严重程度。病情越轻，总分越低；病情越重，总分越高。

表1-2-8　汉密尔顿抑郁量表（HAMD）结果判定

总分	诊断
<8分	正常
8~20分	可能有抑郁症
21~35分	可确诊抑郁症
>35分	严重抑郁症

表1-2-9 汉密尔顿抑郁量表（HAMD）

项目	分值
1.抑郁情绪	0分＝没有； 1分＝只在问到时才诉述； 2分＝在访谈中自发地表达； 3分＝不用言语也可以从表情、姿势、声音中流露出这种情绪； 4分＝病人的自发言语和非语言表达（表情、动作）几乎完全表现为这种情绪
2.有罪感	0分＝没有； 1分＝责备自己，感到自己已连累他人； 2分＝认为自己犯了罪，或反复思考以往的过失和错误； 3分＝认为目前的疾病是对自己错误的惩罚，或有罪恶妄想； 4分＝罪恶妄想伴有指责或威胁性幻觉
3.自杀	0分＝没有； 1分＝觉得活着没有意义； 2分＝希望自己已经死去，或常想与死亡有关的事； 3分＝消极观念（自杀念头）； 4分＝有严重自杀行为
4.入睡困难（初段失眠）	0分＝没有； 1分＝主诉入睡困难，上床半小时后仍不能入睡（要注意平时病人入睡的时间）； 2分＝主诉每晚均有入睡困难
5.睡眠不深（中段失眠）	0分＝没有； 1分＝睡眠浅，多噩梦； 2分＝半夜（晚12点以前）曾醒来（不包括如厕）
6.早醒（末段失眠）	0分＝没有； 1分＝有早醒，比平时早醒1小时，但能重新入睡，应排除平时习惯； 2分＝早醒后无法重新入睡
7.工作和兴趣	0分＝没有； 1分＝提问时才诉述； 2分＝自发地直接或间接表达对活动、工作或学习失去兴趣，如感到没精打采、犹豫不决，不能坚持或需强迫自己工作或劳动； 3分＝活动时间减少或成效下降，住院患者每天参加病房劳动或娱乐不满3小时； 4分＝因目前的疾病而停止工作，住院者不参加任何活动或没有他人帮助便不能完成病室日常事务（注意：不能凡住院就打4分）

续表

项目	分值
8.阻滞（指思维和言语缓慢，注意力难以集中，主动性减退）	0分=没有； 1分=精神检查中发现轻度阻滞； 2分=精神检查中发现明显阻滞； 3分=精神检查进行困难； 4分=完全不能回答问题（木僵）
9.激越	0分=没有； 1分=检查时有些心神不定； 2分=明显心神不定或小动作多； 3分=不能静坐，检查中曾起立； 4分=搓手、咬手指、咬头发、咬嘴唇
10.精神性焦虑	0分=没有； 1分=问及时诉述； 2分=自发地表达； 3分=表情和言谈流露出明显忧虑； 4分=明显惊恐
11.躯体性焦虑（指焦虑的生理症状，包括口干、腹胀、腹泻、打呃、腹绞痛、心悸、头痛、过度换气和叹气，以及尿频和出汗）	0分=没有； 1分=轻度； 2分=中度，有肯定的上述症状； 3分=重度，上述症状严重，影响生活或需要处理； 4分=严重影响生活和活动
12.胃肠道症状	0分=没有； 1分=食欲减退，但无需他人鼓励便可自行进食； 2分=进食需他人催促或请求，并需要应用泻药或助消化药
13.全身症状	0分=没有； 1分=四肢、背部或颈部沉重感，背痛、头痛、肌肉疼痛、全身乏力或疲倦； 2分=症状明显
14.性症状（指性欲减退、月经紊乱等）	0分=没有； 1分=轻度； 2分=重度； 3分=不能肯定，或该项对被评者不适合（不计入总分）
15.疑病	0分=没有； 1分=对身体过分关注； 2分=反复考虑健康问题； 3分=有疑病妄想； 4分=伴幻觉的疑病妄想

项目	分值	
16.体重减轻	①按病史评定： 0分=没有； 1分=患者诉说可能有体重减轻； 2分=肯定体重减轻	②按体重记录评定： 0分=1周内体重减轻不超过0.5kg； 1分=1周内体重减轻超过0.5kg但不超过1kg； 2分=1周内体重减轻超过1kg
17.自知力	0分=知道自己有病，表现为忧郁； 1分=知道自己有病，但归咎于伙食太差、环境问题、工作过忙、病毒感染或得不到休息； 2分=完全否认有病	
18.日夜变化（如果症状在早晨或傍晚加重，先指出哪一种，然后按其变化程度评分）	0分=早晚情绪无区别； 1分=早晨或傍晚轻度加重； 2分=早晨或傍晚严重	
19.人格解体或现实解体（指非真实感或虚无妄想）	0分=没有； 1分=问及时才诉述； 2分=自发诉述； 3分=有虚无妄想； 4分=存在伴幻觉的虚无妄想	
20.偏执症状	0分=没有； 1分=有猜疑； 2分=有牵连观念； 3分=有关系妄想或被害妄想； 4分=存在伴有幻觉的关系妄想或被害妄想	
21.强迫症状（指强迫思维和强迫行为）	0分=没有； 1分=问及时才诉述； 2分=自发诉述	
22.能力减退感	0分=没有； 1分=仅于提问时方引出主观体验； 2分=病人主动表示有能力减退感； 3分=需鼓励、指导和安慰才能完成病室日常事务或个人卫生； 4分=穿衣、梳洗、进食、铺床或个人卫生均需要他人协助	
23.绝望感	0分=没有； 1分=有时怀疑情况是否会好转，但解释后能接受； 2分=持续感到没有希望，但解释后能接受； 3分=对未来感到灰心、悲观和绝望，解释后不能排除； 4分=自动反复诉述"我的病不会好了"或诸如此类的情况	
24.自卑感	0分=没有； 1分=仅在询问时诉述有自卑感，不如他人； 2分=主动诉述有自卑感； 3分=主动诉说自己一无是处或低人一等（与评2分者只是程度的差别）； 4分=自卑感达妄想的程度，例如认为"我是废物"或相类似情况	
总分		

（2）汉密尔顿焦虑量表（HAMA）：该量表由Hamilton于1959年编制，最早是精神科临床常用量表之一，包括14个项目。《CCMD-3中国精神疾病诊断标准》将其列为焦虑症的重要诊断工具，临床常将其用作焦虑症诊断及程度划分的依据，主要用于评定精神症状及病人其他焦虑症状的严重程度。总分可以用来评价焦虑和抑郁障碍患者焦虑症状的严重程度和各种药物、心理干预的治疗效果。总分越高，焦虑症状越重。

表1-2-10　汉密尔顿焦虑量表（HAMA）结果判定

总分	意义
≤7分	没有焦虑症状
7~13分	可能有焦虑
14~20分	肯定有焦虑
21~28分	肯定有明显焦虑
≥29分	可能为严重焦虑

注：HAMA将焦虑因子分为躯体性和精神性两大类。躯体性焦虑：7~13项的得分比较高；精神性焦虑：1~6和14项得分比较高。

表1-2-11　汉密尔顿焦虑量表（HAMA）

评定项目	评定内容	得分 无 轻度 中度 重度 很重
1.焦虑心境	担心，担忧，感到最坏的事情将要发生，容易激惹	☐☐☐☐☐
2.紧张	紧张，易疲劳，不能放松，情绪反应，易哭，颤抖，感到不安	☐☐☐☐☐
3.害怕	害怕黑暗、陌生人、一人独处、动物、乘车、旅行及人多的场合	☐☐☐☐☐
4.失眠	难以入睡，易醒，睡得不深，多梦，梦魇，夜惊，醒后感到疲倦	☐☐☐☐☐
5.认知功能	或称记忆、注意障碍。注意力不能集中，记忆力差	☐☐☐☐☐
6.抑郁心境	丧失兴趣，对以往爱好缺乏快感，抑郁，早醒，昼重夜轻	☐☐☐☐☐
7.躯体性焦虑（肌肉系统症状）	肌肉酸痛、不灵活，肌肉抽动，肢体抽动，牙齿打颤，声音发抖	☐☐☐☐☐
8.感觉系统症状	视物模糊，发冷，发热，软弱无力感，浑身刺痛	☐☐☐☐☐
9.心血管系统症状	心动过速，心悸，胸痛，血管跳动感，昏倒感，心搏脱漏	☐☐☐☐☐
10.呼吸系统症状	胸闷，窒息感，叹息，呼吸困难	☐☐☐☐☐
11.消化道系统症状	吞咽困难，嗳气，消化不良（进食后腹痛、胃部烧灼感、腹胀、恶心、胃部饱感），肠动感，肠鸣，腹泻，体重减轻，便秘	☐☐☐☐☐
12.生殖泌尿系统症状	尿意频数，尿急，停经，性冷淡，过早射精，勃起不能，阳痿	☐☐☐☐☐
13.自主神经系统症状	口干，潮红，苍白，易出汗，易起"鸡皮疙瘩"，紧张性头痛，毛发竖起	☐☐☐☐☐

续表

评定项目	评定内容	得分 无 轻 中 重 很 度 度 度 重
14.会谈时行为表现	①一般表现：紧张，不能松弛，忐忑不安，咬手指，紧紧握拳，摸弄手帕，面部肌肉抽动，不停顿足，手发抖，皱眉，表情僵硬，肌张力高，叹息样呼吸，面色苍白；②生理表现：吞咽，打嗝，安静时心率快，呼吸快（≥20次/分），腱反射亢进，震颤，瞳孔放大，眼睑跳动，易出汗，眼球突出	□ □ □ □ □

注：HAMD大部分项目采用0~4分的5级评分法（0：无；1：轻度；2：中度；3：重度；4：很重），少数项目采用0~2分的3级评分法（0：无；1：可疑或轻微；2：有明显症状）。

（3）自尊量表（SES）：该量表是由Rosenberg于1965年编制的最初用以评定青少年关于自我价值和自我接纳的总体感受的量表，是我国心理学界使用最多的自尊测量工具。

表1-2-12　自尊量表

	非常符合	符合	不符合	很不符合
1.我感到我是一个有价值的人，至少与其他人在同一水平上	□	□	□	□
2.我感到我有许多好的品质	□	□	□	□
3.归根结底，我倾向于觉得自己是一个失败者	□	□	□	□
4.我能像大多数人一样把事情做好	□	□	□	□
5.我感到自己值得自豪的地方不多	□	□	□	□
6.我对自己持肯定态度	□	□	□	□
7.总的来说，我对自己是满意的	□	□	□	□
8.我希望我能为自己赢得更多尊重	□	□	□	□
9.我确实时常感到自己毫无用处	□	□	□	□
10.我时常认为自己一无是处	□	□	□	□
总分：	□	□	□	□

该量表由10个条目组成，设计中充分考虑了测定的方便性。受试者直接报告这些描述是否符合他们自己的情况。分4级评分，1表示非常符合，2表示符合，3表示不符合，4表示很不符合。总分范围是10~40分，分值越高，自尊程度越高。

3.中医证候量化积分　依据1995年《中药新药临床研究指导原则》（第二辑）中肥胖的中医分型标准，拟定中医症状积分表。

证候疗效判定标准：

临床痊愈：中医临床症状、体征消失或基本消失，证候积分减少≥95%；

显效：中医临床症状、体征明显改善，证候积分减少≥70%，但<95%；

有效：中医临床症状、体征均有好转，证候积分减少≥30%，但<70%；

无效：中医临床症状、体征均无明显改善，甚或加重，证候积分减少<30%

注：计算公式（尼莫地平法）为[（治疗前积分−治疗后积分）÷治疗前积分]×100%。

（1）胃热湿阻症状积分表：

主要症状积分方法：无：0分；轻微或有时有：1分；较明显但不持续：3分；明显且一直持续：5分。

表1-2-13 胃热湿阻症状积分

症状	无	轻微或有时有	较明显但不持续	明显且一直持续
肢重倦怠	☐	☐	☐	☐
消谷善饥	☐	☐	☐	☐
脘腹胀满	☐	☐	☐	☐
大便秘结	☐	☐	☐	☐
总分	☐	☐	☐	☐

（2）肝郁气滞症状积分表：

主要症状积分方法：无：0分；偶尔发作：1分；间断发作：2分；频繁发作：3分。

表1-2-14 肝郁气滞症状积分

症状	无	偶尔发作 （小于每周一次）	间断发作 （每周一至两次）	频繁发作 （每周大于等于三次）
胸胁胀满疼痛	☐	☐	☐	☐
嗳气	☐	☐	☐	☐
纳差	☐	☐	☐	☐
口干口苦	☐	☐	☐	☐
情志不畅（抑郁）	☐	☐	☐	☐
总分	☐	☐	☐	☐

（3）脾虚湿阻症状积分表：

主要症状积分方法：无：0分；轻微或有时有：1分；较明显但不持续：2分；明显且一直持续：3分。

表1-2-15 脾虚湿阻症状积分

症状	无	轻微或有时有	较明显但不持续	明显且一直持续
浮肿	☐	☐	☐	☐
疲乏无力	☐	☐	☐	☐
肢体困重	☐	☐	☐	☐
尿少	☐	☐	☐	☐
纳差	☐	☐	☐	☐
腹满	☐	☐	☐	☐
总分	☐	☐	☐	☐

（4）阴虚内热症状积分表：

主要症状积分方法：无：0分；轻：2分；中：4分；重：6分。

表1-2-16 阴虚内热症状积分表

症状	无	轻	中	重
发热	无	午后间断低热	持续低热	发热不退（38℃以上）
手足心热	无	手足心热	手足心热，喜露衣被外	手足握凉物方舒
心烦	无	偶尔发生	烦躁不宁	烦躁不宁，难以入眠
盗汗	无	寐侧汗微出	寐侧汗出，但不湿衣	寐侧汗如水，湿衣

（5）脾肾两虚症状积分表：

主要症状积分方法：无：0分；轻：2分；中：4分；重：6分。

表1-2-17 脾肾两虚症状积分表

症状	无	轻	中	重
体型肥胖	☐	☐	☐	☐
疲乏倦怠	☐	☐	☐	☐
腰酸腿软	☐	☐	☐	☐
面部浮肿	☐	☐	☐	☐
纳差腹胀	☐	☐	☐	☐
大便溏泻	☐	☐	☐	☐

续表

症状	无	轻	中	重
夜尿频多	☐	☐	☐	☐
舌质淡，边有齿痕，苔薄腻	☐	☐	☐	☐
脉濡或缓	☐	☐	☐	☐
总计	☐	☐	☐	☐

参考文献

［1］危北海，贾葆鹏.单纯性肥胖病的诊断及疗效评定标准［J］.中国中西医结合杂志，1998，18（5）：317-319.

［2］中国肥胖问题工作组.中国成人超重和肥胖症预防与控制指南（节录）［J］.营养学报，2004，26（1）：1-4.

［3］董砚虎，孙黎明，李利.肥胖的新定义及亚太地区肥胖诊断的重新评估与探讨［J］.实用糖尿病杂志，2001，9（2）：3-6.

［4］陈霞，周仲瑜，黄伟，等.单纯性肥胖针灸随机对照研究中诊断标准使用现状分析［J］.中华中医药杂志，2017，32（08）：185-188.

［5］湛玉垣，邓文英.肥胖的并发症［J］.国际内科学杂志，1987，14（2）：70-73.

［6］吴丽明.肥胖症的病因与危害［J］.中国医药科学，2011，01（2）：25-25.

［7］徐明明，王升旭，黄泳，等.六腑合募配穴针刺治疗单纯性肥胖症的临床观察［J］.内蒙古中医药，2011，30（8）：63-64.

［8］高政南，宋光华.肥胖的测量与评估方法的临床应用及探讨［J］.实用糖尿病杂志，2001，9（2）：6-8.

［9］许榕仙.肥胖的病因与防治［J］.海峡预防医学杂志，2002，8（5）：31-33.

［10］闫巧珍.肥胖成因的研究进展［J］.内江科技，2009，（09）：29.

［11］卢盛华.肥胖病因及其药物治疗研究进展［J］.中国药理学通报.2001，17（06）：614-616.

［12］支涤静，沈水仙.肥胖的危害及预后［J］.中国全科医学，2003，6（4）：282-283.

［13］张宝旺.基于体脂率制作老年人超重、肥胖评价标准方法的研究

[D].北京：北京体育大学，2015.

[14] 周建英，高小亚，马向华.药物相关性肥胖的研究进展 [J].国际内分泌代谢杂志，2006（01）：32-34.

[15] 谢长才，董嘉怡.肥胖内分泌疾病针灸治疗 [M].北京：人民卫生出版社，2016：9.

[16] 陈春明，孔灵芝，中华人民共和国卫生部疾病控制司.中国成人超重和肥胖症预防控制指南 [M].北京：人民卫生出版社.2006.

[17] 姜勇.我国成人超重肥胖流行现状、变化趋势及健康危害研究 [D].中国疾病预防控制中心，2013.

[18] 郭力.肥胖症预防与调养 [M].北京：中国中医药出版社.2016.

[19] 吕晓霞，许伟华.肥胖与疾病 [M].济南：山东大学出版社.2005.

[20] 李恩，陶静华.肥胖症防治生活指导 [M].北京：人民卫生出版社.2001.

[21] 尹仕红.超重和肥胖症人群健康教育指导 [M].武汉：武汉大学出版社.2017.

[22] 韦丹，高锋.科学认识肥胖及并发症 [M].武汉：湖北科学技术出版社.2017

[23] 饶国华.肥胖高血压患者高胰岛素血症对动脉僵硬度的影响 [J].现代诊断与治疗，2013，24（20）：4641-4642.

[24] 刘玲玲，韩东，侯丽辉.针刺治疗肥胖型多囊卵巢综合征患者伴高胰岛素血症和胰岛素抵抗的临床机制探讨 [J].针灸临床杂志，2015，31（03）：82-84.

[25] 赵晓苗，杨冬梓.多囊卵巢综合征的临床症状及远期影响 [J].实用妇产科杂志，2018，34（08）：566-570.

[26] 周悦，闫爽.肥胖与甲状腺癌的关系 [J].医学综述，2017，23（8）：1520-1523.

[27] 畅学艳.浅谈高脂血症 [J].实用医技杂志，2007（04）：515-516.

[28] 张志寿.肥胖与冠心病的关系 [J].环境与生活，2009，01：84-85.

[29] 余邻彤.我国高血压相关疾病流行趋势分析 [J].现代商贸工业，2019，10：76-77.

[30] 陈东亮.饮酒与肥胖的交互作用对高血压发病的影响 [D].苏州大

学, 2016.

[31] 冯晶.肥胖与哮喘关系的研究进展 [J].国际儿科学杂志, 2018, 45 (11): 847-850, 854.

[32] 阮玉婷, 孙嘉, 蔡德鸿.肥胖与阻塞性睡眠呼吸暂停低通气综合征 [J].国际内分泌代谢杂志, 2012, 32 (4): 234-235, 238.

[33] 刘骏.阻塞性睡眠呼吸暂停综合征治疗研究进展 [J].黑龙江科学, 2019, 10 (22): 62-63.

[34] 王静.阻塞性睡眠呼吸暂停低通气综合征的危害及护理干预 [J].中国社区医师, 2016, 32 (11): 164, 166

[35] 牛烈.膝关节骨关节炎发病危险因素的流行病学研究 [D].山东: 泰山医学院, 2015.

[36] 惠海鹏, 朱智明, 高连如.单纯性肥胖症患者消化系统功能的改变 [J].中国临床康复, 2002, 6 (23): 35

[37] 王炘, 詹志刚, 吴晓锐, 等.胃食管反流病的流行病学研究进展 [J].临床消化病杂志, 2011, 23 (6): 380-382.

[38] 张丽洁, 张咏梅, 李晓媛.浅谈脂肪肝的危害及防治 [J].中外医疗, 2010, 29 (36): 185-185.

[39] 车至香, 井娜.63例单纯性肥胖患者的免疫功能分析 [J].山东医药, 2006, 46 (17): 43-44.

[40] 方向华, 王淳秀, 梅利平, 等.脑卒中流行病学研究进展 [J].中华流行病学杂志, 2011, 32 (9): 847-853.

[41] 杨栋栋, 陈卓铭, 林珍萍.肥胖症与脑卒中相关性的研究进展 [J].中华肥胖与代谢病电子杂志, 2017, 3 (1): 49-52.

[42] 阿巴伯克力·乌斯曼, 艾克拜尔·艾力.肥胖症与抑郁症相关性的研究进展 [J].中华肥胖与代谢病电子杂志, 2019, 5 (1): 37-40.

[43] 夏丽琼, 张靖, 朱金水.中国人群肥胖与胃食管反流病相关性的meta分析 [J].武警医学, 2014, 25 (10): 977-980.

[44] 茅江峰, 伍学焱, 李乃适, 等.青少年男性性腺功能减退与胰岛素抵抗关系的初步研究 [J].中华男科学杂志, 2006, 12 (7): 612-614.

[45] 宋昱.压力性尿失禁发生危险因素的流行病学调查研究 [D].复旦大学, 2006.

第二章

肥胖症的中医认识

第一节 肥胖症的历史脉络

一、古代对肥胖症的认识

肥胖症是一种由多种因素引起的体内脂肪长期过度积累，体重增加的内分泌代谢性疾病。中医典籍中虽然没有完全直接对应的病名，但根据其症状特征及缘由后果，确实有大量散在的相关文献记载，对于当今我们更好地认识、研究肥胖症，具有较大的意义。

（一）字义层面认识

"肥"是会意字，《说文·肉部》曰："肥，多肉也。"徐铉等注："肉不可过多，故从卩寓戒。"即是说肉多为肥。"胖"属于会意兼形声字，《说文·半部》曰："胖，半体肉也。"即屠宰后对半剖开的牲肉，原指供奉用的祭祀品。

（二）疾病层面认识

1.《黄帝内经》时期

（1）《内经》中有肥胖有证可考的最早记载。《灵枢·逆顺肥瘦》将肥人的特征总结为："广肩腋，项肉薄，厚皮而黑色，唇临临然，其血黑以浊，其气涩以迟，其为人也，贪于取与。"

（2）《内经》首次对肥人进行分类。《内经》根据肥胖者表现形式及人体气血阴阳之盛衰不同，将肥胖分为了"膏人""脂人""肉人"三大类。《灵枢·卫气失常》载："黄帝曰：何以度知其肥瘦？伯高曰：人有肥，有膏，有肉。黄帝曰：别此奈何？伯高曰：腘肉坚，皮满者，肥。腘肉不坚，皮缓者，膏。皮肉不相离者，肉……黄帝曰：其肥瘦大小奈何？伯高曰：膏者，多气而皮纵缓，故能纵腹垂腴。肉者，身体容大。脂者，其身收小。"《灵枢·阴阳二十五人》还以五行属性对肥胖进行了划分，并指出土形人及水形人为易胖体质："土形之人……其为人黄色，圆面，大头，美肩背，大腹，美股胫，小手足，多肉"；"水型之人……其为人黑色，面不平，大头，廉颐，小肩，大腹，动手足"。

（3）《内经》初探了肥胖成因及并发症。这一时期古人认为肥胖多因过食肥甘厚味而导致，且肥胖之人久病的同时还可能引发中风、消渴、痰饮、积聚等一系列并发症。《素问·通评虚实论》曰："凡治消瘅、仆击、偏枯、痿厥、气满发逆、甘肥贵人，则高梁之疾也。"《素问·异法方宜论》曰："其民陵居而多风，水土刚强，其民不衣而褐荐，其民华食而脂肥。"《素问·奇病论》曰："此肥美之所发也，此人必数食甘而多肥也。肥者令人内热，甘者令人中满，故其气上溢，转为消渴。"以上均证明了早在战国、秦汉时期，古人已经对肥胖有认识，并开始有意识地对其进行分型论治。

2. 东汉时期

（1）详述肥胖病因。随着时代发展，中医对肥胖认识更进一步，认为肥胖发病与痰饮有密切关联。最具代表性的是著名医家张仲景《金匮要略·痰饮咳嗽病脉证并治》中"其人素盛今瘦，水走肠间，沥沥有声"的描述，以及《金匮要略·血痹虚劳病脉证并治》所云"夫尊荣人，骨弱肌肤盛，重困疲劳，汗出，卧不时动摇，加被微风，遂得之"。这揭示了位高权重之人易发肥胖，且容易发生骨的病变，可能与其长期心理负担重又缺乏体力劳动，肉弛骨弱有关。

（2）提出"温通法"。张仲景还提出痰饮需以温药和之的观点，为后世医家用温通法治疗肥胖提供了理论依据。

3. 隋唐时期

提出肥胖与消渴关系密切。这一时期的医学著作《诸病源候论》提出："有病口甘者……此肥美之所发……转为消渴。"这明确指出了肥胖是导致消渴的重要原因。由于食入了过多甜食或肥腻的食物，肥腻之物在体内郁而化热，化痰成脂，而甜食则易让人感觉腹中胀满，因此其气上溢而出现消渴。

4. 宋金元时期

（1）阐明肥胖的致病脏腑——脾胃。宋金元时期的医家们普遍以"肥"

代指肥胖病，并大都认为肥胖与脾虚不运、气虚湿阻有关。李东垣在《脾胃论》中写道："脾胃俱旺，则能食而肥，脾胃俱虚，则不能食而瘦，或少食而肥，虽肥而四肢不举。"详细地阐述了从脾胃角度论肥胖的观点。

（2）丰富肥胖的病机理论。杨士瀛的《仁斋直指方论》有"肥人气虚生寒，寒生湿，湿生痰……故肥人多寒湿"的论述，指出肥胖患者的病机多为气虚生寒，再转化为湿邪。朱丹溪在其《丹溪心法》提到"肥白人必多痰"，揭示可从痰湿的角度来治疗肥胖。刘完素《素问玄机原病式》云"盖人肥瘦，由血气虚实使之然也……血实气虚则肥，气实血虚则瘦"，指出胃强脾弱是肥胖的病机，胃强则食欲旺盛，脾弱则运化无权，水谷精微输布无力，积为痰湿，久而发为肥胖。

5.明清时期

（1）提出肥胖"湿热论"与"污血论"。清代医家张璐在《张氏医通》中提出了"肥盛多湿热人"，为肥胖的辨证论治提供了新思路。明代《证治准绳》中还首次提出了"污血"的概念，王肯堂说"百病由污血者多"，这里的污血与肥胖所致的高脂血症等病理情况有极相似之处，从另一方面说明了肥胖与痰浊膏脂脱离不开。

（2）总结历代肥胖研究成果。众多医家在前人的基础上做出了各类总结与革新，进一步阐释了气滞、气虚、痰湿阻碍与肥胖之间的关系。明代著名医家张介宾在《景岳全书》中提到："肥人多有非风之证，以肥人多气虚也。何以肥人反多气虚？盖人之形体，骨为君也，肉为臣也。肥人者，柔胜于刚，阴胜于阳也，且肉以血成，总属阴类，故肥人多有气虚证。然肥人多湿多滞，故气道多有不利。"这不仅解释了为何肥胖患者多有气虚证，也提出了肥胖者多为阴盛阳虚体质的观点，这与清代《医门棒喝》中"如体丰色白，皮嫩肌松，脉大而散，食啖虽多，每日痰涎，此阴盛阳虚之质"的观点一致。汪昂在《本草备要》中提到"肥人多痰而经阻，气不运也""肥人形盛而气虚"，对肥胖的认识进入了全新的阶段。明清时期医家对肥胖的病因病机理解更为丰富而深刻，对肥胖的治疗手段理解更为全面。

二、现代对肥胖病认识的发展

中华人民共和国成立以来，党和国家高度重视和大力支持中医药事业的发展。相对于古代缺乏对于肥胖症客观化的诊断标准、系统认识及疗效评价标准，现代中医有了长足的发展与全面的进步。

（一）正式确立肥胖症病名

1948年，世界卫生组织（WHO）将肥胖正式列入疾病名单，确定肥胖是一种慢性代谢性疾病。相对于古代医者主要将肥胖当成一种体质或异常形体状态来描述，并未形成对肥胖的统一称谓，现代中医学也与时俱进，将肥胖正式认定为疾病。肥胖已对公众的健康构成了严重威胁，它与艾滋病、吸毒、酗酒并列为世界性四大医学社会问题。世界卫生组织还宣布"肥胖症将成为全球首要的健康问题"。肥胖还是仅次于吸烟的、位居第2的可预防致死因素。

（二）制定肥胖诊断标准

2013年4月18日，原国家卫生和计划生育委员会颁布了《中华人民共和国卫生行业标准–成人体重判定》，该标准适用于中国成人超重和肥胖的诊断，并可用于流行病学筛查和临床初步诊断。相对于古代缺乏对肥胖的明确诊断标准，文字主观性及描述差异性较大，现代中医学通过人工或精密仪器计算患者身体质量指数、体脂率、身体各节段围度、脂肪总量及其分布情况，明确诊断及评估肥胖。同时，还借助影像学、超声成像以及各类血液生化检查来评估肥胖的程度，并对其进行分类，明确是否伴有并发症等情况，最终指导肥胖症的治疗。

（三）完善肥胖病中医辨证体系

古代医学文献对肥胖的认识比较分散，只在肥胖相关的病证中有部分涉及，客观上辨证论治体系尚未统一，现代中医学在继承前人宝贵经验的基础上，进一步丰富和完善了肥胖的辨证论治体系。1995年，中华人民共和国卫生部发布了《中药新药临床研究指导原则》（第二辑），将肥胖纳入其中，中医辨证分为胃热湿阻、肝郁气滞、脾虚湿阻、阴虚内热、脾肾两虚5型，为肥胖的中医辨证分型提供了依据。

（四）制定肥胖病疗效评价

1987年的全国首届肥胖病研究学术会议及1997年的全国第五届肥胖病研究学术会议提出并更新了肥胖的疗效评价标准。将肥胖的疗效评价分为临床痊愈、显效、有效及无效4类，并以临床症状前后变化、体重下降数值或比例、体重指数前后变化为主要参考指标。肥胖疗效评价标准的确立为我国现代肥胖的临床研究奠定了基础，使得人们对肥胖的认识更加数据化、直观化、可分析化。

第二节　中医病因病机

一、中医病因

历代中医医家认为，肥胖的病因多归结于先天禀赋、劳逸失常、饮食不节、情志失调等。同时，肥胖的病因较为复杂，也可由两种或多种因素共同作用而产生，其临床特点呈多样化。

（一）先天禀赋

先天禀赋会影响形体胖瘦，《灵枢·寿夭刚柔》载："余闻人之生也，有刚有柔，有弱有强，有短有长，有阴有阳。"指出性格刚柔、形体强弱等个体差异取决于先天禀赋。《灵枢·阴阳二十五人》中记载："木形之人……大肩背……火形之人……肩背肉满……土形之人……其为人，黄色，圆面，大头，美肩背，大腹，美股胫，小手足，多肉，上下相称……水形之人……大头，廉颐，小肩，大腹。"详细论述了肥胖之人的形态与先天禀赋有关。土形之人形态似全身型肥胖，脾为水之中源；水形之人形态似腹型肥胖，肾为水之下源。脾肾均与水液代谢有关，先天禀赋不足，或肾阳虚衰，或脾阳失运，易生水湿或痰饮，水湿、痰饮留滞肌表而发为肥胖。

（二）饮食不节

饮食不节是肥胖形成的又一重要因素。一方面因饮食偏嗜，嗜食膏粱厚味；另一方面饮食缺乏规律，饮食过度，脾胃运化功能减退，水谷难以化生精微物质，致膏脂水湿痰聚，逐渐导致肥胖。《素问·通评虚实论》曰："肥贵人，则高粱之疾也。"提示摄食肥甘厚腻与肥胖密切相关。《素问·奇病论》载"此肥美之所发也，此人必数食甘美而多肥也。肥者令人内热，甘者令人中满，故其气上溢，转为消渴。"指出了膏粱厚味嗜食过度会引发肥胖，从而导致消渴病。《临证指南医案》曰："湿从内生者，必其人膏粱酒醴过度，或嗜饮汤茶太多，或食生冷瓜果及甜腻之品。其人色白而肥，肌肉柔软。"详细描述了饮食对肥胖的影响。痰湿内生多因不良饮食习惯引起，可见饮食不节会损伤脾胃运化功能，导致肥胖。

（三）劳逸失常

生活作息不规律，喜静少动，过度安逸是肥胖症的又一致病原因。《金匮要略·血痹虚劳病脉证并治》曰："夫尊荣人，骨弱肌肤盛。"指出了养尊处优、好逸恶劳者易生肥胖。《素问·宣明五气》载："久卧伤气，久坐伤肉。"过度安逸，缺乏运动，阳气失宣，久之耗伤正气，气伤则虚，无力推动津液运行，导致痰湿内生，脾为痰湿所困，脾气亏虚。说明久卧、久坐使气血运行弛缓，气机滞塞，无力运化，致使膏浊内聚，蕴积于肌肤腠理，发为肥胖。

（四）情志失调

过思、过怒等消极情志在疾病的发生、发展过程中起着重要作用。《素问·阴阳应象大论》曰："暴怒伤阴，暴喜伤阳，厥气上行，满脉去形，喜怒不节，寒暑过度，生乃不固。"说明情志过激引发机体气机逆乱，肝阳亢盛，肝木克脾土，脾虚不能运化水液，水谷精微不得布散周身，积聚痰湿，导致肥胖。

二、中医病机

肥胖的产生、进展与各脏腑功能的失调紧密相关，正如《素问》所言："肝虚、肾虚、脾虚，皆令人体重烦冤"。故肥胖与肝、脾、肾三脏关系最密切，其病位主要在脾、胃，累及肝、肾，通常与气、血、痰、湿、热、瘀等有关，证属本虚标实。本以脾肾气虚为主，标以痰浊为主，常伴水湿、瘀血等病理产物。

（一）脏腑功能失调

1.脾胃失司　脾胃为"后天之本"，脾胃功能亢进，摄食过度，则多食而肥；脾胃功能减退，影响水谷精微吸收及输布，致痰湿浊脂积聚，留滞肌腠则发为肥胖。《素问·灵兰秘典论》载："脾胃者，仓廪之官，五味出焉。"《素问集注·五脏生成》曰脾"主运化水谷之精，以生养肌肉，故合肉"。均表明胃主受纳和腐熟水谷，脾助运化水谷精微和津液，化生气、血、精、津液，以濡养周身，从而维持人体正常代谢活动。李东垣在《脾胃论·脾胃盛衰论》中有云："脾胃俱旺，则能食而肥；脾胃俱虚，则不能食而瘦。或少食而肥，虽肥而四肢不举，盖脾实而邪气盛也。"其最早将肥胖的发生与脾胃失司相联系，将肥胖病机归结于"脾胃俱虚"和"脾胃俱旺"。

2.肾阴阳失调　肾为五脏阴阳之本，肾精、肾气主司人体的生长发育，在生长发育过程中起着至关重要的作用。肾主水，主纳气，具有调节全身水液代谢之功能。肾气虚衰，摄纳无力，蒸腾气化失常，脏腑形体水液代谢失衡，致脂浊水湿壅塞躯体而发为肥胖。正如张景岳所云："痰之本无不在肾。"肾藏精，肾精化肾气，肾气又分阴阳，肾阴与肾阳相互资助协调，主全身脏腑之阴阳。肾阳虚衰，温煦推动功能减退，进而影响气血津液的化生和输布，易生痰、湿、热、瘀等病理产物而导致肥胖。

3.肝失疏泄　肝主疏泄，调畅全身气机，气行以助血行，具有促进全身津液输布和血液运行的作用。肝失疏泄，气机不畅，则影响津液输布代谢，易形成痰饮水湿等病理产物，从而导致肥胖。另外，肝气疏泄失职，情志拂郁致肝气郁结，临床可见部分肥胖患者情志异常，以暴饮暴食形式来发泄情绪。

（二）痰浊内蕴

痰浊不仅是肥胖的病机，同时也是肥胖的病理性产物。《丹溪治法心要》曰"肥白人多痰湿"；《格致余论》提出"肥白人多湿""肥白人多痰饮"；《万氏妇人科》载"惟彼肥硕者，膏脂充满，脂痰凝涩，元室之户不开，夹痰者痰涎壅滞"。历代医家均认为肥胖之人属痰浊内盛，并将其归结为肥胖的重要病理因素。《张聿青医案》中提及"形体丰者多湿多痰"。《王氏医存》载："盖不病则津液为脂膏，病则作湿酿痰也。"均说明痰浊与肥胖关系密切。

（三）气血阴阳失衡

气虚血盛，阴阳失衡亦为肥胖的病机。《灵枢·阴阳二十五人》云："其肥而泽者，血气有余；肥而不泽者，气有余，血不足；瘦而无泽者，气血俱不足。"提示人体外在形体表现可反映气血之盛衰。肥胖症的病理改变是气血阴阳失调，气虚血盛。《灵枢·逆顺肥瘦》载："其血黑以浊，其气涩以迟。"可知肥胖之人主要表现为血浊气涩之变。《景岳全书》曰："何以肥人反多气虚……肥人者，柔胜于刚，阴胜于阳也，且肉与血成，总皆阴类，故肥人多有气虚证。"肥人多气虚，气为阳，血为阴，阴胜于阳，血实气虚，表明气血阴阳失调是肥胖的病机特点。

第三节　中医辨证分型

目前，肥胖的中医辨证分型标准并不统一，1997年全国第五届肥胖病研究学术会议中制定的《单纯性肥胖病的诊断及疗效评定标准》使用率最高，其次是1995年中华人民共和国卫生部制定发布的《中药新药临床研究指导原则》（第二辑）与2009年中华中医药学会颁布的《中医体质分类与判定》标准。

（一）1997年《单纯性肥胖病的诊断及疗效评定标准》

1.脾虚湿阻型　表现为肥胖，浮肿，疲乏无力，肢体困重，尿少，纳差，腹满，脉沉细，舌苔薄腻，舌质淡红。

2.胃热湿阻型　表现为肥胖，头胀，眩晕，消谷善饥，肢重，困楚怠惰，口渴喜饮，脉滑数，舌苔腻微黄，舌质红。

3.肝瘀气滞型　表现为肥胖，胸胁苦满，胃脘痞满，月经不调，闭经，失眠多梦，脉细弦，苔白或薄腻，舌质暗红。

4.脾肾两虚（肾脾阳虚）型　表现为肥胖，疲乏无力，腰酸腿软，阳痿，阴寒，脉沉细无力，苔白，舌质淡红。

5.阴虚内热型　表现为肥胖，头昏眼花，头胀头痛，腰痛酸软，五心烦热，低热，脉细数微弦，苔薄，舌尖红。

诊断证候2~3项以上，舌象、脉象基本符合者即可诊断为该型。

（二）1995年《中药新药临床研究指导原则》（第二辑）

1.脾虚湿阻证　肥胖，浮肿，疲乏无力，肢体困重，尿少，纳差，腹满，舌质淡红，舌苔薄腻，脉沉细或细滑。

2.胃热湿阻证　肥胖，头胀，眩晕，消谷善饥，肢重，困楚怠惰，口渴，喜饮，舌质红，舌苔腻微黄，脉滑或数。

3.肝郁气滞证　肥胖，胸胁苦满，胃脘痞满，月经不调，失眠多梦，舌质暗红，苔白或薄腻，脉细弦。

4.脾肾阳虚证　肥胖，疲乏，无力，腰酸腿软，阳痿，阴寒，舌质淡红，苔白，脉沉细无力。

5.阴虚内热证　肥胖，头昏眼花，头胀头痛，腰痛酸软，五心烦热，低热，舌尖红，苔薄，脉细数微弦。

诊断症候2~3项以上，舌、脉象基本符合者，即可诊断为该型。

（三）2009年《中医体质分类与判定》中与肥胖症相关的体质

1.气虚质　以元气不足，疲乏、气短、自汗等气虚表现为主要特征，形态上肌肉松软不实，常见表现为平素语音低弱，气短懒言，容易疲乏，精神不振，易出汗，舌淡红，舌边有齿痕，脉弱。性格内向，不喜冒险。

2.阳虚质　以阳气不足，畏寒怕冷、手足不温等虚寒表现为主要特征。

形态上肌肉松软不实，常见表现为平素畏冷，手足不温，喜热饮食，精神不振，舌淡胖嫩，脉沉迟。性格上多沉静内敛。

3.痰湿质　以痰湿凝聚，形体肥胖、腹部肥满、口黏苔腻等痰湿表现为主要特征。体形上多肥胖，腹部肥满松软。常见表现为面部皮肤油脂较多，多汗且黏，胸闷，痰多，口黏腻或甜，喜食肥甘甜黏，苔腻，脉滑。性格一般偏温和、稳重，多善于忍耐。

4.湿热质　以湿热内蕴，面垢油光、口苦、苔黄腻等湿热表现为主要特征。常见表现为面垢油光，易生痤疮，口苦口干，身重困倦，大便黏滞不畅或燥结，小便短黄，男性易阴囊潮湿，女性易带下增多，舌质偏红，苔黄腻，脉滑数，性格多心烦急躁。

5.气郁质　以气机郁滞，神情抑郁、忧虑脆弱等气郁表现为主要特征。多不胖甚，常见表现为神情抑郁，情感脆弱，烦闷不乐，舌淡红，苔薄白，脉弦，性格多不稳定，敏感多虑。

第三章
肥胖症防治技术与方法现状

近年来，我国肥胖患者的数量日益增多，肥胖及其相关问题也渐渐引起研究者、医生及肥胖患者的重视。针对肥胖问题，目前常被大家所提到的治疗方案主要包括中医药疗法、西药疗法、手术疗法、生活方式干预等，本章将逐一进行介绍。

第一节　肥胖症治疗思路

一、掌握肥胖的诊断与评估是前提

（一）BMI指数测量法

临床常用的肥胖症诊断标准为体重指数（BMI），其优点是消除了身高对体重的影响以便于比较，且临床使用方便。但存在不能准确反映肌肉发达者、水肿患者及老年者肥胖程度的缺点。

（二）人体成分分析法

指借助人体成分分析仪来对受试者进行测试，这种测试安全高效，能较为客观地测量出受试者的总体重、肌肉重量、骨骼重量、脂肪重量以及相应占比等，还可估算出受试者的内脏脂肪面积、腰臀比、基础代谢值、体内外水分情况等，从而为对肥胖前期患者进行综合、整体的评估提供可靠依据。

（三）腰围测量法

即测量腰部周径的长度以估算脂肪在腹部蓄积的程度，是目前评估腹型肥胖最简单、实用的指标。相比全身肥胖，腹型肥胖患者罹患心脑血管病、骨关节疾病及代谢性疾病的风险更大。

二、明确肥胖的分类与预后是基础

（一）单纯性肥胖

单纯性肥胖是肥胖中最常见的一种，约占肥胖人群的95%。其中，腹型肥胖（中心型肥胖）最值得关注，它是脂肪主要分布于上腹部皮下和内脏的肥胖类型。腹型肥胖一般以腰臀比、腰围为主要诊断指标，腹型肥胖的预后常与病程长短相关，需要早期干预治疗。病程短且并发症较少者一般预后佳，病程长且伴并发症者一般预后稍差。

（二）继发性肥胖

继发性肥胖主要由下丘脑病、垂体病、胰岛病、甲状腺功能减退症、肾上腺皮质功能亢进症等引起，在肥胖症中占比较低，约为5%，其预后情况要依据首发病而论。一般治愈其首发疾病，继发性肥胖也预后良好。药物性肥胖患者约占肥胖人群的2%，有些药物在有效治疗某些疾病的同时会导致肥胖。这类肥胖的病程一般不长，停止用药后肥胖预后较好。

三、多手段联合治疗肥胖是关键

（一）制定个性化目标与方案

患者应了解体重下降的初步目标（基础体重的5%~10%）。中医药的治疗可以内外同治。外治法包括针刺、艾灸、电针、埋线、拔罐、刮痧、敷贴及耳疗等，应根据患者病情与实际情况而选择；内治法以中药方剂、茶饮、成药等为主要方式，应结合四诊资料，遵从辨证论治、三因制宜的原则进行。

（二）饮食与运动是治疗基础

健康合理的饮食习惯和适当的运动是减肥的基础。一般而言，需要督促患者进行每天45~60分钟的中等强度有氧运动，并为患者制定个性化的每日热量摄入标准，按照早餐不超过30%、午餐不超过40%、晚餐不超过30%的比例进行分配。各类干预无效后，才可考虑进行药物治疗，并需要进行评估。药物治疗通常不推荐用于12岁及以下的儿童，除非其肥胖伴有严重的疾病。

四、应对减重后体重反弹是难题

（一）平台期现象

体重反弹是减重治疗过程中一个难以避免的问题，也是减重治疗的难点。通常经过一个有效的减重期后，会进入一个体重难以继续下降的平台期。而在突破平台期后体重又会继续下降，再次进入逐渐减重期。治疗进入平台期后，尤其要关注患者治疗的依从性及心理状态，此时患者可能因为陷入减重瓶颈而开始焦虑，又或者看不到希望而失去继续减重的信心，从而重蹈覆辙，体重反弹，让之前医患双方的努力白费。

（二）平台期处理

针对平台期这种情况，医者首先要观察患者食欲变化和体脂变化的情况，并相应地调整治疗方案，如调整方剂配伍，增加治疗刺激量，变换经络穴位或改换其他同类的运动饮食方式等。患者一旦出现食欲下降或体脂、体重的变化，即是将要进入下一减重阶段的征兆。另外，医者的言语鼓励和心理暗示对患者平台期的尽早结束和最终减肥疗效的提高有重要意义。

第二节　中医药疗法

由于肥胖及其并发症对人体的巨大影响渐为人知，现代社会对肥胖问题的重视逐渐增加，中医药疗法治疗肥胖的临床研究也逐渐增多。中医药疗法以其绿色、安全、有效、注重整体功能修复的特点吸引着广大学者和患者。运用中医手段进行肥胖治疗成为流行趋势。目前临床上使用的中医药疗法主要包括以下几种类型：针灸干预、推拿干预、健身气功干预、中药干预等。

一、针灸干预

（一）针刺疗法

1.定义　针刺疗法是以中医理论为指导，采用特定的手法将毫针刺入特定腧穴以防治疾病的方法。

2.优势　针刺疗法适用于绝大多数肥胖患者，具有疗效明显、操作方便、经济安全等优点，深受广大群众欢迎。针刺治疗单纯性肥胖症并非单纯消除肥胖这一症，而是通过针刺疏通经络、调和气血、协调脏腑的功能，使人体气血调和、阴平阳秘。因此，采用针刺疗法减肥，在达到减肥降脂的目的的同时，患者其他自觉症状常常也能得到改善。

3.注意事项

（1）由于针刺疗法是将毫针刺入皮肤，存在小概率的感染情况，故在进行针刺治疗前需对针具和皮肤进行常规消毒。

（2）部分痛阈较低的患者针刺时可能会感到疼痛及对针刺后过强的得气感不耐受。

（3）可能存在局部皮下出血等不良反应。

（二）电针疗法

1.定义　电针疗法是在刺入的毫针上接通电针仪，电针仪输出脉冲电流通过毫针作用于人体经络腧穴，是治疗疾病的一种方法。

2.优势　电针疗法是将毫针与电生理效应相结合，可以减轻手法行针的工作量，节约行针时间，辅助加强得气感。电针治疗肥胖常选用的疏密波在引起肌肉有节奏舒缩的同时，能有效调节组织的营养代谢，促进胃肠蠕动，提高治疗效果。电针疗法特别适用于肥胖属实证、热证者。

3.注意事项

（1）电针的刺激强度较普通针刺强，故部分患者不耐受，为防止患者晕针，需提前同患者沟通，并缓慢增强电流。

（2）严重心脏病患者慎用电针。

（3）电针两极不可跨越身体两侧。

（三）穴位埋线疗法

1.定义　穴位埋线疗法是将可吸收药线置入穴位内，利用线体对穴位产生的持续刺激作用治疗疾病的方法。

2.优势　临床治疗效果不明显或不能接受连续治疗的患者可考虑穴位埋线疗法。单次穴位埋线疗法的作用时间比单次针刺疗法的作用时间显著增长，具有刺激强而持续、时长力专等特点，因此，采用穴位埋线疗法可节约患者前往医院就诊的时间。

3.注意事项　部分患者在接受穴位埋线后体内药线吸收较慢，会产生局部皮下硬结，此时应当延长治疗周期。过敏体质及瘢痕体质者慎用。

（四）皮内针疗法

1.定义　皮内针疗法又称"埋针法"，是以特制的小型针具刺入并固定于腧穴部位的皮内或皮下，进行较长时间埋针以治疗疾病的一种方法。

2.优势　皮内针具有安全、简便易行的特点。其刺激量较小，患者产生不适感的可能性较小。皮内针可藏于体内不影响患者日常活动，故可长时间刺激局部腧穴，达到针刺累积效应。

3.注意事项　皮内针刺激皮部的感觉微弱，短期内无明显疗效，需配合其他疗法同时运用。

（五）耳穴疗法

1.定义 耳穴疗法是一种独特的、以局部反应整体为特点的全息微针疗法。采用王不留行籽贴压或耳针刺激相应耳穴，以达到诊断、防治疾病的目的。

2.优势 耳穴疗法具有安全有效、简便易行、经济实惠的特点。特别是耳穴贴压法，王不留行籽可在耳穴处保留3天左右，患者在家中也可按压刺激，延长治疗时间。

3.注意事项 严密消毒，防止感染。患者自行按压王不留行籽时应保持适当的力度。部分患者可能因疼痛而拒绝按压，达不到治疗效果。

（六）拔罐疗法

1.定义 拔罐疗法，又称"角法""吸筒疗法"，是一种以杯罐为工具，利用燃火、抽气等方法排除罐中空气，造成负压，使其吸着于皮肤，造成局部瘀血现象的治病方法。

2.优势 拔罐具有操作简便、疗效可靠、安全无副作用、无痛等优点，患者易于接受。且罐具可重复使用，简便经济。

3.注意事项 拔火罐时切忌火烧罐口，以免烫伤皮肤；留罐时间不要过长，避免损伤皮肤等。

（七）刮痧疗法

1.定义 刮痧疗法是以一种中医经络腧穴理论为指导，通过特制的刮痧器具和相应的手法，蘸取一定的介质，在体表部位进行由上而下、由内向外反复刮动，治疗相关疾病的治疗方法。

2.优势 刮痧疗法具有安全有效、简便易学、操作简单、工具精简的优点，可促进局部血液循环，增强代谢。

3.注意事项 刮痧时需掌握刮痧力度，力度过轻则无法出痧，力度过重则有刮破皮肤、出血的风险。因此，有出血倾向、皮肤过敏及极度虚弱的患者慎用。面部等裸露在外的皮肤出痧时可能影响美观。

（八）穴位贴敷疗法

1.定义 穴位贴敷疗法以中医经络学说为理论依据，把药物研成细末，用水、醋、酒、蛋清、蜂蜜、植物油、清凉油、药液等调成糊状；或混合油脂（如凡士林等）、黄醋、米饭、枣泥等制成软膏、丸剂、饼剂；或将中药汤剂熬成膏；或将药末散于膏药上，再直接贴敷穴位、患处（阿是穴）来治疗疾病。

2.优势　穴位贴敷疗法适用于大多数肥胖患者，本法结合药物的作用，简单方便，不受时间地点的限制，且在进行穴位贴敷治疗的同时可进行其他工作，可节约患者时间。

3.注意事项　过敏体质者慎用。穴位贴敷疗法一般选取的穴位较少，且药物由皮肤渗入体内，短期疗效不甚明显，建议与其他疗法同时使用。

（九）艾灸疗法

1.定义　艾灸疗法简称灸法，是一种运用艾绒或其他药物在体表的穴位上烧灼、温熨产生的热力以及药物的作用，通过经络传导，达到温通气血、扶正祛邪的目的、防治疾病的治法。

2.优势　艾灸疗法操作简便，工具及材料也易获得，因此患者可在医师的指导下自行在家中操作。且艾灸疗法治疗肥胖多采用艾盒灸、悬起灸等，属于无痛疗法，对于畏惧针刺的患者尤为适用。艾灸处的热感使患者感到舒适，因此患者的接受程度更高。

3.注意事项

（1）部分病人对艾灸时产生的烟雾较为敏感，不宜使用。

（2）施灸过程中，注意避免艾火烧伤衣物、被褥；灸治结束，必须将艾条彻底熄灭，防止发生火灾

（3）部分患者属阴虚火旺体质者，不可随意自行艾灸，需遵从医嘱。

二、推拿干预

1.定义　推拿疗法是以中医的脏腑、经络学说为理论基础，并结合现代医学理论，运用推拿手法作用于人体体表的特定部位和穴位，以达到防病治病目的的一种外治方法。

2.优势　推拿疗法具有操作简便、经济实用、疗效显著、副作用小、治疗范围广的特点，对局部肥胖明显的患者尤为适用。

3.注意事项　推拿疗法要求专业人士进行操作，选择合理的推拿手法，巧用力量，如若不然，轻则徒劳无功，重则可能导致肌肉损伤、骨折、晕厥等意外的发生。此外，各种感染性、化脓性疾病和骨结核、严重骨质疏松患者，各种开放性软组织损伤、骨关节或软组织肿瘤患者均不宜采用推拿疗法。

三、健身气功干预

1.定义 健身气功是以自身形体活动、呼吸吐纳、心理调节为主要运动形式的民族传统体育项目，是中华悠久文化的重要组成部分。

2.优势 健身气功的可以在家中独自进行，亦可进行社区集体锻炼，动作简便易学，易于实施，成本低。功法锻炼不仅能有效减轻肥胖患者体重，减少其腹部脂肪堆积，达到减肥的效果，而且还能通过调身、调心、调息锻炼人的精、气、神，调整身体的生理功能，达到对人体整体调理的目的。

3.注意事项 练习时须循序渐进，不可急于求成。练功期间保证充足的营养，劳逸适度，练功后需注意保暖，不可当风。

四、中药干预

1.定义 中药疗法是指在中医基础理论的指导下，按照"君臣佐使"的配伍原则，选用中药治疗疾病的方法。

2.优势 省时方便，患者在就诊完毕后，无须在医院等待治疗，可取药自行在家服用。中药处方是医师根据患者身体情况对患者开具的独特处方，因人而异，灵活多变，针对性较强。

3.注意事项 自煎中药处方对煎药的器具及操作流程有要求，需要患者掌握相关知识。一般应忌食生冷、油腻、腥膻、有刺激性的食物。

五、中成药干预

1.定义 中成药疗法是在中医基础理论指导下，合理服用中成药治疗疾病的方法。中成药是以临床上反复使用、安全有效的中医经典方剂为原型，并采取合理工艺制备而成的质量稳定、可控，经批准依法生产的成方中药制剂。

2.优势 中成药在中药的基础上将其塑形，变汤剂为丸剂、颗粒剂，便于携带，更易于随时服用。同时降低了服药时口中苦涩的不适感，更利于患者接受。

3.注意事项 由于中成药已定型，故不可进行药物的加减、剂量的调整，仅针对主症，无法顾及疾病变化过程中出现的兼症。

六、保健品干预

1.定义 保健品是保健食品的简称，是食品的一种，具有一般食品的共性，能调节人体的功能，适用于特定人群食用，但不以治疗疾病为目的。

2.优势　保健品具有安全性高、省时省事的优势，其因营养成分充足、易吸收的特点被人们所接受。

3.注意事项　保健品减肥效果缓慢且价格昂贵，且某些保健产品成分不明确或添加药物成分，需要仔细甄别。

七、中医食疗干预

1.定义　中医食疗是在中医理论指导下，利用食物的特性调节机体功能，愈疾防病的一种方法。

2.优势　食疗无药物偏胜之弊，无毒副作用，又能保护胃气，在日常生活中易于实施，既能满足人们对美味的追求，又具有显著疗效，对人体也没有损伤，易于坚持，能够起到控制肥胖的良好效果。

3.注意事项　食疗应根据自身体质状态调整饮食结构，切不可盲目减少饮食种类及数量，做到膳食搭配合理，食疗过程中需明确饮食物的配伍禁忌。

第三节　西药疗法

生活的快节奏使得大多数人追求省时、方便、速效的治疗模式，而西药便是以其迅速、便捷的优点，吸引着众多患者。

一、药物治疗指征

2015年美国内分泌学会发布了《肥胖药物治疗临床指南》，明确提出药物治疗的指征为体重指数BMI≥30，或BMI≥27且伴有至少一项肥胖相关并发症（高血压、血脂紊乱、2型糖尿病、阻塞性睡眠呼吸暂停），同时还必须保证有正确的生活方式干预。

2003年《中国成人超重和肥胖症预防控制指南（试行）》给出中国人药物治疗肥胖的建议：食欲旺盛、餐前饥饿难忍、每餐进食量较多，合并高血糖、高血压、血脂异常和脂肪肝，合并负重关节疼痛，肥胖引起呼吸困难或有阻塞性睡眠呼吸暂停，BMI≥24伴有上述并发症，或BMI≥28不论是否有并发症，经过3~6个月的单纯控制饮食和增加运动量处理仍不能减重5%，甚至体重仍有上升趋势者，可考虑药物辅助治疗。

二、药物分类及特点

目前临床上可用于减肥药物主要包括3大类，一是作用于非中枢神经系统的减肥药物，二是作用于中枢神经系统的减肥药物，三是具有减肥作用的降糖药。虽然有研究表明降糖药可能具有一定减轻体重的作用，但目前只在肥胖伴2型糖尿病的患者中推荐，并没有将其作为治疗单纯性肥胖的主要推荐药物。

（一）作用于非中枢神经系统

奥利司他

作用机制：奥利司他是胃肠道和胰脂肪酶抑制剂，能使胃肠道的吸收功能减弱，减少食物中脂肪的吸收，增加粪便排泄，达到减重效果。

不良反应：脂肪泻、胀气、大便失禁等胃肠道不适，还可能导致肝损伤、急性肾衰竭和急性胰腺炎等严重不良事件。

（二）作用于中枢神经系统

1.氯卡色林

作用机制：氯卡色林是中枢神经系统5-羟色胺（5-HT）受体激动剂，能够选择性激活5-HT2C受体，从而增加饱腹感并控制食欲。此外，氯卡色林还能够促进脂肪酸的分解代谢，有助于脂肪的消耗。它不激活5-HT2A和5-H72B受体，从而能够减少神经系统症状和心脏瓣膜疾病的发生。

不良反应：包括头痛、头晕、呼吸道感染等。

2.纳曲酮、安非他酮

作用机制：纳曲酮是阿片类受体拮抗剂，安非他酮是多巴胺和去甲肾上腺素受体拮抗剂。研究发现二者联合使用具有减肥效果，可抑制食欲，同时对糖化血红蛋白有一定的控制作用。

不良反应：升高血压、增加患者自杀倾向。

3.芬特明、托吡酯合剂

作用机制：促进去甲肾上腺素释放，抑制食欲和促进能量消耗；托吡酯是 γ-氨基丁酸受体调节剂，其减重的作用机制尚不明确，其最大的特点是长期服用仍然有效，其中芬特明也可单独用于减肥，但仅可短期（3个月以内）使用。

不良反应：该药会引起焦虑和抑郁，存在潜在的致畸风险。

（三）具有减肥作用的降糖药

1. 利拉鲁肽

作用机制：利拉鲁肽为GLP-1受体激动剂，能够促进胰岛素分泌，延迟胃排空，抑制食欲，从而达到减肥的目的。具有同样作用的还有艾塞那肽、索马鲁肽。利拉鲁肽用于长期体重维持，在减轻体重的同时，可防止糖尿病前期相关病变出现。

不良反应：可能会导致恶心、胰腺炎及低血糖等不良反应的发生，且其使用方法为皮下注射，而非口服，因此不够便捷。

2. 二甲双胍

作用机制：减少肝糖原输出，增加肌肉内葡萄糖的无氧代谢；抑制线粒体复合物Ⅰ和线粒体氧化磷酸化，激活腺苷酸激活蛋白激酶，促进脂肪酸进入线粒体进行脂肪酸β氧化，减少脂肪合成，并改善胰岛素抵抗。

不良反应：可能会出现腹泻、恶心、呕吐等症状。减少维生素B_{12}的吸收，从而导致胃病。增加同型半胱氨酸水平，从而导致斑块形成，增加血管疾病发作的风险。

3. 达格列净

作用机制：达格列净为SGLT-2抑制剂，作用于SGLT-2受体，通过抑制滤过葡萄糖的重吸收，使能量丢失，起到一定的减重作用。具有同样作用的还有恩格列净。此类药物对心血管有明显的保护作用。

不良反应：可能会引起酮症和尿路感染。

（四）已停用的减肥药

临床上曾经使用过的减肥药物并非只有上述几种，其他药物，如麻黄碱、利莫那班、西布曲明等均因安全问题分别于2004年、2008年、2010年退市。故西药是否能够长期安全地服用下去还有待于临床实践的检验。

参考文献

沈焕玲，张莹.肥胖的饮食和药物治疗的研究现状［J］.医学综述，2018，24（10）：1998-2003.

第四节　手术疗法

肥胖是一种慢性疾病，其治疗过程也是漫长的，许多患者半途而废。也有部分肥胖患者长期内科治疗后效果不明显，临床医师为这类患者提供了另外一种治疗方式——手术疗法。但手术作为一种医学发展进步的产物，是一种有创的治疗手段，其风险相较于西药而言更高，而这必然也对操作者的技术水平和院方的硬件设备要求更高。对患者而言，则有着更严格的手术适应证。患者在临床上选择时需要综合考虑。

一、手术治疗指征

2011年国际糖尿病联盟（IDF）《减重手术治疗肥胖伴2型糖尿病立场声明》、2012年美国临床内分泌医师协会（AACE）、2013年 AHA/ACC/TOS《成人超重与肥胖管理指南》均推荐BMI≥40作为减重手术的绝对适应证，BMI≥35合并肥胖相关伴发疾病者也推荐手术治疗。但该BMI切点不适用于中国人。IDF推荐亚洲人减重手术指征为上述BMI切点分别降低2.5。

2014年《中国肥胖和2型糖尿病外科治疗指南》规范了减重代谢外科手术的治疗适应证：①BMI>32.5者均推荐手术。②27.5≤BMI<32.5，同时有难以控制的2型糖尿病患者，可考虑选择手术治疗。为保证疗效，糖尿病病程应≤15年，且胰岛仍存有一定的胰岛素分泌功能，空腹血清C肽水平≥正常下限的1/2。③27.5≤BMI<25，应慎重考虑手术。

二、手术分类及特点

减肥手术主要包括胃部减肥术和肠道减肥术，它们均是通过减少患者的进食量来降低能量摄入，从而达到减肥的目的。

（一）肠道减肥术

1.空肠结肠旁路术　最初报道的减肥手术是作用于肠道的空肠结肠旁路术，但术后肠液反流所引发的肠胀气、剧烈腹泻等严重的肠道问题使得这种手术方式迅速退出手术减肥的历史舞台。

2.空肠回肠旁路术　空肠回肠旁路术临床中也常见有腹泻、电解质紊乱、营养不良等诸多严重的术后并发症，且患者体重反弹率较高，因此，空肠回肠旁路术亦逐渐消失。

（二）胃部减肥术

胃部减肥术包括胃旁路术、胃成形术、胃束带术、袖状胃切除术等。目前临床上最常用的减肥手术主要有腹腔镜Roux-en-Y胃旁路术、腹腔镜胃袖状切除术等。

1.腹腔镜Roux-en-Y胃旁路术（LRYGB） LRYGB是将胃与空肠吻合的一种手术，在1967年世界首例胃旁路术的基础上改良而成，可以获得显著、持久的减重效果，并且对肥胖伴有的2型糖尿病等代谢性疾病具有非常好的治疗效果，成为经典的、常用的减重手术方式之一。LRYGB能够明显降低体重，显著改善与肥胖相关的并发症，如2型糖尿病、高脂血症、高血压等疾病。但其不良反应也不容忽视，临床上常见的不良反应主要包括倾倒综合征、营养不良、贫血、胆石症、吻合口狭窄、吻合口漏、梗阻、内疝、溃疡、出血等，同时也会导致肾病综合征的发生率提高。

2.腹腔镜胃袖状切除术（LSG） LSG是在腹腔镜下，将胃大弯垂直侧切的一种手术。LSG具有类似于LRYGB的减轻体重与改善代谢性疾病的效果，但与LRYGB相比，LSG不改变胃肠道的生理状态，不干扰食物的正常消化、吸收过程，操作更简单、更安全，其并发症发生率也更低（但依然存在上述并发症的风险）。自2005年正式报道后逐渐发展，于2017年成为美国减重手术中的主流。但对伴有2型糖尿病的患者而言，首选LSG还是LRYGB目前业界尚无定论。

（三）其他

胆胰转流并十二指肠转位术是将胆胰转流技术与十二指肠转位术结合的一种手术，即将水平半胃切除，将较长的胆胰支与回肠吻合，并将十二指肠与回肠吻合。其治疗代谢性疾病效果最好，但同时技术难度最大、并发症发生率最高，常见并发症为稀便、脂肪泻、维生素缺乏和蛋白质营养不良，并有可能导致肝功能衰竭。

另外，超声吸脂手术近年来也逐渐发展，其相较于上述减肥手术而言安全性明显提高，但仍不能排除脂肪栓塞的风险。因此，减肥手术的利与弊有待进一步商榷。

参考文献

朱江帆.减重与代谢外科历史、现状与展望［J］.上海医药,2019,40(20):3-5+13.

第五节 生活方式干预

借助中医药、西药、手术等手段进行肥胖的干预治疗的共同基础是肥胖患者自身的生活方式干预，包括饮食、运动、情志调摄等。肥胖患者的生活方式干预是指肥胖患者或寻求减肥消脂的患者，在专业人士的建议和指导下进行生活行为习惯的转变，以求达到减轻体重的目的的方法。

一、饮食疗法

1.定义　饮食疗法是通过改变食物数量、食物种类等方法调整饮食结构，使摄入的能量减少，排除的代谢产物增多，从而达到减肥目的的一种疗法。

2.食物推荐

《中国居民膳食指南》推荐：

（1）食物多样，谷类为主：每日膳食应包括谷薯类、蔬菜水果类、禽兽鱼蛋奶类、大豆坚果类等。建议每日平均至少摄入12种食物，每周25种以上。每日摄入谷薯类食物250~400g，其中全谷物和杂豆类50~150g，薯类50~100g，膳食中碳水化合物提供的能量应当超过总能量的50%。

（2）多吃蔬果、奶类、大豆：推荐每日摄入蔬菜300~500g，深色蔬菜应占1/2。推荐每日摄入新鲜水果200~350g（不可用果汁替代）。每日摄入液态奶300g，摄入大豆25g以上，适量食用坚果。

（3）适量吃鱼、禽、蛋、瘦肉：推荐每日摄入水产类280~525g，禽畜肉280~525g（尽量选择瘦肉），蛋类280~350g。平均每日摄入鱼、禽、蛋和瘦肉总量120~200g。

（4）少盐少油，控糖限酒：建议成人每日摄入食用盐不超过6g，食用油25~30g，摄入糖不超过50g。建议成年人每日饮7~8杯白开水（约1500~1700ml）。男性每日饮酒量不超过25g，女性不超过15g，少年、孕妇、乳母等不宜饮酒。

表3-4-1　不同种类食品热量表（以100g可食用部分为例）

主食类

食品名称	能量/kcal	蛋白质/g	糖类/g	脂肪/g
燕麦片	367	15	61.6	6.7
稻米	346	7.4	77.2	0.8
粉丝	335	0.8	82.6	0.2

续表

食品名称	能量/kcal	蛋白质/g	糖类/g	脂肪/g
煎饼	333	7.6	74.7	0.7
面窝	293	5.2	44	10.7
面条	280	8.5	58	1.6
馒头	233	7.8	48.3	1
米粥	46	1.1	9.8	0.3

肉类

食品名称	能量/kcal	蛋白质/g	糖类/g	脂肪/g
猪肉	395	13.2	2.4	37
鹅肉	245	17.9	0	19.9
鸭肉	240	15.5	0.2	19.7
羊肉	198	19	0	13.4
牛肉	190	18.1	0	13.4
叉烧肉	179	23.8	7.9	16.9
鸡肉	167	19.3	1.3	28.1

水产品类

食品名称	能量/kcal	蛋白质/g	糖类/g	脂肪/g
紫菜	207	26.7	22.5	1.1
鱼	112	16.6	0	5.2
基围虾	101	18.2	3.9	1.4
海带	17	1.2	1.6	0.1

蔬菜类

食品名称	能量/kcal	蛋白质/g	糖类/g	脂肪/g
木耳	205	12.1	35.7	1.5
黄花菜	199	19.4	27.2	1.4
玉米	106	4	19.9	1.2
土豆	76	2	16.5	0.2
冬瓜	71	0.4	1.9	0.2
莲藕	70	1.9	15.2	0.2
西兰花	33	4.1	2.7	0.6

续表

食品名称	能量/kcal	蛋白质/g	糖类/g	脂肪/g
苋菜	30	3.9	2.7	0.4
韭菜	26	2.4	3.2	0.4
卷心菜	22	1.5	3.6	0.2
大白菜	21	1.7	3.1	0.2
茄子	21	1.1	3.6	0.2
番茄	19	0.9	3.5	0.2
苦瓜	19	1	3.5	0.1
黄瓜	15	0.8	2.4	0.2

水果类

食品名称	能量/kcal	蛋白质/g	糖类/g	脂肪/g
香蕉	91	1.4	20.8	0.2
柿子	71	0.4	17.1	0.1
桂圆	70	1.2	16.2	0.1
荔枝	70	0.9	16.1	0.2
石榴	64	1.3	14.5	0.1
猕猴桃	56	0.8	11.9	0.6
苹果	52	0.2	12.3	0.2
桃子	48	0.9	10.9	0.1
葡萄	43	0.5	9.9	0.2
芦柑	43	0.6	9.7	0.2
凤梨	41	0.5	9.5	0.1
柠檬	35	1.1	4.9	1.2
梨	32	0.4	7.3	0.1
芒果	32	0.6	7	0.2
木瓜	27	0.4	6.2	6.1
哈密瓜	0.1	91	0.2	0.5

二、运动疗法

1.定义　运动疗法是采用某种或某些运动方式，促进机体新陈代谢，消耗身体多余脂肪，以达到减肥的目的。

2.运动推荐

《全民健身指南》之超重、肥胖人群运动指南推荐：

（1）运动效果：运动时能量消耗增多，长时间有氧运动降低脂含量；力量练习可提高基础代谢率，增加安静时能量消耗，达到减肥效果。

（2）运动方式：①有氧运动：全身主要肌群参与的长时间有氧运动，如快走、慢跑、蹬车、游泳等。长时间快走是最好的减肥运动方式。②力量练习：各种力量练习，每组力量练习应包括身体6~10个部位。③牵拉练习：各种牵拉练习，每次牵拉身体4~6个部位。

（3）运动强度：①中小强度有氧运动：相当于最大心率的50%~70%；身体条件允许的情况下可进行70%以上最大心率运动。②中等强度力量练习：相当于最大肌肉力量的50%~70%，每个部位重复6~10次。③小强度力量练习：相当于最大肌肉力量的50%以下，每个部位重复13~20次。

（4）运动时间：超重、肥胖人群要保证足够的运动时间。①超重人群：每天运动45~60分钟，每周运动5~7天，每周运动225~300分钟。②肥胖人群：每天运动60~90分钟，每周运动5~7天，每周运动300~450分钟。③力量练习每天2~3组，每周2~3天。④牵拉练习每天做。

（5）注意事项：①必须结合饮食控制才能达到理想的减肥效果。②为了保证足够的运动时间，运动强度不必过大，一般保持在中小有氧运动强度即可。③如果体重过大，进行走、跑运动困难，可以先做蹬车、游泳等非体重支撑运动。④对于超重、肥胖人群来说，有家人陪伴或与朋友结伴运动，能保证足够的运动时间，更利于长期坚持，效果更好。

三、情志调摄疗法

1.定义　情志调摄疗法是通过改变患者自身的情绪与思想，纠正错误认知，树立正确的减肥观念，从而减肥的一种疗法。

2.现代心理干预手段　肥胖患者常表现为紧张焦虑或抑郁沮丧，前者常因压力过大，饮食、作息不规律而致肥胖；后者常因消极情绪遂暴饮暴食而致肥胖。因此，肥胖的治疗方案中除了医生细心指导、患者积极配合以外，常提倡加入心理干预手段以辅助治疗，优化疗效。心理干预的作用主要是矫正肥胖者对肥胖的不正确认识和消极的态度，坚定肥胖者减肥的信心和意志，即心理疗法和认知行为矫正疗法联合应用。

3.传统情志养生手段　除了现代心理干预手段外，肥胖患者亦可采取传统情志养生手段。脏腑功能正常是人体情志调畅的物质基础，故可以认为情志养生的本质是脏腑养生。五脏之中，心、肝与情志关系最密切。心主血脉，主藏神，精神情志主要是心神的生理功能，而心神的物质基础是气血，故情志活动与气血关系亦非常密切。肝主疏泄，能辅助心气的鼓动，使血行有力，在调节神志活动中亦发挥重要作用。因此，肥胖患者的情志养生应尤重"养心贵肝"，主要方法有服用行气疏肝、健脾宁心的中药，或顺足厥阴经、手少阴经等经脉循行的方向推拿经脉或按摩局部穴位等。这些干预措施均能疏通经络、调和气血、平衡阴阳，最终可改善情志问题，达到减肥的目的。

第四章
治疗肥胖的常用经穴和中药

第一节　常用经络

经络是运行全身气血，联络脏腑形体官窍，沟通内外上下，感应传导信息的通路系统。经脉作为经络系统的主干，是气血运行和信息传导的主要通道。《灵枢·本脏》曰："经脉者，所以行血气而营阴阳，濡筋骨，利关节者也"。经脉加强了内在脏腑与外周体表肢节的联系，具有调和气血、濡养筋骨关节的功能。整体观念是中医基础理论体系的特点之一，人体是以五脏为中心的有机整体，《灵枢·海论》云："夫十二经脉者，内属于腑脏，外络于肢节。"脏腑通过分布于人体周身的经络与体表相联系，其功能状态可以通过经络反应于体表。经络能沟通内外，联络表里，正如张介宾在《类经》中提到"脏腑在内，经络在外，脏腑为里，经络为表……故可按之以查周身之病"。这也是中医诊断基本原理"司外揣内"成立的基础。杨继洲在《针灸大成》中提出了"宁失其穴，勿失其经"的观点，强调了经脉的重要性。

中医认为肥胖与饮食不节、脾胃失调、痰湿壅滞和先天禀赋不足等因素相关，其病机多为本虚标实，本虚以脾肾气虚为主，标实以痰、湿、热、瘀为主。这与足太阴脾经、足阳明胃经、足厥阴肝经、足少阴肾经、足太阳膀胱经、任脉的功能息息相关。刺激相关经络能够疏通经脉、行气活血、利湿化痰、通壅化滞，达到"决死生，处百病，调虚实"的作用。现代研究表明，刺激经络一方面能够调整中枢神经系统，兴奋饱食中枢，抑制饥饿中枢，促使能量生成减少；另一方面可以改善交感-肾上腺系统和下丘脑-垂体-肾上腺皮质系统及甲状腺系统的功能，抑制肥胖者的摄食行为并减少其摄食量，增加其能量消耗，促进脂肪分解，从而达到减肥的目的。

一、足太阴脾经

（一）足太阴脾经的循行

1.主支 足太阴脾经起于足大趾内侧端（隐白穴），沿内侧赤白肉际，经第1跖骨基底粗隆部后，上行过内踝的前缘，沿小腿内侧正中线上行，在内踝上8寸处，交出足厥阴肝经之前，沿大腿内侧前缘上行，进入腹部，属脾，络胃，向上穿过膈肌，沿食管两旁，连舌本，散舌下。

2.分支 足太阴脾经分支从胃别出，上行通过膈肌，注入心中，交于手少阴心经。脾之大络，名曰大包，出渊腋穴下3寸，分布于胸胁。

（二）足太阴脾经的功能

脾位于中焦，能够运化水湿，吸收、转输和布散津液。脾的运化水液功能健旺，则水液疏布正常，就能防止水液在体内发生不正常的停滞，防止湿、痰、饮等病理产物在人体内聚集。

（三）足太阴脾经与肥胖的关系

《素问·通评虚实论》曰："肥贵人，则高粱之疾也"；《灵枢·逆顺肥瘦》亦云："肥人也……其为人也，贪于取与"。这都表明肥胖与饮食有着极为密切的关系。《素问·至真要大论》云"诸湿肿满，皆属于脾"，故肥胖首先责之于脾。脾为生痰之源，饮食不节、劳累、思虑致脾功能减退，水谷失运，水湿潴留，导致肥胖。足太阴脾经主脾所生之病，通过针刺、艾灸等方式对足太阴脾经进行刺激，可以调理脾脏，促进体内水液代谢，抑制痰湿聚集，减少肥胖的发生。

二、足阳明胃经

（一）足阳明胃经的循行

1.主支 足阳明胃经起于鼻翼旁（迎香穴），挟鼻上行，左右侧交会于鼻根部，旁行入目内眦，与足太阳经相交，向下沿鼻柱外侧，入上齿中，还出，挟口两旁，环绕口唇，在颏唇沟承浆穴处左右相交，退回沿下颌骨后下缘到大迎穴处，沿下颌角上行过耳前，经颧弓过上关穴（客主人），沿发际至额颅中部。

2.分支

分支1：面部分支从大迎穴前方下行到人迎穴，沿喉咙向下后行至水突、气舍（一说会于大椎），向前行，入缺盆，下行穿过膈肌，属胃，络脾。

分支2：缺盆部分支是从缺盆出体表，沿乳中线下行，挟脐两旁（旁开2寸），下行至腹股沟外的气街穴。

分支3：腹内分支从胃下口幽门处分出，沿腹腔内下行到气街穴，与直行之脉会合，而后下行大腿前侧，至膝膑沿下肢胫骨前缘下行至足背，入足第2趾外侧端（厉兑穴）。

分支4：胫部分支从膝下3寸处（足三里穴）分出，下行入中趾外侧趾缝，出中趾末端。

分支5：足部分支从足背上冲阳穴分出，前行入足大趾内侧端（隐白穴），交于足太阴脾经。

（二）足阳明胃经的功能

足阳明胃经与足太阴脾经互为表里两经，两者在足大趾之端相连接，脉气相通，加强了表里两经的联系，又促进了相表里的脏腑在功能上的相互协调和配合，使两者功能相辅相成。脾与胃通过经脉的相互络属构成了表里关系，脾与胃同为气血生化之源，后天之本，胃主受纳腐熟，为脾主运化提供物质，脾主运化，运化水谷精微，满足胃继续受纳的需要。《诸病源候论》卷之二十一《脾胃气不和不能饮食候》中有言："脾者，脏也，胃者，腑也，脾胃二气相为表里，胃受谷而脾磨之，二气平调则谷化而能食"。《景岳全书·杂证谟·脾胃》云："胃司受纳，脾主运化，一运一纳，化生精气"。胃气主降，脾气主升，相反相成，为脏腑气机上下升降的枢纽。脾为阴脏，喜燥恶湿，胃为阳腑，喜湿恶燥，故《临证指南医案》卷三《脾胃》曰："太阴湿土，得阳始运，阳明燥土，得阴自安。以脾喜刚燥，胃喜柔润故也"。燥湿相济，脾胃功能正常，饮食水谷才能消化吸收。

（三）足阳明胃经与肥胖的关系

肥胖多是由于饮食过量引起的，胃为"太仓"，受纳饮食物，过量的饮食物直接入胃，引起胃受纳、腐熟水谷功能失调，致使胃失和降，也可间接影响脾的生理功能，影响脾的运化。脾胃同病，则致水湿、痰饮内生，停于身体的各个部位，引起肥胖。足阳明胃经多气多血，主血所生之病，若气机不畅，气血运行迟缓，加之水湿、痰饮等病理产物，更易引起肥胖。腹部为脂肪最易堆积处，也是足太阴脾经和足阳明胃经行经的地方，故刺激足阳明胃经可以疏通经脉，行气活血，通壅化滞。现代研究表明足阳明胃经在食欲抑制、促进产热、抑制脂肪合成、改善瘦素抵抗、改善胰岛素抵抗、局部减肥等方面均有明显作用。"合治内腑"，六腑皆取禀于胃，胃经合穴、下合穴足三里在调理胃肠功能中起关键作用。

三、足厥阴肝经

（一）足厥阴肝经的循行

1.主支 足厥阴肝经起于足大趾爪甲后丛毛处（大敦穴），沿足背内侧向上，经过内踝前1寸处（中封穴），上行小腿内侧（经过足太阴脾经的三阴交），至内踝上8寸处交出于足太阴脾经的后面，至膝内侧（曲泉穴）沿大腿内侧中线，进入阴毛中，环绕过生殖器，至小腹，夹胃两旁，属于肝脏，联络胆腑，向上通过横膈，分布于胁肋部，沿喉咙之后，向上进入鼻咽部，连接目系（眼球连系于脑的部位），向上经前额到达巅顶与督脉交会。

2.分支

目系分支：从目系走向面颊的深层，下行环绕口唇之内。

肝部分支：从肝分出，穿过横膈，向上流注于肺，与手太阴肺经相接。

（二）足厥阴肝经的功能

足厥阴肝经挟胃，属肝，络胆，主肝所生之病。肝主疏泄，调畅气机，使气的升降出入运动正常，平衡协调脏腑组织器官功能，气运通利，气行水行，则津液在体内的输布排泄正常，无气滞水停的病变。若肝有病变，疏泄失职，气滞则水停，形成痰饮而发生肥胖。肝能协调脾胃升降，肝脏能够调节脾胃之气的升降，使脾的升清和胃的降浊处于平衡状态，促进脾胃运化功能。《东医宝鉴》说："肝之余气泄于胆，聚而成精"。胆汁虽贮存于胆囊内，胆依赖于肝气的疏泄作用。肝能够调节胆汁的分泌排泄，帮助脾胃消化食物，净浊化脂，使浊脂不得内聚而成肥胖。此外，肝还能调畅情志，畅达气机，调和气血，完成一系列正常的生理功能，使水液运化，不至汇聚成痰湿、浊脂而导致肥胖。

（三）足厥阴肝经与肥胖的关系

肝主疏泄，喜条达恶抑郁，肝脏具有强大、特殊的调节功能，是脾胃健运的基础。肝与脾胃同处横膈下，肝调畅全身气机，脾胃为气机升降之枢纽。肝的疏泄功能正常，则脾运健旺，气机升降如常。若肝失条达，出现肝气郁结、肝气亢逆或肝气虚弱，气机升降失司，会引起气血、津液、水液的运行失常。肝能够调畅脾胃之气的升降，影响胆汁的排泄，能够影响饮食物的消化吸收，导致饮食、痰湿、瘀血的堆积，引起肥胖。刺激足厥阴肝经能够调理气机，促进人体的代谢。

四、足少阴肾经

（一）足少阴肾经的循行

1.主支

足少阴肾经起于足小趾下，斜走足心（涌泉穴），出于舟骨粗隆下，沿内踝后进入足跟，再向上行于腿肚内侧，出于腘窝内侧半腱肌肌腱与半膜肌之间，上经大腿内侧后缘，通向脊柱，属于肾脏，联络膀胱，还出于前（中极穴，属任脉），沿腹中线旁开0.5寸、胸中线旁开2寸，到达锁骨下缘（俞府穴）。

2.分支

肾脏直行之脉：向上通过肝和横膈，进入肺中，沿着喉咙，挟于舌根两侧。

肺部支脉：从肺出来，联络心脏，流注胸中，与手厥阴心包经相接。

（二）足少阴肾经的功能

《素问遗篇》曰："脾肾气虚，运化输布失司，清浊相混，不化精血，膏脂痰浊内蓄，而致肥胖"。肾主水，是指肾脏具有主司和调节全身津液代谢的功能。肾主水的功能，贯穿在水液代谢过程的始终。肾阳为一身阳气之本，对肝、脾等脏腑的气化功能具有促进作用。肾阴为一身阴气之本，肾阴具有凉润的作用，肾阴制阳，使相火不至太过，机体健旺而不至过亢。脾运化水饮，还依赖于肾气的温煦推动，在肾气的蒸腾气化下，升清降浊，完成人体的津液代谢。足少阴肾经几乎贯穿于人体全身，在腹部与脾胃二经同行，在下肢与足厥阴肝经同行，联络相关经脉与脏腑，共同调节人体的代谢功能。

（三）足少阴肾经与肥胖的关系

津液的输布和排泄是十分复杂的生理过程，肾主水的功能贯穿在水液代谢过程的始终。肾阳的推动与肾阴的抑制能够共同调节参与津液代谢的脏腑功能，肾气具有蒸腾气化之功，能减少体内水液。若肾的功能衰弱，则肾阳的推动作用减弱，肾阴的抑制作用减弱，津液代谢也随之迟缓，加之肾气蒸腾气化功能不足，水液不能及时代谢，水液停滞在体内，造成肥胖。五脏之阳，非肾阳不能发，五脏之阴，肾阴不能滋，刺激足少阴肾经，能够充分调动肾脏的功能，促进其他脏腑的功能，加快水液代谢，减少水液滞留的状况。

五、任脉

（一）任脉的循行

任脉起于小腹内胞中，下出会阴毛部，经阴阜，沿腹部正中线向上经过关元等穴，到达咽喉部（天突穴），再上行到达下唇内，环绕口唇，交会于督脉之龈交穴，再分别通过鼻翼两旁，上至眼眶下（承泣穴），交于足阳明经。

（二）任脉的功能

任脉起源于胞中，与督脉、冲脉一源三歧，同源而异行。任脉行于身前正中，受全身阴气，诸阴经均直接或间接交会于任脉，足三阴经交会于关元、中极，手三阴经通过足三阴经而与任脉发生联系，与冲脉交会于阴交、会阴，与阴维脉交会于天突、廉泉，故任脉被称为"阴脉之海"。任脉能宣上焦、理中焦、调下焦，使人体阴阳气血调和。

（三）任脉与肥胖的关系

任脉为"阴脉之海"，全身的气血、津液皆由此传输于内，上注于脑。任脉能够调节诸阴经的气血、津液运行，加强与其相联系经脉的功能。加之任脉位于前正中线上，与足太阴脾经、足阳明胃经、足厥阴肝经同行于腹部，刺激任脉能够带动其他经脉共同作用，促进腹部气血、津液的运行，促进痰饮排泄，有助于消浊降脂。

六、带脉

（一）带脉的循行

带脉起于季胁，斜向下行到带脉穴、五枢穴、维道穴，绕身一周。并于带脉穴处再向前下方沿髋骨上缘斜行到少腹。

（二）带脉的功能

带脉属于奇经八脉之一，是唯一一条横行的经脉，在腰部环绕一圈。《难经》总结带脉功能："言总束诸脉，使得调柔也"。带脉约束纵行诸经，使起到协调和柔顺作用。

《儒门事亲》曰："冲、任、督三脉同起而异行，一源而三歧，皆络带脉"。冲、任、督起源相同，关系密切，刺激带脉，调一经而通调三经。另外带脉环行腰部，在腰背部与足少阴肾经行走在腰背部的经络相交。在腹部与足厥阴肝经、足少阳胆经、足太阴脾经、足阳明胃经、足少阴肾经、任脉相交，故带脉能够调节诸多经脉，使各条经脉之间处于平衡的状态，使人体平和。

（三）带脉与肥胖的关系

腰腹部是脂肪容易聚集的部位，带脉刚好行于腹部，环腰身一周，我们可以通过拍打、针刺、艾灸等方式刺激带脉，来加强和调节带脉的功能。另外带脉"总束诸脉"，与十二正经和奇经八脉中的多条经脉相互交错沟通，能够间接调节其他经脉的功能，促进运化和吸收水谷，调节气机的升降，使疏泄功能正常发挥，促进胆汁正常分泌，促进蒸腾气化，使津液能正常运行疏布，从而促进其他经络和脏器的功能，减轻肥胖。

第二节　常用腧穴

肥胖多因经络阻塞、气血壅滞不畅而致。肥胖多见于腹部和四肢。分析有关针刺治疗肥胖的200余篇文献得出：最常用的肥胖治疗穴位为三阴交、天枢、足三里、丰隆、气海、中脘，大都位于腹部及四肢。现列举如下。

一、胸腹部腧穴

1.天枢（足阳明胃经，大肠募穴）
【定位】位于腹部，横平脐中，前正中线旁开2寸。
【主治】①腹胀肠鸣，绕脐腹痛，便秘，泄泻，痢疾。②癥瘕，月经不调，痛经。

2.气海（任脉）
【定位】在下腹部，前正中线上，当脐中下1.5寸。
【主治】①腹痛，泄泻，便秘。②遗尿，阳痿，遗精，闭经，痛经，崩漏，带下，阴挺，疝气。③中风脱证，虚劳羸瘦。

3.中脘（任脉，胃腑之募穴，八会穴之腑会）
【定位】在上腹部，前正中线上，当脐中上4寸。
【主治】①胃痛，呕吐，吞酸，腹胀，食不化，泄泻，黄疸。②咳喘痰多。③癫痫，失眠。

4.关元（任脉，小肠募穴）

【定位】在下腹部，前正中线上，当脐中下3寸。

【主治】①虚劳羸瘦，中风脱证，眩晕。②阳痿，遗精，月经不调，痛经，闭经，崩漏，带下，不孕，遗尿，小便频数，癃闭，疝气。③腹痛，泄泻。

5.水分（任脉）

【定位】在上腹部，前正中线上，当脐上1寸。

【主治】①腹痛，泄泻，翻胃吐食。②水肿，腹胀，小便不利。

6.大横（足太阴脾经）

【定位】在腹中部，脐中旁开4寸，天枢穴旁开2寸。

【主治】泄泻，便秘，腹痛

7.带脉（足少阳胆经）

【定位】在侧腹部，章门下1.8寸，当第11肋骨游离端下方垂线与脐水平线的交点上。

【主治】①带下，月经不调，阴挺，闭经，疝气，小腹痛。②胁痛，腰痛。

8.水道（足阳明胃经）

【定位】在下腹部，当脐中下3寸，前正中线旁开2寸。

【主治】①水肿，小便不利，小腹胀满。②痛经，不孕，疝气。

9.滑肉门（足阳明胃经）

【定位】在上腹部，当脐中上1寸，前正中线旁开2寸。

【主治】①胃痛，呕吐。②癫狂，吐舌。

10.腹结（足太阴脾经）

【定位】在下腹部，大横下1.3寸，前正中线旁开4寸。

【主治】①腹痛，便秘，泄泻。②疝气。

11.归来（足阳明胃经）

【定位】在下腹部，当脐中下4寸，前正中线旁开2寸。

【主治】①腹痛，疝气。②闭经，月经不调，阴挺，带下。

12.期门（足厥阴肝经，肝募穴）

【定位】在胸部，当乳头直下，第6肋间隙，前正中线旁开4寸。

【主治】①胸胁胀痛。②腹胀，呃逆，吐酸。③乳痛，郁闷。

13.膻中（任脉，心包募穴，气会）

【定位】在胸部，前正中线上，平第4肋间，两乳头连线中点。

【主治】①胸闷，气短，胸痛，心悸，咳嗽，气喘。②乳汁少，乳痈。③呃逆，呕吐。

二、上肢腧穴

1.曲池（手阳明大肠经，合穴）

【定位】在肘区，当尺泽与肱骨外上髁连线中点处。

【主治】①热病，咽喉肿痛，齿痛，目赤痛，头痛，眩晕，癫狂。②上肢不遂，手臂肿痛，瘰疬。③瘾疹。④腹痛，吐泻，月经不调。

2.支沟（手少阳三焦经，经穴）

【定位】在前臂后区，腕背侧远端横纹上3寸，尺骨与桡骨间隙中点。

【主治】①便秘，热病。②胁肋痛，落枕。③耳鸣，耳聋。

3.合谷（手阳明大肠经，原穴）

【定位】在手背，第1、2掌骨间，当第2掌骨桡侧的中点处。

【主治】①头痛，齿痛，目赤肿痛，咽喉肿痛，鼻衄，耳聋，疖腮，牙关紧闭，口㖞。②热病，无汗，多汗。③滞产，闭经，腹痛，便秘。④上肢疼痛、不遂。

4.内关（手厥阴心包经，络穴，八脉交会穴）

【定位】在前臂前区，腕掌侧远端横纹上2寸，掌长肌腱与桡侧腕屈肌腱之间。

【主治】①心痛，心悸，胸闷。②眩晕，癫痫，失眠，偏头疼。③胃痛，呕吐，呃逆。④肘臂挛痛。

三、下肢腧穴

1.三阴交（足太阴脾经）

【定位】在小腿内侧，当足内踝尖上3寸，胫骨内侧缘后方。

【主治】①月经不调，崩漏，带下，阴挺，闭经，难产，产后血晕，恶露不尽，不孕，遗精，阳痿，阴茎痛，疝气，小便不利，遗尿，水肿。②肠鸣腹胀，泄泻，便秘。③失眠，眩晕。④下肢痿痹，脚气。

2.足三里（足阳明胃经，合穴，胃下合穴）

【定位】位于小腿外侧，犊鼻与解溪连线上，犊鼻下3寸。

【主治】①胃痛，呕吐，噎膈，腹胀，腹痛，肠鸣，消化不良，泄泻，便秘，痢疾，乳痈。②虚劳羸瘦，咳嗽气喘，心悸气短，头晕。③失眠，癫狂。④膝痛，下肢痿痹，脚气，水肿。

3. 丰隆（足阳明胃经，络穴）

【定位】在小腿外侧，外踝尖上8寸，胫骨前肌外缘。

【主治】①咳嗽，痰多，哮喘。②头痛，眩晕，癫狂。③下肢痿痹。

4. 梁丘（足阳明胃经，郄穴）

【定位】屈膝，在大腿前面，当髂前上棘与髌底外侧端的连线上，髌底上2寸。

【主治】①急性胃痛，乳痈。②膝关节肿痛，下肢不遂。

5. 阴陵泉（足太阴脾经，合穴）

【定位】位于小腿内侧，当胫骨内侧髁下缘与胫骨内侧缘之间的凹陷中。

【主治】①腹胀，水肿，黄疸，泄泻，小便不利或失禁。②阴茎痛，遗精，妇人阴痛，带下。③膝痛。

6. 内庭（足阳明胃经，荥穴）

【定位】在足背，当第2、3跖骨结合部前方凹陷处。

【主治】①齿痛，咽喉肿痛，口㖞，鼻衄，热病。②腹痛，腹胀，便秘，痢疾。③足背肿痛。

7. 上巨虚（足阳明胃经，大肠下合穴）

【定位】在小腿前外侧，当犊鼻下6寸，犊鼻子解溪连线上。

【主治】①肠中切痛，肠痈，泄泻，便秘。②下肢痿痹，脚气。

8. 太冲（足厥阴肝经，原穴，输穴）

【定位】位于足背侧，第1、2跖骨结合部前方凹陷处。

【主治】①头痛，眩晕，目赤肿痛，口㖞，青盲，咽喉干痛，耳鸣，耳聋。②月经不调，崩漏，疝气，遗尿。③癫痫，小儿惊风，中风。④胁痛，郁闷，急躁易怒。⑤下肢痿痹。

9. 太溪（足少阴肾经）

【定位】在足踝区，内踝尖与跟腱之间的凹陷处。

【主治】①月经不调，遗精，阳痿，小便频数，消渴，泄泻，腰痛。②头痛，目眩，耳鸣，耳聋，咽喉肿痛，齿痛，失眠。③咳嗽，咯血。

10. 血海（足阳明胃经）

【定位】在大腿内侧，屈膝时，髌底内侧端上2寸，当股四头肌内侧头的隆起处。

【主治】①月经不调，崩漏。②湿疹，瘾疹，丹毒。

11.公孙（足太阴脾经，络穴，八脉交会穴）

【定位】在足内侧缘，第1跖骨基底部的前下方，赤白肉际处。

【主治】①胃痛，呕吐，腹胀，腹痛，泄泻，痢疾。②心痛，胸闷。

12.下巨虚（足阳明胃经，小肠下合穴）

【定位】在小腿前外侧，当犊鼻下9寸，犊鼻子解溪连线上。

【主治】①小腹痛，腰脊痛引睾丸。②泄泻，痢疾，乳痈。③下肢痿痹。

13.阳陵泉（足少阳胆经，合穴，八会穴之筋会）

【定位】在小腿外侧，当腓骨头前下方凹陷处。

【主治】①黄疸，口苦，呕吐，胁肋疼痛。②下肢痿痹，膝髌肿痛，脚气，肩痛。③小儿惊风。

14.行间（足厥阴肝经，荥穴）

【定位】在足背侧，当第1、2趾间，趾蹼缘的后方赤白肉际处。

【主治】①头痛，目眩，目赤肿痛，青盲，口㖞。②月经过多，崩漏，痛经，经闭，带下，疝气，小便不利，尿痛。③中风，癫痫。④胸胁疼痛，急躁易怒，黄疸。

15.承山（足太阳膀胱经）

【定位】在小腿后面正中，委中与昆仑之间，当伸直小腿或足跟上提时，腓肠肌肌腹下出现尖角凹陷处。

【主治】①痔疾，便秘。②腰腿拘急疼痛，脚气。

16.承扶（足太阳膀胱经）

【定位】在大腿后面，臀下横纹的中点。

【主治】①腰腿痛，下肢痿痹。②痔疾。

四、背部腧穴

1.脾俞（足太阳膀胱经，背俞穴）

【定位】在背部，当第11胸椎棘突下，后正中线旁开1.5寸。

【主治】①腹胀，呕吐，泄泻，痢疾，便血，纳呆，食不化。②水肿，黄疸。③背痛。

2.肾俞（足太阳膀胱经，背俞穴）

【定位】当第2腰椎棘突下，后正中线旁开1.5寸。

【主治】①遗精，阳痿，月经不调，带下，遗尿，小便不利，水肿。②耳鸣，耳聋。③气喘。④腰痛。

3.肺俞（足太阳膀胱经，背俞穴）

【定位】在背部，当第3胸椎棘突下，后正中线旁开1.5寸。

【主治】①咳嗽，气喘，咯血，鼻塞。②骨蒸潮热，盗汗。③皮肤瘙痒，瘾疹。

4.膈俞（足太阳膀胱经，背俞穴，八会穴之血会）

【定位】在背部，当第7胸椎棘突下，后正中线旁开1.5寸。

【主治】①胃脘痛，呕吐，呃逆，饮食不下，便血。②咳嗽，气喘，吐血，潮热，盗汗。③瘾疹。

5.肝俞（足太阳膀胱经，背俞穴）

【定位】在背部，当第9胸椎棘突下，后正中线旁开1.5寸。

【主治】①黄疸，胁痛，脊背痛。②目赤，目视不明，夜盲。③吐血，衄血。④眩晕，癫狂症。

6.胃俞（足太阳膀胱经，背俞穴）

【定位】在背部，当第12胸椎棘突下，后正中线旁开1.5寸。

【主治】①胃脘痛，呕吐，腹胀，肠鸣。②胸胁痛。

7.秩边（足太阳膀胱经）

【定位】在臀部，平第4骶后孔，骶正中嵴旁开3寸。

【主治】①腰腿痛，下肢痿痹。②痔疾，便秘，小便不利，阴痛。

第三节　常用耳穴

耳穴疗法作为针灸微针疗法之一，因其操作简便，疗效持久，无毒副作用，易被患者接受，深受广大肥胖人群的喜爱，现已成为针灸治疗肥胖症应用最广泛的疗法之一。

中医认为，肥胖病的发生终由脏腑功能失调所致，病位以脾胃为主。脾胃为后天之本，胃主受纳腐熟水谷，脾主运化输布水谷精微，脾胃功能正常，则气血生化有源，输布转化通畅条达。故治疗肥胖时，耳部选穴主要以脾、胃、三焦等穴为主，以调理脾胃功能，通利三焦气机，使水谷精微输布、转化通畅条达。又因肥胖常涉及心、肺、肝、肾等多个脏腑，且病性有虚有实，或虚实夹杂，临床常因此进行辨证取穴。同时消谷善饥，易饥多食是肥胖症的主要症状，也是导致肥胖的重要因素。因此调节食欲，减少患者食量是治疗本病的重要环节，故耳穴多配以饥点、口、渴点等穴，以降低患者食欲。肥胖病人体脂分布异常，脂肪多集中在腹部或臀部、大腿等处。因此耳穴选择可"以肥为腧"，局部取穴，除主穴外，选取相应部位的腹、臀等穴，以促进局部脂肪的分解，调整脂肪分布。

依据前期研究成果，200余篇分析耳穴治疗单纯性肥胖的临床研究文献得知：耳穴治疗单纯性肥胖的16个核心穴位依次为内分泌、脾、胃、三焦、饥点、神门、大肠、皮质、肺、肾、交感、口、肝、渴点、小肠、脑。

1.内分泌
【定位】在屏间切迹内，耳甲腔的底部，即耳甲18区。

【作用】调节内分泌。

【主治】适用于治疗内分泌紊乱引起的疾患，如肥胖、甲状腺功能亢进、糖尿病等。同时也能利水消肿，用于治疗内分泌紊乱引起的水肿。

2.脾
【定位】在耳甲腔的后上部，即耳甲13区。

【作用】运化水谷，健脾补气，统血生肌。

【主治】适用于腹胀、腹泻、便秘、白带过多、浮肿等症。

3.胃
【定位】在耳轮脚消失处，即耳甲4区。

【作用】和胃健脾，降逆止呕，解痉止痛，补中益气。

【主治】用于治疗各种胃病及胃肠功能紊乱引起的疾患，如胃痉挛、胃炎、胃溃疡、消化不良、失眠、牙痛等。

4.三焦
【定位】在外耳门后下肺与内分泌区之间，即耳甲17区。

【作用】下气消食，利水化浊，通便止痛，养血通经。

【主治】适用于便秘、腹胀、肠鸣、泄泻、腹痛、消化不良、浮肿、肥胖等。

5.饥点
【定位】位于耳朵靠脸的一侧，突起处下方的凹陷部位，肾上腺穴与外鼻穴连线的中点偏下处，即新眼2穴至肾上腺穴连线的中间处，增音穴之下方。

【作用】益精解肌，控制饮食量，减少饥饿感。

【主治】适用于糖尿病、多食症、肥胖症、甲状腺功能亢进、神经性多食等。

6. 神门

【定位】在三角窝内，对耳轮上、下脚分叉处稍上方。

【作用】镇静安神，镇痛消炎。

【主治】适用于痛症、炎症、失眠多梦肥胖症等。

7. 大肠

【定位】位于耳甲艇，在耳轮脚上缘内侧1/3，与口穴相对。

【作用】通利大肠，清热祛风，止咳通便。

【主治】适用于肠功能紊乱、腹泻、便秘、腹胀等症。

8. 皮质下（消化系统皮质下区）

【定位】位于对耳屏内侧面下1/2的中点，即对耳屏4区。

【作用】升清利窍，益心安神，健脾益肾，化痰通络，清热利湿。

【主治】用于治疗消化系统疾病及调整胃肠功能，也能促进胃肠蠕动，消除腹胀，缓解膈肌痉挛。

9. 肺

【定位】位于耳甲腔中心凹陷处周围，心穴上下周围，即耳甲14区，耳甲腔最凹陷处反光区周围大部为肺穴区。

【作用】清热化痰，止咳平喘，祛风止痒，利水通便。

【主治】适用于呼吸系疾病、皮肤病及水肿等症。如哮喘、胸闷、声音嘶哑、痤疮、皮肤瘙痒、荨麻疹、扁平疣、便秘、戒断综合征以及单纯性肥胖等。

10. 肾

【定位】位于耳甲艇，对耳轮上、下脚分叉处下方，对耳轮下脚下方后部，平视时在止血穴至小肠穴连线的中间处，即耳甲10区。

【作用】壮阳益精，聪耳明目，通利水道，强壮健身。

【主治】适用于腰痛、耳鸣、肾炎、肾盂肾炎、遗尿、浮肿等症。亦用于治疗脾肾阳虚型肥胖。

11. 交感

【定位】在对耳轮下脚前端与耳轮内缘交界处，即对耳轮6区前端。

【作用】滋阴清热，益心安神，调整胃肠，行气降逆，调经止痛，利水解毒。

【主治】适用于内脏绞痛、胃肠道痉挛、胆结石、胃溃疡、十二指肠溃疡、支气管哮喘等。

12.口

【定位】位于耳轮脚下方前1/3处，外耳道口外上方，气管穴上方，心脏点穴至食道穴连线的中间处，即耳甲1区。

【作用】清热解痉，通络止痛。

【主治】适用于面瘫、口腔炎、口腔溃疡、鹅口疮、颞颌关节僵硬、胆囊炎、胆结石、戒断综合征、牙周炎、牙痛、牙关紧闭、舌炎等症，对结膜炎等眼病也有一定疗效。

13.肝

【定位】位于耳甲艇的后下部，胃反射区与十二指肠反射区的后方，胰腺点穴至外腹穴连线的中间处，即耳甲12区。

【作用】疏肝理气，活血化瘀，祛风明目。

【主治】适用于胁痛、眩晕、经前紧张以及月经不调、更年期综合征、高血压等。对肝郁气滞型肥胖也有一定疗效。

14.渴点

【定位】位于耳屏外侧面，耳屏上结节与耳屏根部中点连线的中点处，当外鼻与屏尖连线之中点偏上，外耳穴至高血压点穴连线的中点处。

【作用】生津止渴，泻火摄津。

【主治】适用于神经性多饮、消渴、烦渴、糖尿病、尿崩症、口干、口渴等症。

15.丘脑

【定位】对屏尖内侧直下与耳甲腔边缘交叉处。

【作用】此穴是自主神经、交感神经、副交感神经的高级中枢，对内脏活动及体内生理活动有 定调节作用，可调节体温、饮食、水电解质平衡、内分泌及情绪反应等。

【主治】适用于治疗单纯性肥胖症、嗜睡症、水肿、内分泌功能紊乱等。

16.小肠

【定位】位于耳轮脚及部分耳轮与AB线之间的中1/3处，即耳甲6区。

【作用】分清别浊，助消化。

【主治】适用消化不良、腹痛、腹胀、肠鸣、腹泻、急性胃炎、慢性胃炎、急性胃肠炎等，对乳少、咽痛、颈肿也有一定疗效。

参考文献

［1］王磊，赵百孝，周立群.近5年应用耳穴治疗肥胖症的临床研究进展［J］.环球中医药，2010，3（05）：76-79.

［2］金熠婷，陈霞，黄伟，等.基于复杂网络技术的耳穴疗法治疗单纯性肥胖处方分析［J］.世界针灸杂志，2018，28（1）：38-43.

［3］沈蓓杰.针灸治疗单纯性肥胖病的研究进展［J］.中国医药指南，2014，12（30）：58-59.

［4］李云燕.耳穴磁珠贴压配合行为疗法治疗肥胖症50例［J］.针灸临床杂志，2008，24（5）：29-30.

［5］王素娥，李炜，钟广伟，等.针刺配合耳穴贴压治疗单纯性肥胖症的临床观察［J］.中国医师杂志，2005，7（2）：234-235.

第四节　常用中药

许多中药都具有减肥降脂、滋润保健的作用。且应用中药治疗肥胖，效果确切，副作用小，因此受到很多人的青睐。常用的减肥中药可分为内服中药和外治中药，其中内服中药主要通过口服的方式进入机体发挥效应；而外治中药运用非口服的方法，刺激经络、穴位、皮肤、黏膜、肌肉、筋骨等部位，促进气血运行，以起到减肥降脂的作用。

依据前期研究成果，226个治疗单纯性肥胖的中药处方中，中药运用频率依次为茯苓、白术、山楂、泽泻、甘草、黄芪、陈皮、大黄、荷叶、丹参、决明子、白芍、苍术、当归、薏苡仁等。中药治疗肥胖应以清热、化湿、疏肝、活血、行气、消导、健脾、温阳、利水、滋阴为原则，并由临床医师运用中医理论相互配伍，以选取最符合患者证型的中药处方。

一、清热药

1.决明子
本品为豆科植物决明的干燥成熟种子。可生用或炒用。

【性味归经】甘、苦、咸，微寒。归肝、大肠经。

【功效】清肝明目，润肠通便。

【用法用量】煎服，9~15g，或入丸、散；外用，10~15g。

【现代药理研究】本品具有降血脂和抗动脉粥样硬化作用，且决明子水浸出液也有降血压作用。决明子粉、煎剂及流浸膏均有泻下和抗菌作用。因而决明子水煎剂具有减肥作用，能改善胰岛素抵抗，但不影响食欲。

2.栀子

本品属于茜草科植物栀子的干燥成熟果实。生用或炒焦用。

【性味归经】苦，寒。归心、肺、三焦经。

【功效】泻火除烦，清热利湿，凉血解毒；外用消肿止痛。

【用法用量】煎服，6~10克，或入丸、散；外用，10~20g。

【现代药理研究】本品有保肝利胆作用，能促进胆汁分泌及胆红素排泄，降低血中胆红素；其水煎液能促进胰液分泌，可促进胃肠蠕动。此外，本品还具有解热、镇痛、抗菌、抗炎、镇静催眠、降血压作用。

3.荷叶

本品属于睡莲科植物莲的叶片。生用或炒碳用。

【性味归经】苦，平。归肝、脾、胃经。

【功效】清热解暑，升发清阳，凉血止血。

【用法用量】煎服，3~12g，或入丸、散；外用，10~15g。

【现代药理研究】本品黄酮及生物碱为促进脂类新陈代谢，发挥降脂作用的主要活性成分。荷叶生物总碱有良好的降低血清胆固醇含量的作用，并可抑制胰脂肪酶，从而发挥减重之效。此外，其还具有降血脂、抗氧化、抗菌、止血等作用。

二、化湿药

1.苍术

本品为菊科植物苍术的干燥根茎。生用、麸炒用。

【性味归经】辛、苦，温。归脾、胃、肝经。

【功效】燥湿健脾，祛风散寒，明目。

【用法用量】煎服，3~9g，或入丸、散；外用，10~30g。

【现代药理研究】本品挥发油中有明显的抗副交感神经递质乙酰胆碱，可明显兴奋胃肠道平滑肌；术醇有促进胃肠运动作用，对胃平滑肌也有微弱收缩作用。苍术煎剂有降血糖作用，同时具排钠、排钾作用。因而对肥胖症具有一定疗效。

2.广藿香

本品为唇形科植物广藿香的干燥地上部分。生用。

【性味归经】辛，微温。归脾、胃、肺经。

【功效】芳香化湿，和中止呕，发表解暑。

【用法用量】煎服，3~10g，或入丸、散；外用，10~30g

【现代药理研究】本品含挥发油约1.5%，挥发油能促进胃液分泌，增强消化力，对胃肠有解痉作用，并能增强胃肠蠕动，促进减肥。有防腐和抗菌作用，尚有收敛止泻、扩张微血管等作用。

3.木瓜

本品为蔷薇科植物贴梗海棠的干燥近成熟果实。切片，生用。

【性味归经】酸，温。归肝、脾经。

【功效】舒筋活络，和胃化湿。

【用法用量】煎服，6~9g，或入丸散；外用，20~30g。

【现代药理研究】本品含齐墩果酸、熊果酸、苹果酸、枸橼酸、酒石酸及皂苷等。木瓜混悬液有保肝作用。含有木瓜蛋白酶和脂肪酶，其中脂肪酶对脂肪有很强的分解能力，有一定的减肥作用，并有健胃助消化的作用。

4.厚朴

本品为木兰科植物厚朴的干燥干皮。切丝，生用或姜汁炙用。

【性味归经】苦、辛，温。归脾、胃、肺、大肠经。

【功效】燥湿消痰，下气除满。

【用法用量】煎服，3~10g，或入丸、散；外用，15~20g。

【现代药理研究】厚朴煎剂对肺炎球菌、白喉杆菌、金黄色葡萄球菌、炭疽杆菌及若干皮肤真菌均有抑制作用。厚朴碱、异厚朴酚有明显的中枢性肌肉松弛作用。小剂量可增强肠道运动。且厚朴有降压作用，常用于腹部肥胖患者。

5.半夏

本品为天南星科植物半夏的干燥块茎。捣碎，生用。

【性味归经】辛，温；有毒。归脾、胃、肺经。

【功效】燥湿化痰，降逆止呕，消痞散结。

【用法用量】煎服，3~9g；外用，5~10g。

【现代药理研究】本品含葡萄糖苷、氨基酸、皂苷等成分。其各种炮制品均有明显的止咳祛痰作用，并能提高肝脏内酪氨酸转氨酶的活性，还有促进胆汁分泌作用。此外，还可镇静催眠、降血脂，且对肥胖有一定抑制作用。

三、疏肝药

1.柴胡

本品为伞形科植柴胡或狭叶柴胡的干燥根。切段，生用或醋炙用。

【性味归经】辛、苦，微寒。归肝、胆、肺经。

【功效】疏肝解郁，升举阳气。

【用法用量】煎服，3~6g，或入丸散；外用，10~15g。

【现代药理研究】柴胡及其有效成分柴胡皂苷有抗炎作用，其抗炎作用与促进肾上腺皮质系统功能有关。柴胡又具有镇静、安定、镇痛、镇咳等作用。此外，柴胡还可降血脂、保肝、利胆、兴奋肠道平滑肌、抑制胃酸分泌、促进免疫功能，有助于减肥。

2.香附

本品为莎草科植物莎草的干燥根茎。生用或醋炙用，用时捣碎。

【性味归经】辛、微苦、微甘，平。归肝、胃、大肠经。

【功效】疏肝解郁，理气宽中，调经止痛。

【用法用量】煎服，6~10g，或入丸散；外用，15~20g。

【现代药理研究】本品水煎剂可明显增加胆汁流量，促进胆汁分泌，并对肝细胞有保护作用；其总生物碱、苷类、黄酮类及酚类化合物的水溶液有强心、减慢心律及降血压的作用。常用于肝郁气滞型肥胖。

3.白芍

本品为毛茛科植物芍药的干燥根。切薄片，生用、清炒或酒炙用。

【性味归经】苦、酸，微寒。归肝、脾经。

【功效】养血调经，敛阴止汗，柔肝止痛，平抑肝阳。

【用法用量】煎服，6~15g，或入丸、散；外用，10~15g。

【现代药理研究】本品水煎利能增强巨噬细胞的吞噬功能，对急性炎症引起的水肿有明显抑制作用，可使处于低下状态的免疫细胞功能恢复正常。此外，本品有保肝、增强应激能力、抑菌、抑制胰淀粉酶活性、改善肥胖、改善脂代谢紊乱等作用。

4.香橼

本品为芸香科植物枸橼或香园的干燥成熟果实。生用。

【性味归经】辛、苦、酸，温。归肝、脾、肺经。

【功效】疏肝理气，宽中化痰。

【用法用量】煎服，3~10g，或入丸、散；外用，12~25g。

【现代药理研究】本品含柠檬烯、柠檬醛、橙皮苷、柠檬酸、苹果酸、果胶、鞣质和维生素C，具有促进胃肠蠕动、健胃、祛痰作用。此外，还有抗炎、抗病毒作用。

四、行气药

1.枳实

本品为芸香科植物酸橙及其栽培变种或甜橙的干燥幼果。切薄片，生用或麸炒用。

【性味归经】苦、辛、酸，微寒。归脾、胃经。

【功效】破气消积，化痰散痞。

【用法用量】煎服，3~10g，或入丸、散；外用，6~20g。

【现代药理研究】本品对胃肠道平滑肌有兴奋作用，可使胃底平滑肌的张力明显升高，促进胃运动，加速胃排空，因此常用于减肥。此外，枳实还具有镇痛、护肝、降糖、降血脂、抗血栓、抗休克、利尿等作用。

2.陈皮

本品为芸香科植物橘及其栽培变种的干燥成熟果皮。切丝，生用。

【性味归经】辛、苦，温。归脾、肺经。

【功效】燥湿化痰，理气健脾，降逆止呕

【用法用量】煎服，9~15g，或入丸、散；外用，20~30g。

【现代药理研究】本品含有多甲氧基黄酮，具有抗炎、抗病毒、抗肿瘤、抗氧化及抗动脉粥样硬化等作用。目前已有研究证明柑橘黄酮提取物和柑橘多甲氧基黄酮具有调控脂质代谢、降血脂和预防肥胖的作用。

3.大腹皮

本品为棕榈科植物槟榔的干燥果皮。生用。

【性味归经】辛，微温。归脾、胃、大肠、小肠经。

【功效】行气宽中，行水消肿。

【用法用量】煎服，5~10g，或入丸、散；外用，15~30g。

【现代药理研究】本品含槟榔碱、槟榔次碱、儿茶素等，具有兴奋胃肠道平滑肌、促胃肠动力作用，并有促进纤维蛋白溶解、杀绦虫等作用。故临床上有预防肥胖的作用。

4.荔枝核

本品为无患子科植物荔枝的干燥成熟种子。生用或盐水炙用，用时打碎。

【**性味归经**】甘、微苦，温。归肝、肾经。

【**功效**】行气散结，祛寒止痛。

【**用法用量**】煎服，5~10g，或入丸、散；外用，6~12g。

【**现代药理研究**】本品及其有效部位具有降血糖、调血脂、抗氧化、抑制病毒、抗肿瘤及抗肝损伤等药理作用。其中，总皂苷能抑制病毒活性并降血糖，调血脂，增强胰岛素敏感性；黄酮类、总皂苷类和多糖均具有抗氧化作用。

五、活血药

1.丹参

本品为唇形科植物丹参的干燥根和根茎。切厚片，生用或酒炙用。

【**性味归经**】苦，微寒。归心、肝经。

【**功效**】活血祛瘀，通经止痛，清心除烦，凉血消痈。

【**用法用量**】煎服，10~15g，或入丸、散；外用，20~30g。

【**现代药理研究**】丹参能抗心律失常，扩张冠状动脉，增加冠状动脉血流量，调节血脂，抗动脉粥样硬化；并能扩张血管，降低血压。此外，丹参还有的镇静、镇痛、抗炎、抗过敏、调节脂代谢等作用，故对于减肥降脂有一定疗效。

2.川芎

本品为豆伞形科植物川芎的干燥根茎。切片，生用。

【**性味归经**】辛，温。归肝、胆、心包经。

【**功效**】活血行气，祛风止痛。

【**用法用量**】煎服，3~10g，或入丸散；外用，20~30g。

【**现代药理研究**】本品含有挥发油、生物碱、有机酸等成分，能扩张冠状动脉，增加冠状动脉血流量，并能扩张脑血管，降低血管阻力，显著增加脑及肢体血流量，改善微循环，临床常用于治疗肝郁气滞型肥胖。

3.鸡血藤

本品为豆科植物密花豆的干燥藤茎。生用。

【**性味归经**】苦，平。归肝、胃经。

【**功效**】活血通经，下乳消肿，利尿通淋。

【**用法用量**】煎服，5~10g，或入丸、散；外用，25~35g。

【**现代药理研究**】本品水提醇沉液能增加股动脉血流量，降低血管阻力，抑制血小板聚集。鸡血藤水煎剂可降低胆固醇，对抗动脉粥样硬化病变。鸡血藤水提物及酊剂有明显的抗炎、抗病毒作用，并对免疫系统有双向调节功能，故常用于减肥降脂。

4.当归

本品为伞形科植物当归的干燥根。切薄片，生用或酒炙用。

【性味归经】甘、辛，温。归肝、心、脾经。

【功效】补血活血，调经止痛，润肠通便。

【用法用量】煎服，6~12g，或入丸、散；外用，20~30g。

【现代药理研究】本品浸膏有扩张冠状动脉，增加冠状动脉血流量作用；其中性油对心肌有明显保护作用。此外，本品有增强机体免疫，抑制炎症后期肉芽组织增生、抗血脂、抗脂质过氧化、抗肿瘤、抗菌、抗辐射等作用。

六、消导药

1.山楂

本品为蔷薇科植物山里红或山楂干燥成熟果实。可生用或炒黄、炒焦用。

【性味归经】酸、甘，微温。归脾、胃、肝经。

【功效】消食健胃，行气散瘀，化浊降脂。

【用法用量】煎服，9~12g，或入丸、散；外用，15~20g。

【现代药理研究】本品所含脂肪酸能促进脂肪分解，并能增加胃消化酶的活性，且对胃肠功能有一定调整作用。山楂酸可提高蛋白分解酶的活性。山楂中解脂酶可促进脂肪分解，能降血脂，抗动脉粥样硬化，降低血清胆固醇及甘油三酯。可用于减肥、降脂。

2.大黄

本品为蓼科植物掌叶大黄或药用大黄的干燥茎和根茎。

【性味归经】苦，寒。归脾、胃、大肠、肝、心包经。

【功效】泻下攻积，清热泻火，凉血解毒，逐瘀通经，利湿退黄。

【用法用量】煎服，3~15g；外用，5~15g。

【现代药理研究】大黄能增加肠蠕动，抑制肠内水分吸收，促进排便。由于鞣质的作用，泻后又有便秘现象。此外，其具有利胆和健胃作用，能止血、保肝、降压、降低血清胆固醇，并能促进胆固醇等的排泄，减少胆固醇等的吸收，而具有减肥降脂作用。

3.番泻叶

本品为豆科植物狭叶番泻或尖叶番泻的干燥小叶。晒干，生用。

【性味归经】甘、苦，寒。归大肠经。

【功效】泻热行滞，通便，利水。

【用法用量】煎服，2~6g；外用，5~10g。

【现代药理研究】本品含蒽醌衍生物，其有效成分主要为番泻苷A、B，经胃、小肠吸收后，在肝中分解，分解产物经血行兴奋骨盆神经节，收缩大肠，引起腹泻。可缓解由于食积、气滞造成的脾胃不和。

4.芦荟

本品为百合科肉质植物库拉索芦荟的叶汁浓缩干燥物。生用。

【性味归经】苦、寒。归肝、胃、大肠经。

【功效】泻下通便，清肝泻火，杀虫疗疳。

【用法用量】煎服，2~5g，或入丸、散；外用，10~20g。

【现代药理研究】本品含有的芦荟活性因子能够促进脂肪燃烧，并能抑制肠道对食物中脂肪的吸收。芦荟大黄素能起到通便的作用，可有效防止脂肪的二次堆积，对减肥有一定作用。

5.神曲

本品为辣蓼、青蒿、杏仁等药中加入面粉或麸皮混合发酵而成的曲剂。生用，或炒用。

【性味归经】甘、辛，温。归脾、胃经。

【功效】消食和胃。

【用法用量】煎服，6~15g，或入丸、散；不宜外用。

【现代药理研究】本品含有多量酵母菌和复合维生素B，故有增进食欲，维持正常消化功能等作用。其主要成分包括蛋白质、脂肪、糖类以及多种人体必需营养元素（如钾、磷、镁、钙等），可降低和调节血清中的脂质。不仅可以消食，而且还可以减肥降脂。

6.鸡内金

本品为雉科动物家鸡的干燥砂囊内壁。生用、炒用或醋炙用。

【性味归经】甘，温。归脾、胃、小肠、膀胱经。

【功效】健胃消食，涩精止遗，通淋化石。

【用法用量】煎服，3~10g，或入丸、散；外用，10~20g。

【现代药理研究】本品能增强胃蛋白酶、胰脂肪酶活性，促进胃液分泌，使胃的运动明显增强，胃排空速率加快，临床上可用于减肥降脂。此外，鸡内金能加强膀胱括约肌收缩，减少尿量，并可抑制肿瘤细胞活性。

七、健脾药

1.白术

本品为菊科植物白术的干燥根茎。切厚片，生用或麸炒用。

【**性味归经**】甘、苦，温。归脾、胃经。

【**功效**】健脾益气，燥湿利水，消痰祛脂，止汗安胎。

【**用法用量**】煎服，10~15g，或入丸、散；外用10~30g。

【**现代药理研究**】白术具有明显而持久的利尿作用，其不仅能增加水的排泄，也能促进电解质，特别是钠的排出。白术水煎液能促进胃排空，并能防治胃溃疡。白术内酯I具有增强唾液淀粉酶活性，促进营养物质吸收，增强细胞免疫等功能。

2.黄芪

本品为豆科植物蒙古黄芪的干燥根。切片，生用或蜜炙用。

【**性味归经**】甘，微温。归脾、肺经。

【**功效**】补气升阳，固表止汗，利水消肿，生津养血，行滞通痹，托毒排脓，敛疮生肌。

【**用法用量**】煎服，6~10g，或入丸、散；外用，20~30g。

【**现代药理研究**】黄芪多糖能够明显抑制高脂肥胖的形成，减轻肝脏脂肪变性，降低肝脏TG水平，改善胰岛素敏感性，因此常用于减肥、降脂。

3.山药

本品为薯蓣科植物薯蓣的干燥根茎。生用或麸炒用。

【**性味归经**】甘，平。归脾、肺、肾经。

【**功效**】补脾养胃，生津益肺，补肾涩精。

【**用法用量**】煎服，10~30g，或入丸、散；外用，20~40g。

【**现代药理研究**】本品水煎液能抑制胃排空，拮抗离体回肠的强直性收缩，增强小肠吸收功能，帮助消化，保护胃黏膜。此外，山药有降血脂、降血糖、抗肿瘤等作用。

4.人参

本品为五加科植物人参的干燥根和根茎。切薄片，干燥，或用时粉碎。

【**性味归经**】甘、微苦，微温。归脾、肺、心、肾经。

【功效】大补元气，复脉固脱，补脾益肺，生津养血，安神益智。

【用法用量】煎服，3~9g，或入丸、散；不宜外用。

【现代药理研究】本品含人参皂苷，能增强消化、吸收功能，提高胃蛋白酶活性，保护胃肠细胞，改善脾虚症状；能促进组织对糖的利用，加速糖的氧化分解以供给能量，尤善治气虚肥胖者。此外，人参有调节中枢神经兴奋与抑制过程、增强免疫、抗肿瘤、抗辐射、抗应激、降血脂、降血糖和抗利尿等作用。

5.甘草

本品为豆科植物甘草的干燥根和根茎。切厚片，生用或蜜炙用。

【性味归经】甘，平。归心、肺、脾、胃经。

【功效】补脾益气，清热解毒，祛痰止咳，缓急止痛，调和诸药。

【用法用量】煎服，2~10g，或入丸、散；外用，10~15g。

【现代药理研究】甘草水煎液、甘草浸膏、甘草素、异甘草素、甘草总黄酮等均可降低肠管紧张度，减少收缩幅度，具有解痉作用。甘草酸、甘草次酸及甘草的黄酮类化合物具有镇咳、祛痰、平喘作用。此外，甘草有抗利尿、降血脂、保肝和类似肾上腺皮质激素样作用。故而对肥胖症有一定疗效。

八、利水药

1.茯苓

本品为多孔菌科真菌茯苓的干燥菌核。生用。

【性味归经】甘、淡，平。归心、肺、脾、肾经。

【功效】利水渗湿，健脾，宁心。

【用法用量】煎服，10~12g，或入丸、散；外用，20~30g。

【现代药理作用】茯苓煎剂、糖浆剂、醇提取物、乙醚提取物，分别具有利尿、镇静、抗肿瘤、增加心肌收缩力的作用。茯苓多糖有增强免疫功能的作用。本品还能护肝、延缓衰老，对肥胖有抑制作用。

2.泽泻

本品属于泽泻科植物泽泻的干燥块茎。冬季采挖，洗净干燥，去皮切片入药。

【性味归经】苦、淡，寒。归肾、膀胱经。

【功效】渗水利湿，泻热，化浊降脂。

【用法用量】煎服，5~10g；外用，10~20g。

【现代药理研究】泽泻含有氨基酸、泽泻醇A、泽泻醇B、泽泻醇C及乙酸乙酯等，具有降血脂、抗动脉粥样硬化、抗脂肪肝等作用。且泽泻能清热利尿，是减肥、降血脂的常用中药，适用于胃热湿阻型肥胖。

3.薏苡仁

本品为禾本科植物薏苡的干燥成熟种仁。生用或炒用。

【性味归经】甘、淡，凉。归脾、胃、肺经。

【功效】利水渗湿，健脾止泻，除痹，排脓，解毒散结。

【用法用量】煎服，9~30g；外用，30~60g。

【现代药理研究】薏苡仁煎剂、醇及丙酮提取物对癌细胞有明显抑制作用。薏苡仁内酯对小肠有抑制作用，能使血清钙、血糖量下降，并有解热、镇静、镇痛作用。

4.冬瓜皮

本品为葫芦科植物的干燥外层果皮。晒干，生用。

【性味归经】甘、凉。归脾、小肠经。

【功效】利水消肿，利湿退黄。

【用法用量】煎服，9~30g；外用30~40g。

【现代药理研究】其化学成分含蜡类及树脂类物质、烟酸、胡萝卜素、葡萄糖、果糖、蔗糖、有机酸，另含维生素B、B_2、C。冬瓜皮具有明显的利水作用，有助于消除水肿。

5.玉米须

本品为禾本科植物玉蜀黍的花柱和柱头。鲜用，或晒干生用。

【性味归经】甘，平。归膀胱、肝、胆经。

【功效】利水消肿，利湿退黄。

【用法用量】熏洗，30~40g。

【现代药理研究】本品含有脂肪油、挥发油、树胶样物质、树脂、苦味糖苷、皂苷、生物碱、苹果酸、柠檬酸等。玉米须中的纤维素含量很高，具有刺激胃肠蠕动、加速粪便排泄的作用，可防治便秘、肠炎、肠癌等。玉米须有较强的利尿作用，还能抑制蛋白质的排泄。玉米须制剂有促进胆汁分泌、降压作用，能从多方面抑制肥胖。

6.茵陈

本品为菊科植物滨蒿或茵陈蒿的干燥地上部分。生用。

【性味归经】甘、辛，微寒。归肝、胆、脾、胃经。

【功效】清热利湿，利胆退黄。

【用法用量】煎服，6~10g；外用，10~20g。

【现代药理研究】本品具有显著保肝作用，可利胆、促进胆汁分泌、增加胆汁中胆酸和胆红素排出；能增加冠状动脉血流量，改善微循环，并有降血压、降血脂、利尿止咳平喘之功，因而可用于治疗肥胖。

九、温阳药

1.杜仲

本品为杜仲科植物杜仲的干燥树皮。晒干，生用或盐水炙用。

【性味归经】甘，温。归肝、肾经。

【功效】补肝肾，强筋骨，安胎。

【用法用量】煎服，6~10g，或入丸、散；外用，10~30g。

【现代药理研究】本品清除体内垃圾，加强人体细胞物质代谢，能明显降低人体皮下及内脏周围的中性脂肪含量。其水煎剂及醇提物均具有降压及平衡作用，有利于减肥降脂。此外，杜仲还具有保肝、延缓衰老、抗应激、抗肿瘤、抗病毒、抗紫外线损伤等作用。

2.丁香

本品为桃金娘科植物丁香的干燥花蕾。晒干，生用。

【性味归经】辛，温。归脾、胃、肺、肾经。

【功效】温中降逆，补肾助阳。

【用法用量】煎服，1~3g；外用，5~10g。

【现代药理研究】本品含挥发油16%~19%，油中主要成分是丁香油酚、乙酰丁香油酚。本品能促进胃液分泌，增强消化力，减轻恶心呕吐，缓解腹部气胀，为芳香健胃剂。其水提取物、乙醚提取物均有镇痛抗炎作用；其煎剂有抗凝、抗血栓形成、抗腹泻、利胆和抗缺氧等作用。

3.桂枝

本品为樟科植物肉桂的干燥嫩枝。生用。

【性味归经】辛、甘，温。归心、肺、膀胱经。

【功效】温通经脉，助阳化气，平冲降逆，发汗解肌。

【用法用量】煎服，3~10g，或入丸、散；外用，10~15g。

【现代药理研究】本品所含桂皮油能扩张血管，改善血液循环，促使血液流向体表，从而有利于发汗和散热。桂皮醛能促进胃肠道平滑肌蠕动，增强消化功能，并有利胆作用，有助于减肥。此外，桂枝有镇痛、抗炎、抗过敏、增加冠状动脉血流量、改善心功能等作用。

4.小茴香

本品为伞形科植物茴香的干燥成熟果实。生用，或盐水炙用。

【性味归经】辛，温。归肝、肾、脾、胃经。

【功效】温阳散寒，理气和胃。

【用法用量】煎服，3~6g，或入丸、散；外用，5~10g。

【现代药理研究】本品对肠蠕动有促进作用，能促进胆汁分泌，并使胆汁固体成分增加。其挥发油对气管平滑肌有松弛作用，并能促进肝细胞再生。临床可用于治疗肥胖。

5.干姜

本品为姜科植物姜的干燥根茎。切厚片或块，生用或炒碳用。

【性味归经】辛，热。归脾、胃、肾、心、肺经。

【功效】温中散寒，回阳通脉，温肺化饮。

【用法用量】煎服，3~9g，或入丸、散；外用，10~15g。

【现代药理研究】本品乙醇提取物能明显增加胆汁分泌量。姜烯酚能促进体内脂肪及糖类燃烧，提高体温。姜烯酚还能扩张血管，促进血液循环，亦可提高免疫力及消化吸收能力，并能降低胆固醇，帮助身体抗氧化、抗菌，因而常用于减肥。

十、滋阴药

1.枸杞子

本品为茄科植物宁夏枸杞的干燥成熟果实。生用。

【性味归经】甘，平。归肝、肾经。

【功效】滋补肝肾，益精明目。

【用法用量】煎服，6~12g，或入丸、散；外用，10~30g。

【现代药理研究】本品含枸杞子多糖，能提高巨噬细胞的吞噬能力。水煎剂对细胞免疫功能和体液免疫功能均具有调节作用。此外，枸杞子还有抗氧化、抗衰老、降血脂、降血糖、抗肿瘤、抗诱变、抗辐射、降血压等作用。枸杞子可以调节人体能量代谢，有利于减少身体脂肪含量。

2.女贞子

本品为木犀科植物女贞的干燥成熟果实。生用或酒蒸法制用。

【性味归经】甘、苦，凉。归肝、肾经。

【功效】滋补肝肾，明目乌发。

【用法用量】煎服，9~15g，或入丸散；外用，10~30g。

【现代药理研究】本品具有扩张血管、减轻心脏负荷、增加冠状动脉血流量的作用，对改善心肌供血、供氧、缓解心绞痛、胸闷、心悸有一定疗效。此外，本品含女贞子素，有良好的降血糖、降血脂、抗血小板聚集、抗血栓形成作用。并可通过健脾消食积使血脂降低，具有轻身减肥作用。

参考文献

［1］周慧敏，胡旭.单纯性肥胖症的中医药临床治疗进展［J］.湖北中医杂志，2018，40（05）：63-65.

［2］金熠婷，周仲瑜，黄伟，等.基于复杂网络技术分析中药治疗单纯性肥胖核心处方［J］.辽宁中医杂志，2019，46（10）：2146-2150+2241.

［3］马兰军，李峰，李波.决明子对肥胖大学生部分形态和生理指标干预效果的实验研究［J］.时珍国医国药，2009，20（1）：41-43.

［4］王文广，张雪荣，向希雄.浅谈脾虚痰湿与肥胖症及其中医药治疗［J］.湖北中医杂志，2016，38（9）：55-56.

［5］熊红.中药治疗单纯性肥胖症77例临床观察［J］.时珍国医国药，2012，23（9）：2364-2365.

［6］周勃.肥胖症的中药治疗研究进展［J］.内蒙古中医药，2012，31（9）：90-91.

［7］赵进军，陈育尧，佟丽.肥胖症的中药治疗［J］.中国组织工程研究与临床康复，2001，5（17）：18-18.

［8］杜杰慧，刘婷，许扬.中药外治法治疗肥胖症176例临床观察［J］.中国民间疗法，2008，16（4）：14-15.

［9］郭国田.腹针结合中药敷脐治疗单纯性肥胖59例［J］.上海针灸杂志，2006，25（7）：32-32.

［10］何旭云，贺姣姣，郑宁宁，等.黄芪多糖对肥胖小鼠的减肥作用与调节肠道菌群的关系研究［J］.世界中医药，2016，11（11）：2379-2384.

［11］冯孔龙，朱晓艾，陈彤，等.川陈皮素对高脂膳食诱导大鼠的降脂减肥及预防脂肪肝形成作用［J］.食品科学，2018，39（1）：213-220.

［12］郑红星，相辉，张志健，等.杜仲叶提取物减肥功能评价［J］.食品研究与开发，2016，37（13）：169-172.

第五章
肥胖症的针灸干预

第一节　针刺疗法

一、概述

针刺疗法是以中医理论为指导，运用针刺防治疾病的一种方法。毫针疗法是针刺疗法的重要组成部分。毫针为古代"九针"之一，因其针体微细，故又称"微针""小针"，是临床应用最广泛的一种针具。针刺疗法具有适应证广、疗效明显、操作方便、经济安全等优点，深受广大群众欢迎。

针刺疗法起源于新石器时代。随着社会的发展、生产力的提高和社会制度的变革，春秋战国至秦汉时期，针刺工具由砭石、骨针、竹针发展到了金属针，从而扩大了针灸疗法的适用范围。针灸学理论体系形成于战国至秦汉时期，以《黄帝内经》成书为标志。魏晋时代的皇甫谧所著的《针灸甲乙经》收录348个腧穴，按脏腑、气血、经络、腧穴、脉诊、刺灸法和临床各科病证针灸治疗为次序加以编纂，是现存最早的针灸专书，是继《黄帝内经》之后针灸学的又一次总结。明代是针灸学发展史上较为活跃的时期，《针灸大成》是继《针灸甲乙经》后针灸学的第3次总结，该书汇编历代诸家针灸学术观点、实践经验，为后世学习、研究针灸的重要参考文献。清代针灸学开始走向低谷，当时医者多重药轻针，总体而言，创新较少。中华人民共和国成立后，针灸事业蓬勃发展，针灸学者深入研究古代针灸文献，进行针灸临床疗效总结，并开展了实验研究解释针灸的基本作用。

《黄帝内经》有对针刺减肥方法及原则的阐述，《灵枢·终始》云："故刺肥人者，以秋冬之齐；刺瘦人者，以春夏之齐。"意思是因为秋之气在分肉，冬之气在筋骨，所以在刺肥胖者时要像针刺秋天、冬天的疾病那样，深一些。《素问·三部九候论》曰："必先度其形之肥瘦……以平为期。"这强调了治疗之前需分辨患者的类型，再根据不同类型患者的体质、体形进行针刺。《石室秘录》曰："肥人多痰，乃气虚也……必须补其气……而当兼补其命门之火……不治痰，正所以治痰也。"陈士铎在此提出了补命门之火开胃健脾以化痰，进而达到减肥目的。因此在治疗虚证的肥胖患者时我们也常用补法。在针刺选穴方面，《玉龙歌》提到了"痰多宜向丰隆泻"的观点，为我们临证取穴提供了依据。

二、针刺减肥处方

针刺治疗肥胖处方分主穴和配穴。临床治疗时每次选择5~7个主穴，再配合肥胖的中医辨证、伴随症状、并发疾病、局部肥胖部位等选择配穴。

1.主穴　中脘、天枢、水分、水道、大横、曲池、支沟、内庭、上巨虚、阴陵泉、丰隆、阿是穴。

2.辨证配穴　脾虚湿阻型加公孙、脾俞、胃俞、照海、申脉，胃热湿阻型加合谷、支沟、腹结，肝郁气滞型配太冲、内关、肝俞，脾肾两虚型配关元、照海、太溪、脾俞、肾俞，阴虚内热型配内关、太溪、阴郄、心俞。

3.随症配穴　心悸配神门、内关，嗜睡配照海、申脉，胸闷配膻中、内关。

4.并发症配穴　高血压配神门、内关，血脂紊乱配足三里、三阴交，脂肪肝配肝俞、肾俞，2型糖尿病配胰俞、降糖穴；多囊卵巢综合征配卵巢穴、带脉。

5.局部肥胖配穴　背部肥胖配膀胱经第1侧线、第2侧线；臀部肥胖配环跳、髀关、中空；小腿部肥胖配委中、承山、合阳；大腿部肥胖配梁丘、伏兔、箕门。

三、针刺疗法减肥操作

（一）器械与材料选择

1.毫针　腹部常用的是3寸毫针，其他部位常用的是1.5寸毫针，直径以0.23~0.3mm为宜。

2.材料　镊子、75%酒精棉球、碘伏等。

（二）术前准备

1.腧穴选择　根据疾病的诊断、辨证确定治疗处方。

2.体位选择　选择患者舒适、医者便于操作的体位。

3.环境要求 应注意环境清洁卫生，避免污染。

4.消毒 在患者施术穴位上，用75%酒精棉球从穴位的中心点向外绕圈擦拭消毒。

（三）施术方法

1.进针法

（1）指切进针法：一般用左手拇指或食指指端切按在穴位旁边，右手持针，用拇、食、中三指持针柄近针根处紧靠左手切指指甲面，将针刺入。此法适宜于短针的进针。

（2）夹持进针法：左手拇、食二指捏消毒干棉球，夹住针身下端，将针尖固定在所刺入腧穴皮肤表面位置，右手捻动针柄，将针刺入腧穴。此法适用于肌肉丰满部位及长针的进针。

（3）舒张进针法：用左手拇、食二指将所刺腧穴部位的皮肤绷紧，右手持针，使针从左手拇、食二指的中间刺入。此法主要用于皮肤松弛或有皱褶部位的腧穴，如腹部的穴位。

2.进针角度和深度

（1）角度：指进针时针身与皮肤表面构成的夹角。

①直刺：针身与皮肤表面呈90度左右垂直刺入。此法适用于人体大部分腧穴。

②斜刺：针身与皮肤表面呈45度左右倾斜刺入。此法适用于肌肉较浅薄处或内有重要脏器或不宜直刺、深刺的腧穴。

（2）深度：指针身刺入皮肉的深度，一般根据患者体质、年龄、病情及针刺部位而定。

3.行针基本手法

（1）提插法：当针刺入腧穴一定深度后，将针身提到浅层，再由浅层插到深层，以加大刺激量，使局部产生酸、麻、胀、重等感觉。

（2）捻转法：当针刺入腧穴一定深度后，将针身大幅度捻转，幅度愈大，频率愈快，刺激量也就愈大。当针刺部位出现酸、麻、胀、重等感觉时，术者手下也会有沉、紧、涩的感觉，即为"得气"，说明针刺起到了作用。

4.补泻手法

（1）补法：进针慢而浅，提插轻，捻转幅度小，留针后不捻转，出针后多揉按针孔。多用于虚证。

（2）泻法：进针快而深，提插重，捻转幅度大，留针时间长，并反复捻转，出针后不按针孔。多用于实证。

（3）平补平泻法：进针深浅适中，刺激强度适宜，提插和捻转的幅度中等，进针和出针用力均匀。适用于一般患者。

（四）注意事项

1.患者过于饥饿、疲劳，精神过度紧张时，不宜立即进行针刺。

2.妇女怀孕3个月以内者，不宜针刺少腹部的腧穴。怀孕3个月以上者，腹部、腰骶部腧穴也不宜针刺。至于三阴交、合谷、昆仑、至阴等一些通经活血的腧穴，怀孕期亦应禁刺。妇女行经时，若非为了调经，亦不应针刺。

3.有自发性出血或损伤后出血不止的患者，不宜针刺。

4.皮肤有感染、溃疡、瘢痕，或深部有肿瘤的部位，不宜针刺。

5.胸、胁、腰、背脏腑所居之处的腧穴，不宜直刺、深刺。

（五）不良反应处理

1.晕针　迅速拔去所有毫针，将患者扶至空气流通处躺下。抬高患者双腿，头部放低（不用枕头），静卧片刻。如患者仍感不适，给予温水或热糖水饮服。

2.滞针　因针身捻转太紧造成的滞针，可向相反方向捻转针身，并用刮柄、弹柄法使针松动。因移动体位所致的滞针，医师可将患者肢体稍微移动，复之原位，即可顺利出针。如因肌纤维绕缠过紧，或肌肉痉挛造成的滞针，可在原针刺部位附近，以右手食指循经上下轻叩或再刺1~2针，用以宣散气血，缓解痉挛，然后医师左手拇、食指按皮肤，右手拇、食指捻转提针。

3.弯针　针弯曲较小者，可顺针弯曲的角度慢慢退出，不可捻转。如弯曲较大，需轻微移动针体，顺着弯曲的方向退出。体位移动所致的弯针，需矫正体位，使之复原。如针身弯曲不止一处，应缓慢地分段退出，切勿急躁猛抽，以免造成折针。

4.断针　发现折针时医师和患者都应冷静沉着。嘱患者勿移动体位，以免留滞体内的针身随体位移动而走窜。如折针的断端露出体表，立即用左手拇、食二指挤压折针周围皮肤，使折针断端暴露增多，然后用镊子将针取出。如针身已陷入深部，应立即手术取出。

四、基于数据挖掘的针刺减肥文献分析

近年来，在治疗肥胖的进程中，针刺作为一种"绿色自然疗法"受到老百姓的普遍欢迎。为寻找临床针刺疗法治疗肥胖病的可靠文献证据，我们以

"单纯性肥胖""肥胖症"分别与"针刺""针灸"组合为关键词，检索中国生物医学文献数据库、中文科技期刊全文数据库、万方数据库、维普数据库及中医药在线数据库1980~2016年公开发表的针刺治疗单纯性肥胖的临床研究文献，构建了针刺治疗单纯性肥胖数据库。

纳入标准：①符合单纯性肥胖的诊断标准；②治疗采用针刺疗法或联合其他针灸治疗方法；③明确给出使用的穴位名称，并取得肯定疗效。

排除标准：①仅有单纯性肥胖症状而无明确诊断的，②治疗组同时使用具有减肥效果的西药或保健品，③综述性文献、科普文章、动物实验研究等，④重复发表的文献仅取发表时间最早的一次。

依据纳排标准，共纳入符合要求的573篇针刺治疗单纯性肥胖的临床研究文献，对针刺治疗单纯性肥胖的核心穴位、穴位配伍、联合干预方法进行全面分析后，得到结果如下。

（一）针刺治疗单纯性肥胖的核心穴位

采用复杂网络技术对针刺治疗单纯性肥胖数据库中穴位数据进行分析和处理。首先构建针刺治疗单纯性肥胖的穴位节点加权复杂网络，网络节点表示穴位，连接两个不同穴位边的权重表示两种穴位在多个复方中被使用的频度。节点的连边越多，说明该穴位的节点度越高，节点度是穴位重要性（中心性）判断依据之一。频度越大，则表示两节点之间的关联关系越紧密。采用Matlab2014a①软件对数据进行节点中心性分析及聚类分析，通过对穴位网络图的特征指标进行解读和分析，找出该网络的核心穴位节点和配伍关系。利用Gephi0.9.1②软件进行分析结果展示。

Matlab意为矩阵工厂，又称矩阵实验室，是用于算法开发、数据可视化、数据分析以及数值计算的高级技术计算语言和交互式环境，代表了当今国际科学计算软件的先进水平。Matlab为复杂网络分析的重要工具之一，可根据复杂网络的特性指标，判断关键词共现网络中共现网络重要节点。以往的词频统计方法主要关注关键词出现的频次，而关键词同现复杂网络中的各个指标更关乎各节点之间的关系。

Gephi作为一种信息数据可视化利器，广泛运用于探索性数据分析、社交网络分析、生物网络分析等领域。只需定义节点（关系网中各个孤立的个体）和边（关系网中个体两两之间的关系）即可生成复杂网络可视化图谱。

如图5-1-1所示，位于复杂网络示意图中心的为针刺治疗单纯性肥胖的核心穴位。图中度值较大的节点具有相当强的配伍能力，跟较少的穴位配伍就能起到治疗单纯性肥胖的作用；度值较小的节点只有和更多的穴位进行配伍，才能达到治疗肥胖的目的。针刺治疗单纯性肥胖的前21个核心穴位依次为天枢、中脘、足三里、三阴交、丰隆、关元、气海、阴陵泉、曲池、水分、大横、上巨虚、内庭、水道、支沟、带脉、滑肉门、血海、梁丘、下脘、外陵。相关穴位的核心度值见表5-1-1。

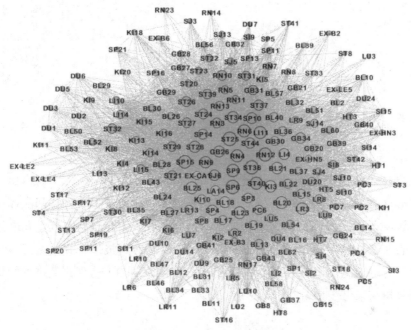

图5-1-1　针刺治疗单纯性肥胖核心穴位复杂网络示意图

（图中节点大小表示度的大小）

表5-1-1　针刺治疗单纯性肥胖的节点信息（度>2000）

编号	节点	度	频次
1	天枢	10939	764
2	中脘	10560	717
3	足三里	10338	651
4	三阴交	9781	565
5	丰隆	7999	521
6	关元	7992	492
7	气海	7687	463
8	阴陵泉	7347	401
9	曲池	6817	377
10	水分	5827	336

续表

编号	节点	度	频次
11	大横	5560	370
12	上巨虚	4887	264
13	内庭	4490	237
14	水道	3583	216
15	支沟	3580	188
16	带脉	3509	204
17	滑肉门	3019	169
18	血海	2741	143
19	梁丘	2638	151
20	下脘	2250	136
21	外陵	2179	118

（二）针刺治疗单纯性肥胖的穴位配伍

以针刺治疗单纯性肥胖核心穴位结论为基础，进一步对针刺治疗单纯性肥胖处方进行穴位配伍分析发现：穴位组合的次数越多，穴位间的连线越粗，说明两节点之间关系越紧密。如图5-1-2所示，天枢与中脘之间的线最粗，表明在针刺治疗单纯性肥胖中天枢配合中脘应用最多；其次是天枢与足三里、中脘与足三里。20组关联频度（关联度值＞300）从高到低排列的耳穴配伍分析结果见表5-1-2。

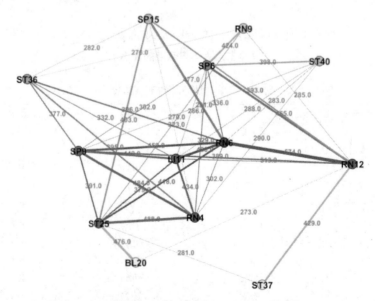

图5-1-2　针刺治疗单纯性肥胖穴位配伍复杂网络分析示意图

表5-1-2 针刺治疗单纯性肥胖穴位配伍关联频度（>300）

编号	穴位1名称	穴位2名称	关联频度	编号	穴位1名称	穴位2名称	关联频度
1	天枢	中脘	574	12	中脘	三阴交	379
2	天枢	足三里	488	13	天枢	气海	377
3	中脘	足三里	465	14	天枢	大横	336
4	天枢	三阴交	403	15	三阴交	丰隆	332
5	天枢	丰隆	418	16	足三里	气海	329
6	中脘	丰隆	398	17	足三里	关元	323
7	足三里	丰隆	396	18	中脘	大横	313
8	足三里	三阴交	395	19	天枢	阴陵泉	302
9	中脘	关元	393	20	中脘	阴陵泉	302
10	中脘	气海	391				
11	天枢	关元	389				

（三）针刺治疗单纯性肥胖的联合干预方法

在采用针刺治疗单纯性肥胖的临床研究文献中，有131个处方应用了单纯针刺治疗，占纳入文献的22.8%；125个处方应用了针刺配合电针治疗，占纳入文献的21.8%；88个处方应用了针刺配合耳穴治疗，占纳入文献的15.3%；65个处方运用针刺配合拔罐治疗单纯性肥胖，占纳入文献的11.3%。其他疗法占纳入文献的28.8%。具体见图5-1-3。

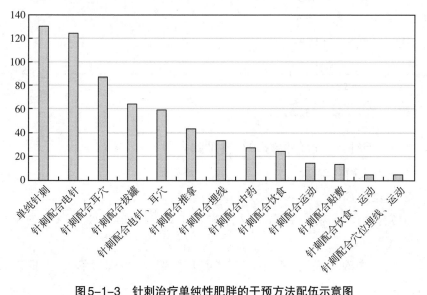

图5-1-3 针刺治疗单纯性肥胖的干预方法配伍示意图

（四）针刺治疗单纯性肥胖穴位处方所属十四经脉分布情况

对573条针灸处方中涉及的常用腧穴进行归经统计，分析结果提示：针灸治疗单纯性肥胖共涉及14条经脉，包括任、督二脉和12条正经。其中，膀胱经、胃经和脾经这三条经脉的应用频次最高，共涉及92个腧穴，占腧穴总频次的53.4%。针灸处方中各腧穴的归经及相应的频数、用穴情况详见表5-1-3。

表5-1-3　针刺治疗单纯性肥胖十四经穴运用分布表

编号	经络	用穴数	百分比（%）
1	足太阳膀胱经	29	20.14
2	足阳明胃经	25	17.36
3	足太阴脾经	17	11.81
4	足少阳胆经	14	9.73
5	任脉	12	8.33
6	足少阴肾经	12	8.33
7	足厥阴肝经	10	6.95
8	手阳明大肠经	6	4.16
9	手少阳三焦经	6	4.16
10	督脉	4	2.78
11	手太阴肺经	3	2.08
12	手太阳小肠经	3	2.08
13	手少阴心经	2	1.39
14	手厥阴心包经	1	0.69

五、现代临床报道

（一）单纯运用针刺治疗单纯性肥胖人群

1.研究人群　BMI ≥ 25。

2.穴位处方

俞穴：肺俞（双）、脾俞（双）、肾俞（双）、胃俞（双）、大肠俞（双）、三焦俞（双）；

募穴：中府（双）、章门（双）、京门（双）、中脘（单）、天枢（双）、石门（单）。

3.操作步骤 患者取俯卧位或仰卧位，周身放松。术者用押手的拇指边缘轻轻按压穴位，然后用刺手的拇、食二指相对持针，中指抵住针身，无名指抵住皮肤表面，采用直刺法或捻转法进针。根据所选穴位不同，进针5~15mm。患者有较强的得气感后停止进针。每5分钟提插捻转一次，加强针感，针刺半小时。

4.疗程 第1周每日治疗1次，第2周隔1天治疗1次，以两周为1个疗程，生理期停针，连续针刺3个疗程，治疗全部结束后进行疗效评价。

5.临床点评 腧穴是人体脏腑经络气血输注于体表的特殊部位，本项临床研究通过针刺刺激人体的背俞穴和募穴，以调整脏腑的功能，达到治疗单纯性肥胖的目的。

（二）针刺联合饮食治疗单纯性肥胖人群

1.研究人群 BMI ≥ 25，年龄在18~50岁之间的肥胖人群。

2.穴位处方 中脘、天枢、关元、足三里、上巨虚、丰隆、阴陵泉、三阴交、脾俞、胃俞、大肠俞。

3.操作步骤

（1）饮食控制：在针刺治疗期间，每天的饮食控制方法如下：早餐以牛奶、豆浆、鸡蛋为主，总量 ≤ 250g；午餐以蔬菜为主，总量 ≤ 200g，加50g蛋白质；晚餐以蔬菜为主，总量 ≤ 100g。进食时要细嚼慢咽。

（2）针刺操作：先坐位或俯卧位。用1.5寸毫针直刺10~15mm，得气后行捻转补泻法，虚证用补法，实证用泻法。

4.疗程 每两天治疗1次，2个月为1疗程，随访1年。

5.临床点评 在针刺治疗的同时配合饮食控制十分必要。控制饮食可以控制热量摄入，使热量呈负平衡而使体重下降。在针刺基础上配合饮食控制，疗效明显优于单纯针刺治疗及单纯饮食控制治疗。其优点不仅在于疗效可靠，更重要的是减肥降脂作用持久、不易反弹。

（三）针刺联合西格列汀治疗肥胖伴2型糖尿病人群

1.研究人群 BMI ≥ 28，按照2013年《中国2型糖尿病防治指南》诊断为2型糖尿病的肥胖人群。

2.穴位处方

（1）针刺主穴：任脉之中脘、下脘、关元、气海，足阳明胃经之天枢、梁门、滑肉门、足三里，足太阴脾经之三阴交、大横，足少阳胆经之带脉，足太阳膀胱经之脾俞、肾俞。

（2）西药：磷酸西格列汀片。

3.操作步骤

（1）针刺操作：局部消毒后，依据肌肉脂肪厚度决定进针深浅。腹部穴位进针深约30~40mm，背部及肢体穴位进针深约15~25mm，行提插捻转手法。得气后留针30分钟。

（2）西药：磷酸西格列汀片0.1g/d口服。

4.疗程 针灸治疗，隔天1次，8周为1个疗程，共治疗1个疗程。

5.临床点评 针刺联合西格列汀治疗的方式对肥胖伴2型糖尿病患者疗效显著，改善糖脂代谢及提升脂联素更具优势。针刺联合西药，不仅能降糖，还能减轻体重。针刺治疗有较好的即刻降糖作用。西格列汀可通过增加活性肠促胰岛激素的水平而改善血糖控制。

（四）针刺联合穴位揿针埋针治疗单纯性肥胖人群

1.研究人群 24 ≤ BMI<28的超重人群，及BMI ≥ 28的肥胖人群。

2.穴位处方

（1）针刺主穴：中脘、水道、带脉、天枢、水分、气海、大横、滑肉门。

（2）穴位揿针埋针主穴：天枢、滑肉门、中脘、水分、丰隆、带脉。

3.操作步骤

患者取仰卧位，用1.5寸毫针，快速进针，每一次针刺时间为20分钟，行平补平泻法手法。

4.疗程 1周治疗3次，12次为1个疗程，连续治疗36次，总共3个疗程。

5.临床点评 肥胖病位在脾和肾，兼及肺、心、肝。西医学认为，神经、内分泌及物质代谢紊乱是肥胖的内因，过食、少动是肥胖发生的外因。因此运用穴位揿针埋针及针刺疗法作用于经络、腧穴，改善肥胖患者临床症状的同时，可观察到患者的血糖、血脂等内分泌指标有不同程度的下降。相对于药物减肥来讲，此方法无毒副作用，安全效佳。

（五）针刺联合营养干预治疗超重人群

1.研究人群 23 ≤ BMI ≤ 25的超重人群，BMI>25的肥胖人群。

2.治疗处方

（1）针刺选穴：中脘、下脘、气海、关元，及双侧天枢、外陵、臂臑、曲池、外关、合谷、风市、足三里、三阴交、丰隆。

（2）营养咨询：采用SOAP法进行营养咨询，包括进行主观询问、客观检查、营养评价和制定营养计划等。

3.操作步骤

穴位常规消毒后，根据肌肉丰厚程度，用1.5寸毫针直刺进针10~25mm，留针30分钟。

4.疗程　每周3次，治疗至少间隔1天，连续4周。

5.临床点评　针刺结合营养咨询适合于超重或轻度单纯性肥胖患者。单纯节食减肥会导致过多消耗蛋白质，针刺结合营养咨询的减重方法在减少脂肪的同时对蛋白质和水分并没有太大影响，对健康没有伤害。在本研究中针刺联合营养干预治疗组经治疗后肌肉量有增加的趋势。针刺后患者有明显的肌肉酸痛，类似运动后产生乳酸的感觉，可产生被动运动的作用。

参考文献

［1］徐斌，刘志诚，张中成.针刺治疗肥胖临床方案制定的基本思路和方法［J］.中国针灸，2004，24（2）：129-133.

［2］苏齐，陆灏，姚政.针刺治疗肥胖的研究进展［J］.中华中医药杂志，2018，33（08）：292-294.

［3］沈凌宇，梁翠梅，杨文津，等.通调带脉法针刺治疗腹部肥胖型多囊卵巢综合征的随机对照研究［J］.针刺研究，2018，43（04）：255-259.

［4］鲜琦琦，甘朋朋，梁凤霞，等.基于文献分析研究针刺治疗单纯性肥胖特定穴选用规律［J］.江西中医药大学学报，2018，30（3）：54-56+69.

［5］苏齐，陆灏，姚政.针刺治疗肥胖的研究进展［J］.中华中医药杂志，2018，33（08）：292-294.

［6］张秀刚，彭锦，雷蕾，等.基于临床诊疗文献的针刺疗法治疗肥胖症选穴特点研究［J］.辽宁中医杂志，2017，44（2）：240-244.

［7］沈克艰.腹部盘刺法治疗腹型肥胖多囊卵巢综合征疗效观察［J］.中国针灸，2018，38（12）：24-27.

［8］李伦宣.针刺俞募配穴治疗单纯性肥胖47例疗效观察［D］.辽宁中医药大学，2013.

［9］陈仲新.针刺配合饮食控制治疗单纯性肥胖疗效观察［J］.中国针灸，2008，28（12）：36-38.

［10］代成刚，陈广，杨俊杰，等.针刺联合西格列汀对肥胖伴2型糖尿

病患者脂联素、adropin及irisin的影响.辽宁中医杂志：2019，46（10）：1-7.

[11]金悠悠，孙伯青，杨菊，等."治未病"思想在穴位撤针埋针配合针刺疗法治疗单纯性肥胖症中的临床应用[J].世界最新医学信息文摘，2019，19（08）：199-200.

[12]张慧敏，吴学良，姜超，等.针刺减肥对体成分影响的临床观察[J].针刺研究，2017，42（2）：173-177.

第二节　电针疗法

一、概述

电针疗法是将针刺入腧穴得气后，在毫针上通以电针仪输出的脉冲电流，利用针和电两种刺激相结合，以治疗疾病的一种方法。电针法是毫针与电生理效应的结合，可以提高治疗效果，减轻手法捻针的工作量，已经成为临床普遍使用的治疗方法。

1810年，白利渥慈提出在针上通脉冲电。1825年，萨朗第爱首次试用电针仪治疗某些疼痛，取得疗效。1915年，戴维斯应用电针术治疗坐骨神经痛。戈尔登医师于1921年用电针治疗神经炎等病，获得成功。这正是电针的萌芽。1949年以前，国内有人试制电针仪，用脉冲电针治疗疾病。唐世丞等人"电针学之研究"是我国电针疗法的开篇之作。20世纪50年代以后，在临床和实验研究的基础上，电针法得到了迅速发展。

电针作为一种具有简、便、效、验特色的治疗方法，被广泛用于单纯性肥胖的治疗当中。电针疗法通过调节患者体内的激素、细胞以及神经等多个方面来改善患者能量代谢失衡状态，从而建立新的摄入和消化的平衡点。疏密波的特点是疏波和密波按照一定频率进行轮流输出。疏密波在引起肌肉有节奏舒缩的同时，能有效调节组织的营养代谢，促进胃肠蠕动，从而达到减肥的目的。

二、电针减肥处方

1.针刺取穴处方　参考本书第五章第一节。

2.电针取穴处方

主穴：水分、大横。

配穴：高脂血症配足三里、丰隆；多囊卵巢综合征配卵巢穴、三阴交。

三、电针减肥操作

（一）器械与材料选择

1.毫针　腹部常用的是2寸毫针，其他部位常用的是1.5寸毫针，直径以0.23~0.3毫米为宜。

2.电针仪　G6805-2型电针仪等。

3.材料　镊子、75%酒精棉球、碘伏等。

（二）术前准备

1.腧穴选择　辨证确定治疗处方。

2.体位选择　选择患者舒适，医者便于操作的体位。

3.环境要求　应注意环境清洁卫生，避免污染。

4.消毒　在患者施术穴位上，用75%酒精棉球从穴位的中心点向外绕圈擦拭消毒。

（三）施术方法

1.具体步骤

①先将毫针刺入腧穴，行针至产生得气感；②把输出电位器旋钮调到零位；③将电针器上每对输出的两个电极分别接在两根毫针上；④打开电源开关，选择适当的频率和波型。肥胖患者推荐使用疏密波，频率为20/100Hz，以患者能接受为度；⑤逐步调高输出电流至所需强度；⑥一般通电时间为30分钟，结束时将输出电位器调到零位，然后关闭电源，取下导线。

2.电针刺激参数的选择

（1）刺激的强度：当电流开到一定强度时，患者会有麻刺感，这时的电流强度称为"感觉阈"。如电流强度再稍增加，患者则会产生刺痛感，能引起疼痛感觉的电流强度称为电流的"痛阈"。脉冲电流的"痛阈"强度因人而异，在各种病态情况下差异也较大。一般情况下，感觉阈和痛阈之间的电流强度是治疗最适宜的强度。但此区间范围较窄，须仔细调节。超过痛阈的电流强度患者不易接受。应以病人能耐受的强度为宜。

（2）波形、频率及节律：一般选用疏密波，高频。

（四）注意事项

1.电针器在使用前须检查性能是否良好，输出是否正常。治疗后须将输出调节旋钮全部退至零位，随后关闭电源，撤去导线。

2.调节输出电流量时，应逐渐由小到大，切勿突然增强，以防引起肌肉强烈收缩，致患者不能忍受，或造成弯针、断针、晕针等意外。

3.心脏病患者应避免电流回路通过心脏。在接近延髓、脊髓部位使用电针时，电流输出量宜小，切勿通电太强，以免发生意外。孕妇亦当慎用电针。

4.温针灸用的毫针，针柄因氧化而不导电；有的毫针针柄是用铝丝绕制而成，并经氧化处理镀成金黄色，氧化铝绝缘不导电。以上两种毫针应将电针器输出导线夹在针体上。

（五）不良反应处理

不良反应处理参考本书第五章第一节。

四、基于数据挖掘的电针减肥文献分析

在针灸疗法中，电针疗法因为显著的有效性被广泛使用。为了更好地把握电针治疗单纯性肥胖的有效规律，我们利用复杂网络技术对电针治疗单纯性肥胖的处方进行分析。以"单纯性肥胖""肥胖症""针灸""电针"为中文文献关键词，以"simple obesity""obesity""acupuncture""electroacupuncture"为英文文献关键词，检索PubMed、中国生物医学文献数据库、中医药在线、中国知网、维普、万方医学数据库1980~2016年公开发表的电针治疗单纯性肥胖的临床研究文献。

纳入标准：电针作为主要方法治疗单纯性肥胖症的临床研究类文献。

排除标准：①报告阴性结果（电针组疗效不如对照组）的文献；②除电针疗法外同时结合使用具有减肥效果的西药进行治疗的文献；③包含有继发性肥胖的文献；④动物实验性研究；⑤综述性文献、回顾性研究、个案报道、经验交流、指导类和说明类文献；⑥同一文献重复发表的，保留其中1篇，其余排除。

依据纳排标准，经过筛选后纳入226篇文献，同一篇文章采用2组电针的文献视为2个电针处方，共有238个电针处方。对电针治疗单纯性肥胖的核心穴位、穴位配伍、联合干预方法、电针波形、电针治疗单纯性肥胖的不同频率进行了全面分析后得到如下结果。

（一）电针治疗单纯性肥胖的核心穴位及穴位特点分析

如图5-2-1所示，位于复杂网络示意图中心的为电针治疗单纯性肥胖的核心穴位。该网络中节点的颜色以节点穴位特性进行区分，模块内部节点相

对紧密，模块之间的节点连接比较稀疏。

电针治疗单纯性肥胖主穴为三阴交、天枢、足三里等。随证（症）配穴聚类分析结果为曲池、阴陵泉、内庭等。脾虚湿阻型取穴按核心度依次为阴陵泉、脾俞、公孙，胃热湿阻型依次为曲池、内庭、上巨虚、支沟、合谷、公孙、阳陵泉、胃俞，肝郁气滞型依次为太冲、肝俞、阳陵泉、期门、膻中、行间，脾肾两虚（脾肾阳虚）型依次为脾俞、太溪、肾俞，阴虚内热型依次为太溪、肾俞、肝俞，便秘配上巨虚、支沟、下巨虚，月经不调配合谷、血海，食欲亢进配下巨虚、内庭，便溏配阴陵泉，心慌胸闷配内关、膻中。阿是穴核心穴位聚类分析结果为腹部肥胖配归来，下肢肥胖配承山，臀部肥胖配承扶、秩边，上肢肥胖配肩髃。见图5-2-1、表5-2-1、表5-2-2、表5-2-3。

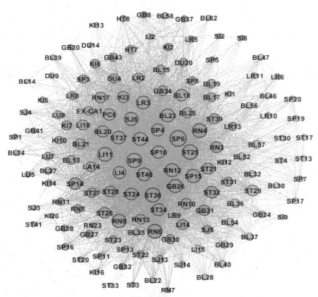

图5-2-1　电针治疗单纯性肥胖核心穴位复杂网络示意图

（图中节点大小表示度的大小）

表5-2-1　电针治疗单纯性肥胖主穴核心穴位信息

编号	穴位	度	类别	频次
1	三阴交	1975	1	185
2	天枢	1866	1	210
3	足三里	1781	1	189
4	丰隆	1728	1	175

编号	穴位	度	类别	频次
5	气海	1640	1	157
6	中脘	1637	1	184
7	关元	1631	1	151
8	水分	1123	1	100
9	大横	1023	1	102
10	带脉	762	1	75
11	水道	701	1	74
12	梁丘	605	1	53
13	腹结	580	1	48
14	滑肉门	537	1	45
15	下脘	423	1	33

表5-2-2 电针治疗单纯性肥胖随证（症）配穴核心穴位信息

编号	穴位	度	类别	频次
1	曲池	1644	2	140
2	阴陵泉	1506	2	149
3	内庭	1364	2	126
4	上巨虚	1161	2	112
5	太冲	1145	2	103
6	支沟	1083	2	92
7	合谷	963	2	75
8	脾俞	904	2	81
9	太溪	842	2	77
10	肾俞	815	2	72
11	血海	687	2	57
12	公孙	519	2	40
13	肝俞	513	2	37
14	内关	385	2	28
15	下巨虚	352	2	32
16	阳陵泉	349	2	28
17	胃俞	330	2	27

续表

编号	穴位	度	类别	频次
18	期门	287	2	22
19	膻中	276	2	19
20	行间	244	2	16

表5-2-3 电针治疗单纯性肥胖阿是穴核心穴位信息

编号	穴位	度	类别	频次
1	归来	185	3	18
2	承山	90	3	6
3	承扶	68	3	4
4	秩边	61	3	3
5	肩髃	51	3	4

每一个腧穴代表一个节点，238个电针治疗单纯性肥胖处方数据共涉及145个穴位，即145个节点。其中子宫穴为经外奇穴，度值为115。其他144个穴位经络分布情况见表5-2-4。其中阳经的经穴使用度值占总度值的54.43%，阴经的经穴使用度值占总度值的45.56%。核心度最高的前三条经络依次为足阳明胃经（28.88%）、任脉（18.26%）、足太阴脾经（16.87%）。

表5-2-4 电针治疗单纯性肥胖穴位处方所属十四经脉分布情况

编号	经络	总度值	总度值百分比（%）	用穴数	用穴数百分比（%）
1	足阳明胃经	11776	28.88	25	17.36
2	任脉	7445	18.26	12	8.33
3	足太阴脾经	6880	16.87	17	11.81
4	足太阳膀胱经	3834	9.40	29	25.44
5	手阳明大肠经	3010	7.38	6	4.17
6	足少阳胆经	1880	4.61	14	9.72
7	足厥阴肝经	1991	4.88	10	6.94
8	足少阴肾经	1432	3.51	12	8.33
9	手少阳三焦经	1334	3.27	6	4.17
10	手厥阴心包经	385	0.94	1	0.69
11	督脉	327	0.80	4	2.78

续表

编号	经络	总度值	总度值百分比（%）	用穴数	用穴数百分比（%）
12	手太阴肺经	318	0.78	3	2.08
13	手少阴心经	132	0.32	2	1.39
14	手太阳小肠经	35	0.09	3	2.08

（二）电针治疗单纯性肥胖的穴位配伍分析

以电针治疗单纯性肥胖核心穴位结论为基础，进一步对电针治疗单纯性肥胖处方进行穴位配伍分析。如图5-2-2所示，穴位组合的次数越多，穴位间的连线越粗，反映两节点之间关系越紧密。穴位关联强度最强的前30组穴位见表5-2-5。

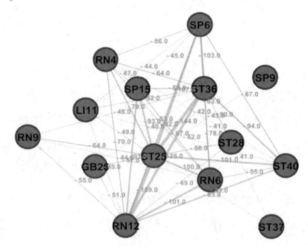

图5-2-2　电针治疗单纯性肥胖穴位配伍最强前30组穴位复杂网络示意图

表5-2-5　电针治疗单纯性肥胖穴位配伍关联频度

编号	穴位1名称	穴位2名称	关联频度	编号	穴位1名称	穴位2名称	关联频度
1	天枢	中脘	157	6	丰隆	天枢	100
2	天枢	足三里	142	7	气海	中脘	98
3	中脘	足三里	123	8	气海	天枢	98
4	三阴交	天枢	105	9	大横	天枢	91
5	三阴交	足三里	100	10	丰隆	足三里	91
11	三阴交	中脘	90	21	水道	天枢	58
12	大横	中脘	89	22	丰隆	气海	54
13	丰隆	中脘	82	23	水分	中脘	54

续表

编号	穴位1名称	穴位2名称	关联频度	编号	穴位1名称	穴位2名称	关联频度
14	气海	足三里	76	24	水道	足三里	50
15	关元	中脘	68	25	曲池	足三里	49
16	丰隆	三阴交	65	26	水道	中脘	49
17	水分	天枢	64	27	水分	足三里	48
18	大横	足三里	63	28	曲池	天枢	47
19	关元	足三里	62	29	上巨虚	天枢	43
20	气海	三阴交	61	30	阴陵泉	足三里	37

（三）电针治疗单纯性肥胖的联合干预方法

在采用电针治疗单纯性肥胖的226篇临床研究文献中，有129个处方应用了单纯电针治疗，占纳入文献的57%；24个处方应用了电针配合耳穴治疗，占纳入文献的10.6%；26个处方运用电针配合拔罐治疗，占纳入文献的11.5%，43个处方应用了电针配合饮食、运动治疗，占纳入文献的19%。具体见图5-2-3。

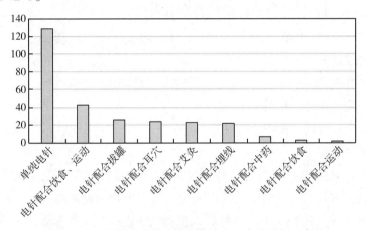

图5-2-3 电针治疗单纯性肥胖的干预方法配伍示意图

（四）电针治疗单纯性肥胖的电针波形分析

录入的238个电针治疗单纯性肥胖的针灸处方中，共有104个疏密波电针处方、81个连续波电针处方、12个断续波电针处方、2个疏波电针处方、2个密波电针处方、3个疏密波和连续波交替使用的电针处方，及34个未提及所采用波形或表达含糊的电针处方。分析结果如图5-2-4所示，采用疏密波的电针处方最多，其次是连续波，两种波形在临床都有广泛的应用。

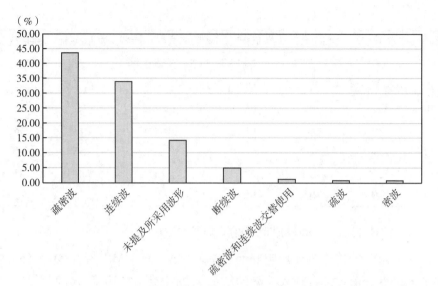

图5-2-4　电针治疗单纯性肥胖处方中不同波形构成比示意图

五、现代临床报道

（一）单纯运用电针治疗单纯性肥胖人群

1.研究人群　BMI≥23；腰围：男性≥90cm，女性≥80cm。

2.穴位处方

（1）针刺选穴：支沟、曲池、阴陵泉、足三里、三阴交、天枢、大横、带脉、中脘、水分、水道、丰隆。

（2）电针选穴：天枢、带脉。

3.操作步骤

（1）针刺操作：嘱患者充分放松，充分暴露所取穴位处皮肤，注意保暖。针刺处常规消毒，消毒时应以穴位为圆心向外单向画圈。四肢部腧穴直刺1~1.5寸，腹部腧穴直刺1~2寸，均以得气为度，根据患者辨证分型酌情施以补泻手段。

（2）电针操作：于天枢、带脉（左右各一对）穴处，分别接电针仪，将输出电极接于针柄上，左右各一对，打开开关，选择疏密波，频率4/20Hz（低频）、20/100Hz（高频），电流大小以患者耐受为度，治疗时间30分钟。

4.疗程　隔日1次，15次为1个疗程。第1个疗程结束后休息3天，再进行第2个疗程，共进行2个疗程。女性月经期暂停治疗。

5.临床点评　电针疗法治疗肥胖有确切的疗效。诊疗前后患者自身比较，腰围、体重、BMI均有较大改善。尽管高频电针组体重、BMI的差值均高于低频电针组，但经计算不具有统计学意义。

（二）电针联合有氧运动、饮食治疗单纯性肥胖人群

1.研究人群　①BMI ≥ 25.0；②年龄18~50岁，男女均可。

2.穴位处方

（1）针刺选穴：中脘、天枢、关元、足三里、丰隆、阴陵泉、三阴交、脾俞、胃俞、阿是穴（以脂为腧，脂肪隆起最高点）。

（2）电针选穴：中脘与关元，双侧天枢、足三里、丰隆、阴陵泉、三阴交、脾俞、胃俞、阿是穴，分别成组接通电针仪。

3.操作步骤

（1）电针操作：选择疏密波（调制频率为10~40次/分钟），刺激强度1~5mA。

（2）饮食处方：将每天进食总量设为100%，早、中、晚餐的进食量依次是30%、45%、25%。早餐食用以蛋白质、碳水化合物、维生素为主要成分的食物，午餐食用以碳水化合物、蛋白质、脂肪、维生素、纤维素等为主要成分的食物，晚餐食用以碳水化合物、纤维素、维生素为主要成分的食物。要求患者严格按照开列食谱进食，三餐之外不得进食其他食物。

（3）运动处方：要求患者每天进行慢跑或其他有氧运动，运动强度以每分钟脉搏（220–患者年龄数）×65% ± 10为标准。在达到上述要求的基础上不再加速，持续运动30分钟，连续51天。

4.疗程　每日1次，15次为1个疗程，每个疗程间隔3天，连续治疗3个疗程。

5.临床点评　目前饮食调整、有氧运动被公认为最基本且有效的减肥方法。饮食调整是根据人体生理活动需要能量的多少，调整进食比例和饮食结构，使热量摄入与消耗达到平衡。有氧运动是指在氧气供应充足的情况下进行的以糖和脂肪有氧代谢提供能量的运动，能够增加心肺功能，增加脂肪消耗而减重，对防止血管硬化及降低心脑血管疾病有重要作用。针灸刺激体表的经络腧穴可抑制过旺的食欲，调整胃肠蠕动、胰岛素分泌、水盐代谢并影响神经、内分泌系统功能，增加能量代谢，分解体脂。

（三）电针结合拔罐疗法治疗女性腹型肥胖人群

1.研究人群　①腰围 ≥ 80cm；②年龄18~50岁女性。

2.穴位处方

（1）针刺选穴：中脘、下脘、气海、关元、双侧天枢、大横、曲池、合谷、足三里、阴陵泉、三阴交。

（2）电针选穴：天枢、大横。

（3）拔罐取穴：中脘、水分，双侧滑肉门、天枢、水道、气海、关元。

3.操作步骤

（1）电针操作：常规消毒穴位，针下得气后选取左右天枢、大横连接电针治疗仪。疏密波刺激大小以患者耐受为度。留针30分钟。

（2）拔罐操作：起针后，再在腹部均匀涂抹一些润滑剂，在患者腹部顺时针方向摩腹2分钟，再在腹部进行走罐治疗，松紧以患者能接受为度。先腹部顺时针走罐10圈，后分别沿腹部两侧胃经、带脉、两侧髂棘部脂肪丰厚的部位走罐10次，走罐结束后，在中脘、水分，双侧滑肉门、天枢、水道、气海、关元处留罐10分钟。

4.疗程　一周3次，月经期第1~3天停止治疗，月经第4日开始恢复治疗。3个月后统计结果。

5.临床点评　很多的患者接受针灸治疗后饮食和运动方式没有改变，所以治疗效果并不是很理想，体重下降不明显，特别是一些反复接受减肥治疗的患者。因此针刺、拔罐、饮食控制加上运动配合的综合治疗的效果明显比单一治疗的效果要好一些。治疗过程中医生对于不同的患者要详细了解病史，根据不同病人的体质、生活饮食习惯等具体情况，制定减肥处方。

（四）电针联合中药治疗脾虚湿阻型单纯性肥胖伴高脂血症患者

1.研究人群　①单纯性肥胖病参照1998年《单纯性肥胖病的诊断及疗效评定标准》中的诊断标准；②高脂血症参照《肥胖病的针灸治疗》中的诊断标准。

2.穴位处方

中脘、下脘、气海、关元、上风湿点、下风湿点、滑肉门、大横、水分、水道。

3.操作步骤

（1）电针操作：选用1.5寸一次性针灸针，针尖斜刺向肚脐中心腹壁浅层，得气后，施以平补平泻法，患者有酸麻胀感为度，每次电针接2~4组穴位，上下相邻同侧接为一组，选用疏密波，频率为4Hz，电流强度以患者耐受为度。刺激时间30分钟。

（2）中药处方：苓桂术甘汤加减。茯苓15g，桂枝10g，白术10g，甘草

5g，生山楂15g，泽泻15g，决明子10g，苍术10g，水煎服，每日1剂，分2次服用。

4. 疗程　隔日治疗1次，持续3个月。

5. 临床点评　肥胖伴高脂血症脾虚湿阻型患者的病因是湿邪困脾，病位在脾，病机为脾虚不健运，湿从内生。所以用中脘、下脘、关元、气海调理肠胃、健脾益气，水分、水道渗利多余的水湿。苓桂术甘汤中茯苓健脾利水，渗湿水饮；桂枝温阳化气，平冲降逆。苓、桂相和为温阳化气，利水平冲之常用组合。白术补气健脾祛湿，苍术、泽泻、茯苓也助健脾祛湿利水。而生山楂、决明子消脂化痰浊，渗利水湿，能祛除肥胖伴高脂血症患者体内过多的痰湿，使其体重减轻。

（五）电针结合阴阳调理灸治疗脾虚湿阻型单纯性肥胖的临床研究

1. 研究人群　①BMI≥25。②腰围：男性腰围>90cm，女性腰围>80cm。

2. 穴位处方

针刺选穴：中脘、水分、滑肉门、天枢、气海、腹结、足三里、丰隆、大横、带脉、三阴交、阴陵泉、公孙。

电针选穴：天枢、大横。

艾灸选穴：腹部为关元、神阙，背部为脾俞、肾俞、命门。

3. 操作步骤

医生在调试好电针仪后，行穴位常规消毒。将制作好的药饼放置于穴位上，然后将艾炷放于药饼正中位置，点燃艾炷尖端，连续施灸3壮，施灸完毕，移去药饼。电针及腹部药饼灸完成后，患者取俯卧位，暴露腰背部局部皮肤，行穴位常规消毒，背部穴位药饼灸操作方法同腹部药饼灸。

4. 疗程　隔日治疗1次，15次为一个疗程，持续2个月。

5. 临床点评　电针配合阴阳调理灸主要适用于治疗脾虚湿阻型、脾肾阳虚型肥胖。"针之不为，灸之所宜"。"凡药之不及，针之不到，必须灸之"。虽然针灸都是在经络穴位上施行，有共同之处，但灸法独具专长，温补和温通功效显著。阴阳调理灸以阴阳理论为根源，基于腹背阴阳相交汇的理论，"从阴引阳，从阳引阴"，调理偏颇体质，尤其对具有虚、寒、湿、瘀性质的疾病疗效突出。用电针配合阴阳调理灸疗法治疗脾虚湿阻型单纯性肥胖，一则能补肾助阳，健脾化痰通滞，调节代谢；二来能促进阴阳协调平衡，调理体质，切中根本病机。需要注意的是操作过程中应及时询问患者状态，防止患者微烫伤。

参考文献

［1］乔子虹，雷红.腹部电针治疗单纯性肥胖47例［J］.中国针灸，2005，25（1）：67.

［2］唐春林，戴德纯，赵桂凤，等.电针配合穴位埋线治疗心脾两虚型单纯性肥胖临床观察［J］.中国针灸，2009，29（9）：703-707.

［3］部婕，唐成林.2007—2011年电针治疗肥胖的实验研究进展［J］.中华中医药学刊，2012，02（12）：2679-2681.

［4］施茵，张琳珊，赵琛，等.温针灸和电针治疗脾虚型单纯性肥胖症的对照研究［J］.中国针灸，2005，25（7）：465-467.

［5］徐佳，曲惠卿，方海琳.电针配合耳穴贴压对肥胖伴多囊卵巢综合征患者血清胰岛素及睾酮的影响［J］.中国针灸，2009，29（6）：441-443.

［6］王佳捷，黄伟，韦丹.电针、埋线对单纯性肥胖患者血清瘦素、胰岛素影响的对比研究［J］.针刺研究，2019，44（1）：61-65.

［7］陈霞，黄伟，金熠婷，等.基于复杂网络技术对电针治疗单纯性肥胖处方分析［J］.中国针灸，2018，38（3）：331-336.

［8］周利平，谭明红.电针治疗腹型肥胖63例［J］.福建中医药，2017，（48）5：20.

［9］马永利，李华南，马菲.电针治疗单纯性肥胖作用机制研究进展［J］.安徽中医药大学学报，2018，37（5）：95-98.

［10］居诗如，尹晶，徐芸.电针调节胃肠腑热型单纯性肥胖症患者肠道菌群临床观察［J］.湖北中医杂志，2018，40（10）：39-42.

［11］郑易炜.不同频率电针治疗腹型肥胖的临床研究［D］.湖北中医药大学，2018.

［12］杨继军，邢海娇，王少锦，等.针刺结合饮食调整及有氧运动对单纯性肥胖症患者体重、体重指数及血清瘦素含量的影响［J］.针刺研究，2010，35（06）：453-457.

［13］王静，艾炳蔚，马玉琴.电针结合拔罐疗法治疗女性腹型肥胖的临床观察［J］.皮肤科学通报，2019，36（02）：241-244+179.

［14］周莉.腹针联合中药治疗脾虚湿阻型单纯性肥胖伴高脂血症患者的临床研究［J］.上海医药，2018，39（14）：23-26.

［15］陈霞.电针结合阴阳调理灸治疗脾虚湿阻型单纯性肥胖的临床研究［D］.湖北中医药大学，2018.

第三节 穴位埋线疗法

一、概述

穴位埋线疗法产生于20世纪60年代，是针灸疗法的延伸和发展。该疗法将可吸收外科缝合线置入穴位内，利用线对穴位产生的持续刺激防治疾病，具有刺激强而持续、时间长而力专等特点。穴位埋线疗法应用广泛，一般来说，凡能用针刺疗法治疗的疾病均可用穴位埋线疗法治疗，尤其对疼痛性、功能性、慢性疾病疗效显著。

虽然"穴位埋线"的名称在古医籍中并无记载，但其操作手法与所依据的理论却与针灸疗法一脉相承。治疗的原理是辨证论治，治疗的方式是对穴位刺激，选择的部位是经络腧穴，起效的关键是"气至"。穴位埋线是在留针的基础上发展起来的，《灵枢·终始》云："久病者，邪气入深，刺此病者，深内而久留之。"《素问·离合真邪论》曰："静以久留。"留针是用来加强和巩固疗效的，后来又演变为埋针，用来进一步加强针刺效应，延长刺激的时间，以增加疗效。

中医学认为，肥人多痰多湿，《黄帝内经》中提出针刺肥人"深而留之"的原则，如《灵枢·逆顺肥瘦》曰："人之白黑肥瘦小长……深而留之，此肥人也。"古人把肥胖当作一种体质，多认为肥人多虚多痰，所以对肥胖体质者宜补气化痰，针灸治疗应深刺久留针。穴位埋线符合这一治疗理念，其不仅具备针刺的效应，而且具有针药结合及长留针双重作用。现代研究显示，在穴位埋线过程中，身体内部的一些微观组织结构也在发生着相应的变化。穴位埋线手法中的穴位局麻以及皮肤切割可对穴位、神经以及整个中枢系统产生一种综合作用。此外，若以羊肠线作为置入线体，其作为一种异体蛋白可诱导人体产生变态反应，使淋巴组织致敏。抗体、吞噬细胞会破坏、分解、液化羊肠线，使之分解为多肽、氨基酸等。羊肠线在体内软化、分解、液化吸收，对穴位产生的生理及生物化学刺激可长达20天或更久，从而弥补了针刺时间短、疗效难巩固等缺点。

二、穴位埋线减肥处方

穴位埋线治疗肥胖分主穴和配穴处方。临床治疗时每次选择5~6个主穴，再配合肥胖的中医辨证、伴随症状、并发疾病、局部肥胖部位等选择配穴。

1.主穴

A组：支沟、天枢、胃俞、中脘、足三里；

B组：曲池、滑肉门、脾俞、水分、丰隆。

2.辨证取穴 肝郁气滞型加阳陵泉，冲任不调型加关元、肝俞，脾肾阳虚型加脾俞、肾俞，脾肾气虚型取足三里。

3.随症配穴 多食善饥者配上脘、脾俞、胃俞，肝阳上亢者配阳陵泉、阴陵泉、三阴交，便秘者配上巨虚、腹结，便溏者配水分、阴陵泉；水肿者配水分、水道、阴陵泉，月经不调者配关元、归来、子宫、血海、地机、三阴交。

4.并发症配穴 血脂紊乱配阳陵泉，脂肪肝配太冲、三阴交、丰隆、内关，2型糖尿病配脾俞、膈俞、足三里，多囊卵巢综合征配关元、中极、子宫。

5.局部取穴 腰部肥胖者加带脉、风市，臀部肥胖者加环跳、承扶，下肢肥胖者选用丰隆、上巨虚、伏兔、髀关，上肢肥胖者可选用曲池、手三里、臂臑、肩髎。

三、穴位埋线疗法减肥操作

（一）器械与材料选择

主要包括消毒用品、洞巾、注射器、镊子、埋线针（亦可用经改制的12号腰椎穿刺针，将针芯前端磨平）、持针器、可吸收外科缝合线（羊肠线、PGLA线）、手术剪子、敷料等。

（二）施术方法

参照2008年国家标准《针灸技术操作规范》执行。医生双手行常规消毒，然后戴无菌手套。在施术部位由中心向外环形消毒。对拟操作的穴位以及穴周皮肤消毒后，取一段适当长度的可吸收外科缝合线，放入套管针的前端，后接针芯，用一手拇指和食指固定拟进针穴位，另一只手持针刺入穴位，达到所需的深度，施以适当的提插捻转手法，当出现针感后，边推针芯，边退针管，将线体埋植在穴位的肌层或皮下组织内。拔针后用无菌干棉球按压针孔止血。

（三）治疗频次

A组与B组穴位交替使用，2周治疗1次，共治疗8次。

（四）注意事项

1.严格无菌操作，防止感染。

2.埋线最好埋于皮下组织与肌肉之间，肌肉丰满的部位可埋入肌层，羊肠线头不可暴露在皮肤外面。

3.皮肤局部有感染或有溃疡时不宜埋线，肺结核活动期、骨结核、严重心脏病、糖尿病、高热患者以及妇女妊娠期等均不宜使用本法。

4.操作时宜轻巧，用力均匀，针穿过皮肤时不能用力过猛。在同一穴位上多次治疗时，应稍偏离前次治疗的部位。

5.根据不同的部位，掌握埋线的深度。不要伤及内脏、大血管和神经干，以免造成功能障碍和疼痛。

6.术后局部出现轻度红肿热痛或发热，均属正常现象。若出现高热或局部剧痛、出血、感染、功能障碍，应及时处理。

（五）不良反应处理

1.**硬结** 由羊肠线植入时呈卷状，或羊肠线吸收周围组织水分被周围组织包裹，或选取穴位之间距离较近、植入较浅、原材料吸收等情况所致。若只出现个别硬结，则于硬结处热敷、艾灸或照射红外线，促进局部血液循环即可；若多处出现硬结，除上述处理外，可行针刺以促进硬结消散。

2.**血肿** 针尖弯曲带钩，损伤皮肉，或针刺损伤血管，大量出血所致。欲避免出现血肿，操作前需仔细检查针具是否合格；操作者需熟知解剖结构；针刺前需揣穴，尽量避开血管；出针时用消毒干棉球按压针孔。一旦发生血肿，要及时处理，可先冷敷止血后再热敷，或于局部轻轻揉按，或先按压局部止血后或再用TDP照射，或用绷带加压包扎局部血肿处。

3.**瘀青** 瘀青的形成与出针时未及时按压，或针刺伤动静脉致出血有关。形成瘀青后，一般无需特别处理，待其自行修复即可，也可以艾灸、热敷或红外线照射患处。

4.**疼痛** 进针速度较慢或刺伤血管时易出现疼痛。部分腧穴以疼痛为得气表现。需加强手法训练以提高进针速度，并了解解剖知识，尽量避开血管。

5.**晕针** 若发生晕针，应立即停止操作，使患者平卧，予以温水。晕针与以下几点有关：①患者过度畏惧、紧张。针刺前应充分与患者交流，缓解其紧张。②患者处于饥饿、过饱、过度疲劳状态。嘱患者进食半小时后，或休息后再进行治疗。操作过程中应时刻注意患者病情变化，多询问患者有无异常反应。

6.溢线 由拔针速度过快、刺入过浅，或由患者肌肉太过松弛，羊肠线未全部植入皮下组织所致。遇到这种情况时可以反复提捏周围组织。若线溢出过长，则直接用镊子将其拔出。以下方法可避免溢线：①拔针时先旋转针身再出针；②针身刺入皮下组织至少1寸；③出针时按压针尖所在位置。

7.过敏反应 出现过敏反应可口服氯雷他定片，若较严重则需及时就医。因体质差异，部分患者出现发热、瘙痒、皮疹等过敏反应。埋线后嘱患者2天内（蛋白过敏者为4天内）不要摄入鱼虾、海鲜、红肉、鸡蛋、辛辣刺激等食物。

8.局部化脓、红肿 若脓肿较小，可予抗感染等对症处理；若较大，则需进一步治疗（抽脓、手术切开排脓）。由于羊肠线为异体蛋白，植入人体后会出现无菌性炎症反应；若化脓、红肿，则为感染性炎症反应。造成感染的原因主要有：①医生进行操作时无菌观念不强，污染针具。②患者未忌口或剧烈运动等污染埋线部位。医者与患者皆应提高无菌意识，避免此种情况发生。

9.低热 一般由于患者工作时间长、压力大、缺乏锻炼或埋线后饮食不规律、作息时间紊乱所致。嘱患者多注意休息、多饮温水即可。运用蛋白线时低热比较多见，大多患者1天后可自行缓解。

四、基于数据挖掘的穴位埋线减肥文献分析

穴位埋线疗法属于针灸疗法，融合针刺、埋针、持久行针等效应于一体，是常规针刺疗法的改良和延伸。穴位埋线疗法在确保针灸疗效的同时，大大缩短了患者的就医时间，符合现代人越来越快的工作生活节奏。以"单纯性肥胖""肥胖症"分别与"穴位埋线""针灸""中医药"为进行检索，检索PubMed、中国生物医学文献数据库、中医药在线、中国知网、维普、万方医学数据库1980年~2016年公开发表的穴位埋线治疗单纯性肥胖的临床研究文献。

纳入标准：①明确诊断为单纯性肥胖症，②穴位埋线治疗单纯性肥胖的临床研究文献，③包含埋线具体穴位的文献。

排除标准：①包含有继发性肥胖的文献，②除穴位埋线治疗外同时结合使用具有减肥效果的西药进行治疗的文献，③综述性文献、科普文献、动物

实验研究文献，④重复发表的文献仅取1次。

　　依据纳排标准，经过筛选后录入238篇文献，同一篇文章采用2组埋线穴位处方交替使用的为2个穴位埋线处方，共有278个穴位埋线治疗单纯性肥胖的处方。对穴位埋线治疗单纯性肥胖的核心穴位、核心经络、穴位配伍进行了全面分析后得到结果如下。

（一）穴位埋线治疗单纯性肥胖的核心穴位

　　基于复杂网络分析技术，根据穴位埋线治疗单纯性肥胖穴位处方配伍网络中的节点度分布，可发现处方配伍网络的核心节点，如图5-3-1所示。通过对穴位埋线治疗单纯性肥胖的节点穴位进行分析，可寻找出具有一定代表性和覆盖度的处方共性配伍网络，从而找出核心穴位处方。穴位的节点度值越大，说明与它配伍使用的穴位越多，该穴位的作用越突出。穴位埋线治疗单纯性肥胖穴位聚类分析复杂网络示意图中度值较大的节点具有相当强的配伍能力，跟较少的穴位配伍就能起到治疗单纯性肥胖的作用；度值较小的节点只有和更多的穴位进行配伍，才能达到治疗本病的目的。

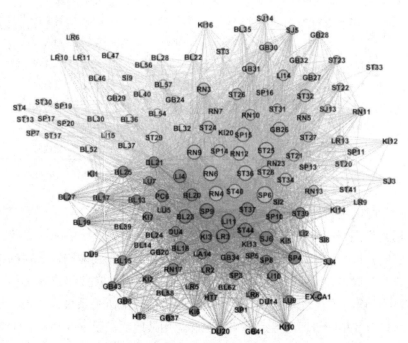

图5-3-1　穴位埋线治疗单纯性肥胖穴位聚类分析复杂网络示意图

注：图中节点大小表示度值大小。

穴位埋线治疗单纯性肥胖处方穴位为115个，表5-3-1为节点度值在前15位的腧穴及其归经、分布情况。表5-3-1中节点度值表示节点连接边的总数目，用以判断该穴位节点的重要性及核心性。百分比表示该穴位节点度值占全部115个穴位节点总度值的百分比。核心穴位处方的穴位节点总度值为19481，占全部115个穴位节点总度值（36192）的53.83%。

表5-3-1　穴位埋线治疗单纯性肥胖的核心穴位节点信息

穴位	频次	节点度值	节点度值百分比（%）	归经	分布	特定穴
天枢	229	1732	4.76	足阳明胃经	腹部	募穴
足三里	180	1695	4.68	足阳明胃经	下肢	下合穴、五输穴
中脘	205	1681	4.64	任脉	腹部	募穴、八会穴
丰隆	181	1577	4.36	足阳明胃经	下肢	络穴
三阴交	139	1451	4.01	足太阴脾经	下肢	交会穴
曲池	127	1351	3.73	手阳明大肠经	上肢	五输穴
阴陵泉	133	1331	3.68	足太阴脾经	下肢	五输穴
关元	141	1290	3.56	任脉	腹部	募穴
脾俞	136	1259	3.48	足太阳膀胱经	背部	背俞穴
气海	132	1203	3.32	任脉	腹部	原穴
肾俞	133	1202	3.32	足太阳膀胱经	腰骶	背俞穴
上巨虚	104	1085	3	足阳明胃经	下肢	下合穴
大横	115	944	2.61	足阳明胃经	腹部	背俞穴
水分	93	906	2.5	任脉	腹部	原穴
肝俞	77	783	2.16	足太阳膀胱经	背部	背俞穴

（二）穴位埋线治疗单纯性肥胖腧穴配伍分析

腧穴配伍是指按一定原则将2个及2个以上的腧穴组合起来，旨在将腧穴的相互作用最大化。基于复杂网络技术，穴位埋线治疗单纯性肥胖核心穴位配伍分析结果如图5-3-2所示。关联频度指的是相连两腧穴之间的配伍频次，关联频度越大，表示两穴位间的联系越紧密，穴位间连线越粗。图5-3-2中天枢与中脘之间的线最粗，表明两穴位的配伍关系最为紧密，临床上天枢与中脘相配伍埋线治疗单纯性肥胖运用最广泛。紧密度最强的前30组腧穴配伍结果如表5-3-2所示。在前30组穴组中，分别体现了按部配穴和按经配穴的原则。

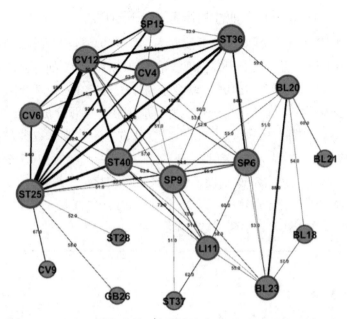

图5-3-2　穴位埋线治疗单纯性肥胖的腧穴配伍复杂网络分析示意图

表5-3-2　穴位埋线治疗单纯性肥胖腧穴配伍关联频度

节点1	节点2	关联频度	节点1	节点2	关联频度
天枢	中脘	168	丰隆	曲池	73
天枢	足三里	111	三阴交	天枢	72
丰隆	天枢	107	关元	足三里	71
中脘	足三里	105	曲池	阴陵泉	70
丰隆	足三里	100	水分	天枢	67
丰隆	中脘	98	三阴交	阴陵泉	65
气海	中脘	95	三阴交	中脘	65
大横	天枢	92	丰隆	关元	64
关元	天枢	91	丰隆	阴陵泉	63
关元	中脘	88	气海	足三里	62
脾俞	肾俞	88	曲池	上巨虚	62
大横	中脘	86	阴陵泉	中脘	61
气海	天枢	84	脾俞	胃俞	60
三阴交	足三里	84	曲池	三阴交	60
丰隆	三阴交	74	脾俞	足三里	59

（三）穴位埋线治疗单纯性肥胖的联合干预方法

穴位埋线治疗单纯性肥胖的干预方法，可分为单纯干预方法和联合干预疗法。单纯干预方法即仅应用穴位埋线治疗单纯性肥胖，所涉及的处方共计164个，约占纳入文献的60.4%；联合干预疗法是指在穴位埋线的基础上联合一种或多种治疗方法治疗单纯性肥胖，应用联合干预疗法的处方共计114个，约占纳入文献的39.6%。在114个联合处方中，共涉及17种联合干预疗法，其中应用最多的为穴位埋线联合针灸，共计29个，约占10.1%；其次为电针，共计24个，约占8.3%；接下来依次为耳穴疗法，拔罐，饮食、运动，西药，推拿，刮痧，健康教育，茶饮，中胚层疗法，气动，光波浴房，穴位敷贴，药杖疗法，针刀，中药。具体见图5-3-3。

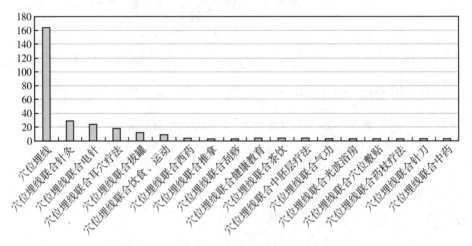

图5-3-3　穴位埋线治疗单纯性肥胖的干预方法配伍示意图

（四）穴位埋线治疗单纯性肥胖核心经络分析

每一个腧穴代表1个节点，278个穴位埋线治疗单纯性肥胖处方数据共涉及115个穴位，即115个节点。其中经外奇穴子宫穴度值为129、太阳穴度值为22、胃脘下腧穴为5。十四经穴位共计112个，总度值为36036，穴位具体分布情况见表5-3-3。其中阳经的经穴总度值占十四经总度值的为59.93%，阴经的经穴占40.07%。核心度最高的前5条经脉依次为足阳明胃经（28.74%）、任脉（17.91%）、足太阳膀胱经（17.06%）、足太阴脾经（15.22%）、手阳明大肠经（5.79%）。

表5-3-3　穴位埋线治疗单纯性肥胖十四经取穴分布

经络	总度值	百分比%	用穴数量	百分比%
足阳明胃经	10355	28.74	18	16.07
任脉	6454	17.91	11	9.82
足太阳膀胱经	6146	17.06	23	20.54
足太阴脾经	5485	15.22	9	8.04
手阳明大肠经	2086	5.79	7	6.25
足少阳胆经	1768	4.91	12	10.71
足厥阴肝经	1570	4.36	7	6.25
手少阳三焦经	767	2.13	5	4.46
足少阴肾经	642	1.78	7	6.25
督脉	396	1.1	4	3.57
手厥阴心包经	196	0.54	2	1.79
手少阴心经	78	0.22	2	1.79
手太阳小肠经	77	0.21	4	3.57
手太阴肺经	16	0.04	1	0.89

五、现代临床报道

（一）单纯运用穴位埋线治疗单纯性肥胖症

1.研究人群　男性BMI>26，女性BMI>25，年龄15~68岁的单纯性肥胖人群。

2.穴位处方　中脘、气海及双侧梁门、天枢、膈俞、胰俞、丰隆穴。

3.操作步骤　常规消毒，将4/0号医用羊肠线剪成长1~2cm的线段，置于75%乙醇中浸泡20分钟备用。治疗时取一段羊肠线穿进7号普通注射针头内，将针头刺入穴位，得气后用针芯抵住羊肠线并导入穴内，缓缓退出针芯和针头，羊肠线留在穴内，敷无菌干棉球以胶布固定。埋线穴区12小时内不得触水，以防感染。胶布24小时内去除，指导接受埋线疗法者2日后每日睡前、餐前按压各穴位10~20分钟。

4.疗程　每周治疗1次，连续治疗8周。

5.临床点评　穴位埋线法操作简便、成本低廉、疗效显著、作用持久，可单独或与其他疗法联合运用，能明显降低肥胖患者的体重、体重指数、腰围等肥胖指标。疗效显著，值得推广。

（二）温针灸联合穴位埋线治疗脾肾阳虚型肥胖人群

1.研究人群 BMI>25kg/m²，年龄25~55岁且中医辨证分型为脾肾阳虚型的肥胖人群。

2.穴位处方

（1）温针灸主穴：肾俞、脾俞、中脘、阴陵泉、命门、关元、三阴交、飞扬、太溪、丰隆、太白、中极。

（2）穴位埋线主穴：中脘、关元、气海、天枢、三阴交、足三里、阴陵泉、命门、太溪。

3.操作方法

（1）温针灸操作：患者取仰卧位，局部皮肤进行消毒，采用1.5寸针灸针进行针刺，四肢穴位直刺，进针9mm左右，腹部穴位直刺，进针10~15mm。进针后施捻转提插平补平泻手法。当患者诉出现酸麻胀重感觉时，留针约30分钟，留针期间每10分钟行针1次。之后协助患者取俯卧位，对肾俞、脾俞、飞扬、命门等穴进行消毒，针法同上。其中中脘、关元、中极、肾俞、脾俞、命门于针刺同时采取温针灸，斜刺背部穴位，朝脊柱方向进针，进针深度约11mm，温针灸时将直径1cm、长1.5cm左右艾炷钻孔后固定在针柄上，下垫纸板，防止烫伤。

（2）穴位埋线操作：患者取仰卧位，穴位皮肤进行消毒，以镊子取一段PGLA线体（规格为2/0，长度为1cm），穿入9号一次性埋线针中，左手将皮肤绷紧，右手持针刺进皮下肌肉层，得气后边推针芯边退针管，并将线埋入穴位，出针后消毒针孔，同时外敷无菌敷贴。

4.疗程 温针灸治疗隔日进行1次，每次留针约30分钟。穴位埋线每10天进行1次。两组均治疗3个月。

5.临床点评 温针灸为一种针刺与艾灸相结合的中医治疗方法，可通过灸火的温度对体表穴位实施温熨，温通气血，扶正祛邪。同时艾炷燃烧时所产生的远近红外辐射，可渗透人体组织，调节组织细胞生化代谢。针灸并用，阴得阳升，泉源不竭，生化无穷，共奏温补脾肾、降脂祛湿之功效，可有效治疗脾肾阳虚型肥胖。与穴位埋线治疗联合应用，可增强疗效，改善局部循环，整合脏腑功能，改善饮食摄取，进而达到减肥作用。且其还具有毒副作用小、疗效持久等特点，适用于阳虚型的肥胖人群。

（三）穴位埋线结合推拿治疗脾虚湿盛型单纯性肥胖人群

1.研究人群 年龄25~46岁，中医辨证分型属于脾虚痰湿证的单纯肥胖型（BMI指数≥28，腰围≥80cm，腰臀比≥0.85，符合上述2项或以上）人群。

2.穴位处方 脾俞、章门、阴陵泉、足三里。

3.操作方法

（1）推拿操作：予以健脾祛湿推拿法治疗。作用于全身经络腧穴，以调理脏腑、平衡阴阳为治则；以健脾益气、祛湿通络为治法。患者取仰卧位，自肋下缘、剑突下开始向下用拇指顺时针按揉腹部的任脉、脾经、胃经至关元穴水平线，方向由上而下，每分钟60~80周，每经操作90秒；再用拇指按揉中脘、天枢、气海、关元，每穴30秒，以酸胀得气为度。然后掌推带脉，用双掌根提捏住经行部位皮肤及皮下脂肪组织，自带脉穴开始沿带脉走行用力推向腹中线，并重点拿揉点按肾俞、带脉、大横、天枢，共5分钟，操作时力量应带动皮下组织，使患者觉腰腹部充实有束紧感。以拇指按揉双侧上下肢各30秒；以拇指点双侧曲池、合谷、足三里、丰隆、血海、三阴交，每穴30秒，以酸胀得气为度。患者取俯卧位，在其背部两侧膀胱经内侧行滚法，自上而下，往返5~10次，约1分钟，以透热为度，以放松局部软组织；用拇指按揉双侧脾俞、肝俞、肾俞、胃俞、大肠俞、小肠俞，每穴30秒，以酸胀得气为度。每次操作40~50分钟。

（2）穴位埋线操作：将外科可吸收缝线剪成2cm长线段，浸于75%乙醇中以备用。局部皮肤消毒，在8号一次性无菌注射针头的前端放置已准备好的羊肠线，并快速刺入穴位，深达肌层。当有针感后，将针芯向前推进，边推针芯边退针管，将线植入穴位的肌肉层。出针后，紧压针孔，查无线头外露，无出血，贴创可贴保护针孔。

4.疗程 推拿每天1次，28次为1个疗程；穴位埋线2周埋线1次，2次埋线为1个疗程。

5.临床点评 健脾祛湿推拿手法将经脉、穴位及手法融为一体，通调上、中、下三焦气机，使得肺气得宣，中焦健运，气机调畅，水湿气化得以正常排泄，从而调整水液代谢功能及大肠传导功能。通过调节脏腑功能最终达到减肥降脂的目的。在体表操作的推拿减肥手法可调整内分泌紊乱，增强患者静息代谢率，促进脂肪细胞活化，促进体内储存脂肪的氧化，促进脂肪组织（尤其是皮下脂肪组织）的血液循环，增加能量的消耗。同时联合应用穴位埋线，可通过穴位局部和神经-内分泌中枢调节脏腑功能，使之达到"阴平阳秘"的状态，产生更强烈的针刺效应，有"制其神，令其易行"和

"通其经脉，调其气血"的作用。两种治疗方法相合，可良性调节肥胖患者的血脂、中枢及外周瘦素，不仅能改善单纯性肥胖症患者脂肪蓄积，还能对其伴发的高脂血症、高血糖、便秘、月经不调等起到一定治疗作用。因而，穴位埋线结合推拿的治疗方法对脾虚湿盛型单纯性肥胖人群有临床应用价值。

（四）穴位埋线结合拔罐治疗单纯性肥胖人群

1.研究人群 肥胖度在20%以上，BMI指数≥23，且年龄为18~60岁的单纯性肥胖人群。

2.穴位处方 天枢、中脘、大横、滑肉门、带脉、足三里、脾俞、肾俞。

3.操作方法

（1）拔罐操作：每次患者行穴位埋线治疗前均进行拔罐治疗。先取仰卧位，充分暴露游走罐部位皮肤，在局部均匀涂上医用石蜡油，然后用4号火罐以患者能耐受为度进行拔罐治疗，直至局部皮肤稍微潮红。分别对腹部、手臂、大腿部、腰部行拔罐治疗。

（2）穴位埋线操作：选择患者合适的体位，将皮肤消毒，将1~2cm的羊肠线放置于8号一次性注射针头前端，尾端插入剪切平头的1.5寸一次性针灸针，左手拇食指绷紧进针部位皮肤，直刺进针到适宜深度，运针至局部有酸胀感后边退针边将针灸针往前推动，待针下有落空感时将注射针取出，按压局部即可。待全部埋线治疗完成后再次对每个埋线部位进行消毒，防止局部感染。治疗后嘱患者勿大力按揉局部，避免出汗过多的运动，24小时内尽量不要洗澡。

4.疗程 拔罐治疗与穴位埋线治疗均10天治疗1次，治疗3次为1疗程，共治疗2个疗程。

5.临床点评 拔罐治疗可疏通局部经络，加快气血运行，调节水湿代谢，同时联合应用穴位埋线，诸穴合用，可起到补益脾肾、调节水湿代谢的作用。拔罐疗法具有较大的灵活性，可通过调节拔罐的不同的部位和拔罐的时间来达到不同程度的减肥效果，适用于各年龄阶段不同肥胖程度的单纯性肥胖人群。

（五）雷火灸配合穴位埋线治疗肥胖型多囊卵巢综合征人群

1.研究人群 BMI≥25，年龄为18~40岁，且胰岛素抵抗指数≥2.21的肥胖型多囊卵巢综合征人群。

2.穴位处方

（1）雷火灸：天枢、归来、中脘、关元、中极、足三里、三阴交、次髎、脾俞及肾俞。

（2）穴位埋线：天枢、归来、中脘、关元、中极、足三里、三阴交、次髎、脾俞及肾俞。

3.操作方法

（1）雷火灸操作：首先将毛巾铺于患者下肢、腹部或背部，接着把一段长为10cm的雷火灸点燃后放入特制大眼艾灸盒。先将灸盒置于天枢、归来、中脘、关元、中极、足三里，于灸盒顶部盖上另一条毛巾，并且确保火头距离施灸处约5cm，每次治疗时间15分钟。替换治疗三阴交、次髎、脾俞及肾俞。

（2）穴位埋线操作：进行常规穴位消毒。将1.5~2cmPGLA线装入7号注射针头，留出0.5cm的线头。腹部穴和下肢穴位采用直刺法，背部穴采用平刺法，刺进深度为1.8~2.3cm，旋转针体时后退，将线置于穴位局部肌层。

4.疗程 雷火灸5天治疗1次，治疗3个月为1个疗程，共治疗1个疗程。穴位埋线10天治疗1次。治疗3个月为1个疗程，共治疗1个疗程。

5.临床点评 雷火灸属于温通法的一种，燃烧温度是普通艾灸的2~3倍，较一般艾灸效力更强，药力内渗迅速，作用持久，具有温经散寒、温阳补肾、调和气血的作用，配合具有综合针刺效应的穴位埋线疗法，增强了治疗作用。雷火灸与穴位埋线相结合，既有针刺的强烈刺激量，又有艾灸的温热效应，从整体上调整了多囊卵巢综合征患者的内分泌生殖系统，且治疗时间短、作用持久、患者容易接受。整体而言，雷火灸因其临床效力更强，故而与埋线疗法结合更适用于肥胖程度较重且伴有多囊卵巢综合征的人群。

（六）健脾祛痰中药与穴位埋线联用治疗肥胖型多囊卵巢综合征人群

1.研究人群 BMI≥25，年龄为16~34岁且出现糖耐量异常、胰岛素抵抗的肥胖型多囊卵巢综合征人群

2.穴位处方

1组：膈俞、肝俞、足三里、中极、三阴交、关元、带脉；

2组：脾俞、肾俞、天枢、卵巢、阴陵泉、丰隆、水分。

3.操作方法

（1）中药治疗：采用健脾祛痰中药进行治疗，根据患者的实际情况，使

用苍附导痰汤的加减方剂。方剂组成如下：苍术10g，法半夏10g，香附10g，石菖蒲10g，制南星10g，当归10g，川芎10g，茯苓10g，黄芪30g，淫羊藿15g，山药20g，陈皮6g。

（2）穴位埋线操作：每次进行穴位埋线操作时，只选择单组患者进行穴位埋线，交替进行，关元、水分、中极3个穴位是双侧取穴的。在局部穴位进行消毒处理后，将0.7cm的医用羊肠线借助穿刺针进行穴位快速透皮，再缓慢放针，得气后，再慢慢将针芯推入并将针管退出。将医用羊肠线留在进行埋线的穴位内，将针退出后，使用消毒棉球按压穴位5分钟，防止穴位出血，之后可以用创可贴将棉球固定，并告知患者，在进行穴位埋线后2天内穴位处皮肤不能沾水。

4.疗程　穴位埋线每周1次，共3个月；中药每天1剂，水煎服，连续服用3个月。

5.临床点评　苍附导痰汤的加减方剂具有健脾补肾、燥湿化痰、化瘀通经络的作用。穴位埋线的治疗方法具有减肥消脂、调节脉象、调理月经的作用，并且能够使患者的体质量得到明显改善。健脾祛痰类的中药和穴位埋线的治疗方法在对肥胖型多囊卵巢综合征患者进行临床治疗时，具有协同作用，两种方法联合使用能够降低患者的体质量指数，增强患者体内糖脂的分解代谢，并且治疗效果明显比单一的中药治疗效果高，适用于出现糖耐量异常、胰岛素抵抗的肥胖型多囊卵巢综合征人群，具有实际推广应用价值。

（七）穴位埋线配合饮食运动干预对单纯性肥胖人群的糖代谢相关指标的影响

1.研究人群　年龄20~45岁的单纯性肥胖（①标准体质量≥20%；②BMI≥25.0；③脂肪率：男性≥25%，女性≥30%）人群。

2.穴位处方　中脘、水分、天枢、大横、带脉、水道、曲池、支沟、阴陵泉、足三里、丰隆、三阴交。

3.操作方法

（1）饮食运动疗法操作：运动干预：嘱患者根据自身情况选择有氧运动（如快走、游泳、慢跑等），每周2~5次，每次40~60分钟。第1周运动目标心率不超过最大心率（HRmax=220−生理年龄）的65%，后期可达最大心率的75%。饮食干预：每日热量摄入量不超过30kcal/kg，三餐能量比例分配为33.2%、41.1%和25.7%。禁碳酸饮料、烟、酒、煎炸物等高热量、高糖食品。19时至次日早餐前勿进食。

（2）穴位埋线操作：于腧穴部常规消毒后，戴无菌手套，手持无菌镊子，将羊肠线穿入埋线针针管前端，后接针芯。左手拇食指置于腧穴两侧，使局部皮肤绷紧，右手持针快速刺入皮肤并缓慢推至所需深度，当出现针感后，边退针管边推送针芯，使羊肠线埋植在皮下组织或肌层内，针孔处贴医用创可贴。嘱患者当天勿洗澡，埋线处8小时内勿与水接触。

4. 疗程　饮食运动疗法30天为1个疗程，2个疗程后观察疗效指标；穴位埋线每10天1次（可视蛋白线吸收情况做相应调整），3次为1个疗程。疗程间休息3天再进行下一疗程，共2个疗程（月经期暂停治疗）。

5. 临床点评　饮食运动干预作为肥胖的基本干预方式之一，通过规律地干预有效改善单纯性肥胖患者的肥胖体质，适用轻、中、重度各类肥胖人群。同时，穴位埋线配合饮食运动干预能够良性调节胰岛内分泌功能，从而进一步改善体质量、BMI、F%。

参考文献

［1］葛宝和，王晓燕，张彤，等.穴位埋线对单纯性肥胖症血脂、胰岛素的影响［J］.上海针灸杂志，2015，34（2）：117-119.

［2］林深，吴贤冰，刘燕娜，等.温针灸联合穴位埋线治疗脾肾阳虚型肥胖的临床研究［J］.针灸临床杂志，2018，34（5）：9-13.

［3］商德俊，李页，冯科."减肥八穴"穴位埋线结合健脾祛湿推拿法治疗单纯性肥胖症（脾虚湿盛型）的疗效观察［J］.中医药导报，2016，22（1）：57-59.

［4］林广华，杨水清，肖晓桃.穴位埋线结合拔罐治疗单纯性肥胖临床研究［J］.新中医，2015.47（7）：229-230.

［5］陈丹姗，黄建业.雷火灸配合穴位埋线治疗肥胖型和非肥胖型多囊卵巢综合征的临床观察［J］.针灸临床杂志，2019，35（01）：30-33.

［6］叶利群，杨脂，蒋婴，等.健脾祛痰中药与穴位埋线联用治疗对肥胖型多囊卵巢综合征糖脂代谢的影响［J］.中华中医药学刊，2018，36（7），1634-1636.

［7］黄伟，王佳捷，王丽华，等.穴位埋线配合饮食运动干预对单纯性肥胖患者糖代谢相关指标的影响［J］.中华中医药杂志，2017，32（11）：162-165.

第四节 皮内针疗法

一、概述

皮内针疗法又称"埋针法"，是将特制的小型针具刺入并固定于腧穴部位的皮内或皮下，进行较长时间埋藏的一种方法。《素问·离合真邪论》有"静以久留"的记载，皮内针是久留针的一种发展。其能给皮部微弱而较长时间的刺激，调整脏腑经络的功能，达到防治疾病的目的，具有安全有效、简便易行的特点。

皮内针疗法是中医针刺的延续，是由针刺衍生而出的另一分支，其源于针刺的浅刺法和留针法，故亦被称为"埋针法"。早在《黄帝内经》中就有关于"毛刺""浅刺"和"扬刺"的记载。《灵枢·官针》说："凡刺有九，以应九变……七曰毛刺，毛刺者浮痹皮肤也。"又说："凡刺有十二节，以应十二经……五曰扬刺，正内一，傍内四，而浮之，以治寒气之博大者也。"这里的毛刺和扬刺都是针刺施术的方法，用于病位较浅的病证，以不伤筋肉为准。关于"浅刺"，《灵枢·逆顺肥瘦》说"瘦人者皮薄色少……刺此者，浅而疾之""婴儿者，其肉脆，血少气弱，刺此者，以毫刺，浅刺而疾发针，曰可再也"。浅刺也要以人为本，因人而异。尤其对于老年者、婴幼儿、女性及体弱者，浅刺可以减少痛苦，又能击中病邪，尤为适合。而事实上，皮内针比之更为浅表。

皮内针则是浅刺和留针的结合和统一，是当代人将古代的这两种针刺有机结合的一种独特针刺方法。在肥胖、皮肤淀粉样变、慢性荨麻疹、哮喘、坐骨神经痛等疾病上都取得了一定的疗效。皮内针疗法中还包括皮下埋针法，其选用的针具一般是较细的毫针，一般多选用1寸或1.5寸的32号毫针。

中医学认为，肥人多属痰湿体质，适合长期留针。皮内针是一种"浅而留之"的减肥治疗方法，既可击中病邪，延长刺激时间，提高刺激量，又可减少患者痛苦，安全有效。现代研究显示，皮内针能降低患者食欲，减少热量摄入，加快新陈代谢，达到减脂的目的。

二、皮内针减肥处方

皮内针治疗肥胖分主穴和配穴。临床治疗时每次选择5~6个主穴，再配合肥胖的中医辨证、伴随症状、并发疾病、局部肥胖部位等选择配穴。

（一）穴位处方

1.主穴 丰隆、梁丘、天枢、大横、气海、中脘、梁门、阿是穴。

2.辨证配穴 胃肠湿热型加内庭，脾虚湿阻型加太白，肝郁气滞型加太冲、阳陵泉，冲任不调型加关元、肝俞，脾肾阳虚型加脾俞、肾俞，脾肾气虚型加太溪、足三里。

3.随症配穴 多食善饥者配上脘、脾俞、胃俞，肝阳上亢者配阳陵泉、阴陵泉、三阴交，便秘者配支沟、上巨虚、腹结，便溏者配水分、阴陵泉，水肿者配水分、水道、阴陵泉，月经不调者配关元、归来、子宫穴、血海、地机、三阴交。

4.并发症配穴 高血压配太冲、内关，血脂紊乱配阳陵泉，脂肪肝配太冲、三阴交、丰隆、内关，2型糖尿病配脾俞、膈俞、足三里，多囊卵巢综合征配关元、中极、子宫。

5.局部取穴 腰部肥胖者加带脉、风市，臀部肥胖者加环跳、承扶，下肢肥胖者选用丰隆、上巨虚、伏兔、髀关，上肢肥胖者可选用曲池、手三里、臂臑、肩髎。

三、皮内针疗法减肥操作

（一）器械与材料选择

皮内针是以不锈钢丝制成的小针，有颗粒型和揿钉型两种。

1.颗粒型 即麦粒型，针身长约1cm，针柄形似麦粒或呈环形，针身与针柄成一条直线。

2.揿钉型 即图钉型，针身长0.2~0.3cm，针柄呈环形，针身与针柄垂直。

（二）施术方法

1.颗粒型皮内针法 皮肤常规消毒，以左手拇、食指按压穴位处皮肤，稍用力将针刺部位皮肤撑开固定，右手拿小镊子夹住针柄，沿皮下将针刺入真皮内，针身可沿皮下平行埋入0.5~1.0cm。针刺的方向一般与经脉循行的方向呈十字形交叉，针刺入皮内后，露在外面的针身和针柄与皮肤表面之间贴一小块胶布，然后再用一条较前稍大的胶布覆盖在针上，这样就可以将针身固定在皮内，不致因运动等影响而使针具移动或丢失。

2.揿针型皮内针法 皮肤常规消毒，以小镊子或持针钳夹住针柄，将针尖对准选定穴位轻轻刺入，然后以小方块胶布粘贴固定。此外，也可以将针柄预先粘到剪好的小块胶布上，使用时将针直接刺入穴位上面。此法常用于面部、耳部穴位。

（三）注意事项

1.每次取1~2穴，一般取单侧，或取两侧对称同名穴。

2.埋针要选择较易固定和不妨碍肢体活动的穴位。

3.埋针期间，针处不要接触水，以免感染。

4.热天出汗较多，埋针时间不宜过长。发现针处感染，应及时处理。

（四）不良反应处理

1.**感染** 皮内针治疗后如针孔发红、肿胀、破溃，当及时涂2%碘酒，并服用消炎药，以防止化脓性软骨膜炎的发生。

2.**皮内针过敏** 极少数患者在皮内针处可能出现皮肤瘙痒、红色粟粒样丘疹、起水泡等胶布过敏症状。若发生过敏，首先揭去皮内针，用碘伏擦拭过敏皮肤，待过敏症状消失后再改用其他疗法。

3.**晕针** 迅速拔去所有皮内针，将患者扶至空气流通处躺下。抬高双腿，头部放低，静卧片刻。如患者仍感不适，给予温热开水或热糖水饮服。

四、基于数据挖掘的皮内针减肥文献分析

皮内针治疗是传统针刺疗法的发展，将浅刺和持久留针有机地结合起来，可有效延长刺激时间、提高刺激量，同时又可减轻患者痛苦，具有安全有效、简便易行的特点，是临床常用治疗单纯性肥胖的针刺方法之一。以"单纯性肥胖""肥胖症"分别与"皮内针""埋针""揿针""针灸""中医药"为检索词进行组合检索，检索PubMed、中国生物医学文献数据库、中医药在线、中国知网、维普、万方医学数据库1980年至2016年公开发表的皮内针治疗单纯性肥胖的临床研究文献。

纳入标准：①明确诊断为单纯性肥胖症；②皮内针治疗单纯性肥胖的临床研究文献；③包含皮内针具体穴位的文献。

排除标准：①包含有继发性肥胖的文献；②除皮内针治疗外同时结合使用具有减肥效果的西药进行治疗的文献；③综述性文献、科普文献、动物实验研究文献；④重复发表的文献仅取1次。

依据纳排标准，经过筛选后录入11篇文献，共有11个皮内针治疗单纯性肥胖的处方。皮内针治单纯性肥胖的文献量较少，对皮内针治疗单纯性肥

胖的核心穴位、核心经络、穴位配伍简单分析后结果如下：

（一）皮内针疗法治疗单纯性肥胖的核心穴位

1.皮内针治疗单纯性肥胖腧穴处方 皮内针治疗单纯性肥胖腧穴为15个。表5-4-1为皮内针中腧穴的归经、分布情况。从表5-4-1可知，皮内针治疗单纯性肥胖核心穴位按照频次排列，从高到低依次是天枢、足三里、中脘等，组成了皮内针治疗单纯性肥胖的核心穴位。

表5-4-1 皮内针治疗单纯性肥胖的核心穴位信息

穴位	频次	归经	分布	特定穴
天枢	2	足阳明胃经	腹部	募穴
中脘	1	任脉	腹部	募穴、八会穴
水分	1	任脉	腹部	原穴
丰隆	1	足阳明胃经	下肢	络穴
胃脘下俞	1	经外奇穴	背部	背俞穴
脾俞	1	足太阳膀胱经	背部	背俞穴
足三里	1	足阳明胃经	下肢	下合穴、五输穴
三阴交	1	足太阴脾经	下肢	交会穴
肺俞	1	足太阳膀胱经	背部	背俞穴
胃俞	1	足太阳膀胱经	背部	背俞穴
肾俞	1	足太阳膀胱经	腰骶	背俞穴
梁丘	1	足阳明胃经	下肢	郄穴
公孙	1	足太阴脾经	下肢	八脉交会穴，络穴
带脉	1	足少阳胆经	腹部	–
滑肉门	1	足阳明胃经	腹部	–

2.皮内针治疗单纯性肥胖耳穴处方 皮内针治疗单纯性肥胖耳穴为15个。表5-4-2为皮内针中耳穴的分布情况。由表5-4-2可知，皮内针治疗单纯性肥胖的核心耳穴按照频次排列，从高到低依次是胃、神门、三焦、内分泌等，组成了皮内针治疗单纯性肥胖的核心耳穴。

表5-4-2 皮内针治疗单纯性肥胖的核心耳穴信息

穴位	频次	穴位	频次
胃	6	肾	2
神门	4	饥点	2
三焦	4	渴点	1

续表

穴位	频次	穴位	频次
内分泌	4	内生殖器	1
脾	3	直肠	1
肺	3	耳中	1
皮质下	2	肾上腺	1
饥点	2		

（二）皮内针疗法治疗单纯性肥胖的核心经络

在皮内针治疗的单纯性肥胖的腧穴中，十四经穴位共计13个，穴位具体分布情况见表5-4-3。其中阳经的经穴总度值占十四经总度值的28.57%，阴经的经穴总度值占71.43%。皮内针治疗单纯性肥胖的核心经络按照频次排列，从高到低依次为足阳明胃经（35.71%）、足太阳膀胱经（28.57%）、任脉（14.28%）、足太阴脾经（14.28%）、足少阴胆经（7.16%）。

表5-4-3　皮内针治疗单纯性肥胖腧穴十四经取穴分布

经络	用穴数量	百分比
足阳明胃经	5	35.71%
足太阳膀胱经	4	28.57%
任脉	2	14.28%
足太阴脾经	2	14.28%
足少阴胆经	1	7.16%

五、现代临床报道

（一）皮部埋针治疗肥胖型糖耐量低减人群

1.研究人群　年龄30~70岁且肥胖型糖耐量低减的肥胖人群。

2.穴位处方　胃脘下俞、肝俞、脾俞、天枢、足三里。

3.操作方法　医师双手及患者穴位皮肤常规消毒后，用医用消毒棉签擦干穴位皮肤，进行皮部撤针埋针。

4.疗程　埋针36~48小时后揭去撤针。每周一、四各治疗1次，3个月为1疗程，共治疗2年。

5.临床点评　临床针刺治疗以体针、穴位埋线等为主，但是因其痛感强，易致过敏反应、继发感染等，患者依从性差，容易造成临床科研病例脱落。而揿针治疗以特制的小型针具固定于腧穴的皮内或皮下，进行较长时间埋藏，具有针刺疼痛小、患者易接受、依从性好的特点，并能有效地减轻肥胖型糖耐量低减患者的体质量，缓解中医临床症状，值得临床进一步推广和应用。

（二）穴位揿针埋针配合针刺疗法治疗单纯性肥胖症

1.研究人群　单纯性肥胖人群。

2.穴位处方

（1）皮内针主穴：天枢、滑肉门、中脘、水分、丰隆、带脉。

（2）针刺主穴：中脘、水道、带脉、天枢、水分、气海、大横、滑肉门。

3.操作步骤

（1）皮内针操作：采用揿针对所选穴位进行治疗。

（2）针刺操作：患者取仰卧位，选取直径0.3mm，长度40~60mm的针灸针，使用快速进针法，每次针刺时间为20分钟，行平补平泻法手法。

4.疗程　1周治疗3次，12次为1个疗程，连续治疗36次，总共3个疗程。

5.临床点评　皮内针结合针刺疗法可改善肥胖患者临床症状，同时可不同程度降低血糖、血脂等内分泌指标，此外皮内针结合针刺疗法无毒副作用，安全效佳，适用于不同程度的单纯性肥胖人群。

（三）针刺结合耳穴埋针治疗单纯性肥胖人群

1.研究人群　年龄为15~48岁的单纯性肥胖人群。

2.穴位处方

（1）耳穴取穴：肺、脾、肾、三焦、皮质下、内分泌、耳中、饥点、渴点、内生殖器、直肠。

（2）针刺主穴：天枢、水分、关元、大横、外陵、中脘、梁门、带脉。

3.操作步骤

（1）耳穴皮内针操作：采用一次性揿针贴埋上述穴位。每次6~8个穴位。

（2）针刺操作：常规皮肤消毒，将直径0.30mm、长40~60mm一次性针灸针直刺入穴位，穿表皮后针尖斜刺进入脂肪层，不入肌肉层，针刺方向逆着脾胃经，背部穴位向脊柱方向斜刺；上臂和大腿脂肪较厚部位用直径0.40mm、长80mm长针沿着皮下透刺，每日针刺1次，每次30~45分钟。

4.疗程 ①耳穴皮内针：每次埋针4~5天，左右耳轮流贴压。②针刺：腹部针刺4次后，背部及臀部针刺1次，15次为1个疗程。

5.临床点评 针刺结合耳针操作简单，安全性较高。一般来说上对于年纪较小、肥胖程度较重、产后肥胖、脾虚肥胖者疗效较好。

（四）耳穴皮内针结合心理疏导治疗单纯性肥胖人群

1.研究人群 伴有不同程度的失眠、多梦、情绪低落等症状的单纯性肥胖人群。

2.穴位处方 胃、肺、神门、三焦。

3.操作步骤

（1）耳穴皮内针操作：肺、神门、三焦埋掀针。患者取坐位，选用0.22mm×1.3mm无菌掀针，严格消毒后，医者以左手拇、食指固定耳郭，中指托着针钳刺部位的耳背，绷紧埋针处皮肤，右手用消过毒的皮内针钳住掀针（或皮内针），在选好的穴位上将针刺入，刺入深度视患者局部耳郭厚薄及痛感灵活掌握，一般以患者有明显感觉为度，如患者疼痛不能耐受，可适度调整进针部位与深度。然后用剪成小块的耳穴专用胶布将环固定在皮肤上。每次一侧耳穴，5天后换另一侧，左右耳交替进行。每日按压2~3次。在耳穴埋针的操作过程中还应该注意：若因疼痛影响患者睡眠的，可调整一下针尖方向或深度；埋针期间，患者洗澡洗头时，切勿浸湿耳郭，以防感染；若在埋针后2~3天，患者感耳郭胀痛，立即取出针具，进行局部消毒处理；耳穴局部皮肤有炎症或冻疮时，不宜在此处埋针

（2）心理疏导操作：通过与患者交谈等方法了解患者的心理状况，辅以心理疏导。告知患者情绪会对肥胖造成一定的影响，也会影响治疗效果。叮嘱患者平时注意保持一种平和的心态，多与人交流、沟通，积极参加体育运动，改善焦虑、抑郁的状态。

4.疗程 埋针7次为1个疗程，休息15天继续下1个疗程。2个疗程后观察疗效。

5.临床点评 肥胖的发生不仅与人的饮食生活习惯相关，同时也与人的性格、情绪等有着密切的联系，因此对于单纯性肥胖患者的治疗，除通过耳穴埋针来调节机体的代谢平衡，以恢复机体正常的水湿代谢之外，还要兼顾患者的心理治疗，同时对患者进行心理疏导，使患者情志和谐。只有心身并治，才能更好地提高减肥的疗效，达到减肥目的。

参考文献

［1］冯胜奎.皮部埋针治疗肥胖型糖耐量低减的临床观察［J］.中国针灸，2018，38（1），12-16.

［2］金悠悠，孙伯青，杨菊，等."治未病"思想在穴位揿针埋针配合针刺疗法治疗单纯性肥胖症中的临床应用.世界最新医学信息文摘2019,19（8）：205-206.

［3］郭翔.针刺配合耳穴埋针治疗单纯性肥胖症150例疗效观察［J］.实用中西医结合临床，2010，10（2）：51-52.

［4］王燕珍.耳穴埋针配合心理疏导治疗单纯性肥胖38例临床观察［J］.山西中医学院学报，2014，15（2）：45-45.

第五节　耳穴疗法

一、概述

耳穴疗法，又称耳针疗法、耳疗法、耳医学、耳针学、耳穴诊治学，是中国传统医学针灸学的重要组成部分，是一个独特的以局部反应整体为特点的全息微针疗法。该疗法采用贴压或耳针等刺激耳穴以达到诊断防治疾病目的，具有安全有效、简便易行、经济实惠的特点。

耳穴疗法的历史源远流长。经过两千多年的发展，耳穴疗法已逐步形成以整体医学思想为指导进行诊疗的框架体系。春秋战国时期的《阴阳十一脉灸经》记载了"耳脉"与上肢、眼、颊、咽喉相联系，这是关于耳穴的最早记录。此后历代医学书籍也揭示出耳与各经络、脏腑之间存在密切的联系。《证治准绳》曰："肾为耳窍之主，心为耳窍之客。"明代《针灸大成》记录了通过刺耳尖来治眼病的方法，清代汪宏的《望诊遵经》中专门列出"望耳诊法提纲"一节，系统论述了耳与全身整体的关系。清朝末年，医家张振鋆提出耳背分属五脏的理论，"耳珠属肾，耳轮属脾，耳上轮属心，耳皮肉属肺，耳背玉楼属肝"，并绘制了第一幅耳背穴位图，是迄今为止世界上最早的耳穴图。20世纪50年代，现代耳医学之父法国医学博士保罗·诺吉尔通过灼烧耳郭治疗坐骨神经痛的启发和临床实践，开始认识和应用耳穴诊治疾病，1957年诺吉尔在《德国针灸杂志》上发表了题为"Treatise of

Auriculotherapy"的耳针论文，其中载有基于压痛法形成的第一幅"耳针治疗点图"。此图载有42个耳穴，大致形似倒置胎儿。20世纪90年代，我国颁布并实施了《中华人民共和国国家标准·耳穴名称与部位》，耳穴疗法逐步发展为一门独立的学科。

随着耳穴技术的发展，耳穴疗法的临床运用日益扩大。在诊断上，由原来的耳郭视诊法、耳穴压痛法发展到耳穴电探测法、耳穴染色法、耳穴示波法等多种现代诊断方法；在治疗上，从传统针刺法、割治法、艾灸法，发展出针刺放血法、电针法、耳穴压迫法、皮内针法、耳穴磁疗法等多种技术。

中医传统理论认为肥胖多与脾、胃、肾、大肠等脏腑功能失调有关。耳是体表与内脏联系的重要部位之一，五脏之中，耳与肾的关系最为密切，肾开窍于耳，耳为肾所主，《灵枢·脉度》记载"肾通气于耳，肾和则耳能闻五音矣"。脾胃为气血生化之源，脾主升清，故又可充养耳。同时其主属经脉与耳关系也很密切，《灵枢》中言"耳者，宗脉之所聚也"，"十二经脉，三百六十五络，其血气皆上于面而走耳窍"。据全息医学的理论，耳朵上的穴位与人体五脏六腑、四肢百骸相对应，形成不同的反射区，刺激各反射区可达到通经活络，调节脏腑气血阴阳平衡，从而扶正祛邪，达到减肥的目的。肥胖患者属内分泌紊乱者，刺激内分泌、脑点、神门等穴，使其相互协调；若为脾胃转化功能失调，水谷精微不得输布，可刺激饥点、渴点、脾、胃等穴，抑制进食欲望，减轻饥饿感，调节脾胃运化功能，达到减肥的目的。

二、耳穴减肥处方

耳穴治疗肥胖分主穴和配穴。临床治疗时每次选择3~5个主穴，再配合肥胖的中医辨证、伴随症状、并发疾病、局部肥胖部位等选择配穴。

（一）穴位处方

1.主穴　内分泌、三焦、饥点、神门、皮质下。

2.辨证配穴　脾虚湿阻型配脾、膀胱、胸、腹；胃热湿阻配胃、渴点、口、大肠；肝郁气滞型配肝、胆、交感；脾肾阳虚型配脾、肾、耳背沟；阴虚内热型配心、肾、小肠。

3.随症配穴　失眠配神门、心、肾；嗜睡配脾、心、额；便秘配大肠、直肠；腹泻配脾、大肠；食欲过旺配神门、口；动则出汗配神门，肺气虚加肺，心气虚加心，肾气虚加肾；月经不调、痛经配盆腔、内生殖器、交感，肾气虚加肾，血虚加脾，肝郁加肝。

4.并发症配穴 高血压配神门、耳背沟、肝；血脂紊乱配肝、脾；脂肪肝配肝、脾、胆；2型糖尿病配胰腺胆、交感多囊卵巢综合征配盆腔、卵巢、内生殖器。

5.局部肥胖配穴 面部肥胖配面颊、肺；颈部肥胖配颈；背部肥胖配胸椎；臀部肥胖配臀；腰部肥胖配腹、肩；臂部肥胖配臂；腿部肥胖配髋、膝。

三、耳穴疗法减肥操作

（一）器械与材料选择

1.毫针 常用的是0.5寸毫针，直径以0.23~0.3mm为宜。

2.皮内针 又称埋针，用于耳穴疗法，是毫针的改良方法。分为麦粒型和图钉型（揿针），直径均为0.23~0.28mm。

3.压丸 目前常用的压丸为王不留行。

4.磁疗 材料用恒磁体制成的磁珠或磁片，磁场强度大于0.05特（500高斯）。

5.材料 镊子、75%酒精棉球、碘伏等。

（二）术前准备

1.耳穴选择 根据疾病的诊断、辨证确定治疗处方。

2.体位选择 选择患者舒适，医者便于操作的体位。

3.环境要求 应注意环境清洁卫生，避免污染。

4.消毒 在患者施术穴位上，用75%酒精棉球从穴位的中心点向外绕圈擦拭消毒。

（三）施术方法

1.毫针刺法 将毫针刺入耳穴以防治疾病的一种方法。

（1）操作流程：医者一手固定耳郭，另一手拇、食、中指持针刺入耳穴。针刺方向视耳穴所在部位灵活掌握，针刺深度宜为0.1~0.3cm，以不穿透对侧皮肤为度。出针时一手固定耳郭，另一手将针拔出，应用无菌干棉球或棉签按压针孔。

（2）留置时间：15~30分钟。

（3）操作手法：间断行针1~2次。

（4）疗程：隔日1次，每次一侧耳穴，两耳交替，10次为1个疗程。

2.王不留行籽贴压法　用王不留行籽贴压耳穴以防治疾病的一种方法。

（1）操作流程：医者一手固定耳郭，另一手用镊子夹取耳穴压丸贴片贴压已消毒的耳穴并适度按揉。

（2）留置时间：夏天1~2天，冬天3~5天。

（3）操作手法：手法宜由轻到重，使患者出现酸、麻、胀、痛感（以患者耐受为度）。

（4）疗程：每次用一侧耳穴，3~5天交换穴位贴压，两耳交替运用，10次为1个疗程。

3.耳穴埋针法　将揿针埋入耳穴以防治疾病的一种方法。

（1）操作流程：医者一手固定耳郭，另一手用镊子或止血钳夹住揿针针柄刺入耳穴，用医用胶布固定并适度按压。

（2）留置时间：夏天炎热时1天，或不埋针，冬天2~3天。

（3）操作手法：每日令患者自行按压3次，以患者耐受为度。

（4）疗程：每次用一侧耳穴，两耳交替运用，每隔1~3天1次，10次为1个疗程。

4.耳穴磁疗法　利用磁石的磁场作用于耳穴，治疗疾病的一种方法。以磁珠贴敷应用于肥胖症较为常见。

（1）操作流程：医者将磁珠或磁片放在剪好的胶布中央，直接贴于耳穴上，在耳郭前后对贴，以指腹置于患者耳郭的正面和背面进行中等刺激对压。

（2）留置时间：夏天2~3天，冬天可3~5天。

（3）操作手法：按至耳郭有发热、胀痛感为止，以患者耐受为度。

（4）疗程：一般取2个穴位，隔2~5天更换1次，每次取一侧耳穴，两耳交替，10次为1个疗程。

（四）注意事项

1.严格消毒，防止感染。

2.年老体弱或初次接受耳穴治疗的患者治疗前应适当休息。按揉及行针手法应轻柔，刺激量不宜过大。

3.对肥胖伴有严重心脏病、高血压患者不宜进行强烈刺激。伴有严重的器质性病变，如高度贫血、血友病者，不宜针刺，可用耳穴压贴法。

4.耳针治疗注意防止发生晕针。过度疲劳或身体极度衰弱者，禁止耳针。

5.每次耳穴取穴不宜过多，一般3~5穴便可，最多不宜超过10个。

6.贴压后患者自行按摩时，以按压为主，切勿揉搓或过度重按。

7.外耳患有疾病，如溃疡、湿疹、冻疮破溃时，暂不宜刺激。待耳郭皮肤病变治愈后，可用耳穴治疗。

（五）不良反应处理

1.晕针　迅速拔去所有耳针，将患者扶至空气流通处躺下。抬高双腿，头部放低（不用枕头），静卧片刻。如患者仍感不适，给予温热开水或热糖水饮服。

2.感染　耳针治疗后如针孔发红、肿胀、破溃当及时涂2%浓度的碘酒，并服用消炎药，以防止化脓性耳软骨膜炎的发生。

3.胶布过敏　极少数患者在胶布粘贴处可能出现皮肤瘙痒、红色粟粒样丘疹、起水泡等胶布过敏症状。若发生胶布过敏，首先揭去胶布，用碘伏擦拭过敏皮肤，待过敏症状痊愈后再改用其他耳穴疗法。

四、基于数据挖掘的耳穴减肥文献分析

近年来，在治疗肥胖的进程中，耳穴疗法凭借其操作简便、疗效可靠、无副作用的特点，受到广大肥胖患者的重视和认可，有关耳穴治疗肥胖的临床研究也日益增多、全面及深入，为耳穴疗法治疗肥胖提供了可靠的证据。我们以"单纯性肥胖""肥胖症"分别与"耳压""耳穴""耳针"为关键词检索中国生物医学文献数据库、中文科技期刊全文数据库、万方数据库、维普数据库及中医药在线数据库1980~2016年公开发表的耳穴治疗单纯性肥胖的临床研究文献，构建了耳穴治疗单纯性肥胖的数据库。

纳入标准：①符合单纯性肥胖的诊断标准；②治疗采用耳穴贴压、耳针疗法或联合其他针灸治疗方法，明确给出使用的耳穴名称，并取得肯定疗效。

排除标准：①仅有单纯性肥胖症状而无明确诊断的；②治疗组同时使用具有减肥效果的西药或保健品进行治疗；③综述性文献、科普文章、动物实验研究等；④重复发表的文献仅取发表时间最早的1次。

依据纳排标准，共纳入符合要求的247篇耳穴治疗单纯性肥胖的临床研

究文献，对耳穴治疗单纯性肥胖的核心穴位、联合干预方法、耳穴的压材、耳穴刺激的频率（即刺激效果）进行全面分析后得到结果如下。

（一）耳穴疗法治疗单纯性肥胖的核心穴位

如图5-5-1所示，位于复杂网络示意图中心的为耳穴治疗单纯性肥胖的核心穴位。图中度值较大的节点具有相当强的配伍能力，跟较少的穴位配伍就能起到治疗单纯性肥胖的作用；度值较小的节点只有和更多的穴位进行配伍，才能达到治疗本病的目的。耳穴治疗单纯性肥胖的前16个核心耳穴依次为内分泌、脾、胃、三焦、饥点、神门、大肠、皮质、肺、肾、交感、口、肝、渴点、小肠、脑。相关穴位的核心度值见表5-5-1。

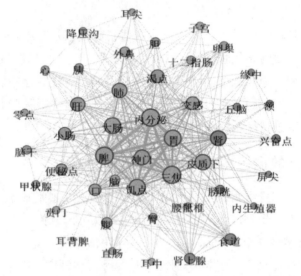

图5-5-1　耳穴治疗单纯性肥胖核心穴位复杂网络示意图

（图中节点大小表示度的大小）

表5-5-1　耳穴治疗单纯性肥胖的节点信息（度>100）

编号	节点	度	频次
1	内分泌	1149	43
2	脾	983	42
3	胃	978	39
4	三焦	826	42
5	饥点	782	38
6	神门	741	35

续表

编号	节点	度	频次
7	大肠	532	38
8	皮质	504	35
9	肺	435	33
10	肾	342	35
11	交感	338	28
12	口	305	25
13	肝	212	31
14	渴点	191	28
15	小肠	124	25
16	脑	123	18

（二）耳穴疗法治疗单纯性肥胖的穴位配伍

以耳穴治疗单纯性肥胖核心穴位结论为基础，进一步对耳穴治疗单纯性肥胖处方进行穴位配伍分析。穴位组合的次数越多，穴位间的连线越粗，两节点之间关系越紧密。如图5-5-2所示，胃与内分泌之间的线最粗，表明在耳穴治疗单纯性肥胖中胃配合内分泌应用最多，其次是脾与内分泌、脾与胃。38组关联频度（关联度值>30）从高到低排列的耳穴配伍分析结果见表5-5-2。

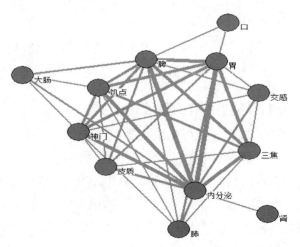

图 5-5-2　耳穴治疗单纯性肥胖穴位配伍复杂网络分析示意图

表 5-5-2 耳穴治疗单纯性肥胖耳穴配伍关联频度（>30）

编号	穴位名称	穴位名称	关联频度	编号	穴位名称	穴位名称	关联频度
1	胃	内分泌	142	20	皮质	胃	55
2	脾	内分泌	139	21	交感	内分泌	54
3	脾	胃	124	22	肺	胃	50
4	内分泌	三焦	122	23	皮质	三焦	48
5	神门	内分泌	121	24	大肠	饥点	48
6	饥点	内分泌	114	25	肺	脾	44
7	胃	饥点	105	26	大肠	神门	43
8	胃	神门	94	27	交感	三焦	42
9	胃	三焦	93	28	肺	饥点	42
10	脾	三焦	92	29	肺	三焦	41
11	脾	饥点	88	30	内分泌	肾	40
12	脾	神门	83	31	肺	神门	36
13	饥点	神门	79	32	胃	口	36
14	饥点	三焦	71	33	皮质	饥点	35
15	皮质	内分泌	70	34	交感	脾	33
16	脾	大肠	64	35	交感	胃	32
17	大肠	内分泌	63	36	交感	神门	31
18	皮质	脾	58	37	皮质	神门	31
19	肺	内分泌	58	38	脾	口	30

（三）耳穴治疗单纯性肥胖的联合干预方法

在采用耳穴治疗单纯性肥胖的临床研究文献中，有88个处方应用了耳穴配合针刺治疗，占纳入文献的36%；60个处方应用了耳穴配合电针治疗，占纳入文献的24%；有32个处方单纯运用耳穴治疗单纯性肥胖，占纳入文献的13%，16个处方应用了耳穴配合埋线，占纳入文献的6%；有41个处方运用了耳穴联合两种以上治疗方法治疗单纯性肥胖，占纳入文献的17%。具体见图5-5-3。

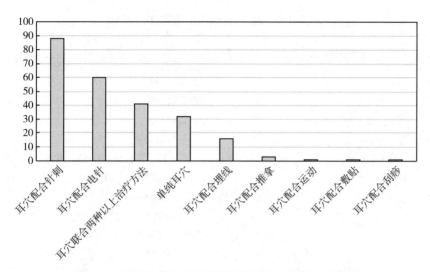

图5-5-3　耳穴治疗单纯性肥胖的干预方法配伍示意图

（四）耳穴疗法的材料

有184个处方提到以王不留行籽贴压作为刺激方法，有17个处方使用磁珠贴压作为刺激方法，有11个处方用揿针，另有35个未提及刺激方法或描述含糊不清的处方。使用王不留行籽贴压刺激耳穴治疗单纯性肥胖的文献数量最多，占纳入文献的75%，其次为磁珠（7%）及揿针（4%），具体见图5-5-4。

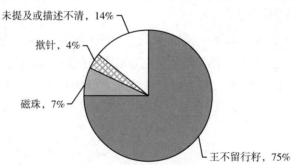

图5-5-4　耳穴治疗单纯性肥胖的压材占比示意图

（五）耳穴的刺激频率

有64个处方未标明如何对耳穴进行刺激，占纳入文献的26%。有137个处方提到了在饭前对耳穴进行刺激，占纳入文献的55%。其中，有54个处方提到在饭前30分钟对耳穴进行按压刺激，32个处方提到了饭前对耳穴进行刺激。有22个处方提到了有饥饿感时对耳穴进行刺激，占纳入文献的10%。具体耳穴治疗单纯性肥胖刺激频率见表5-5-5。

表 5-5-2　耳穴治疗单纯性肥胖刺激频率

编号	刺激频率	处方数量	编号	刺激频率	处方数量
1	未标明	64	20	饭前10~20分钟	2
2	饭前30分钟	54	21	饭前10分钟、晚餐后3小时、睡前	2
3	饭前	32	22	饭前15分钟、有饥饿感时	2
4	每日3次	22	23	每日1~2次	2
5	每日3~4次	7	24	两餐中间、饭前15~30分钟、睡前	1
6	每日3~5次	6	25	饭前30分钟或饭后30分钟	1
7	饭前、睡前	6	26	饭前15~20分钟	1
8	饭前、有饥饿感时	6	27	饭前30分钟、两餐之间、晨起、睡前或有饥饿感时	1
9	饭前10分钟、有饥饿感时	6	28	饭前1~3次	1
10	饭前、早午餐之间及睡前	5	29	有饥饿感时	1
11	饭前30分钟、有饥饿感时	5	30	每日2次	1
12	饭前10分钟	4	31	每日4次	1
13	饭前15分钟	4	32	每日5次	1
14	饭前30分钟、有饥饿感时、睡前	4	33	每日10次	1
15	每日4~5次	3	34	每日20余次	1

（六）耳穴刺激效果

有122个处方未提及耳穴治疗单纯性肥胖的刺激效果，占纳入文献的49%，29个处方提到耳穴刺激要达到酸麻胀痛，占纳入文献的12%，有28个处方提到耳穴刺激要达到发热胀痛，占纳入文献的11%。具体耳穴刺激效果占比见图5-5-5。

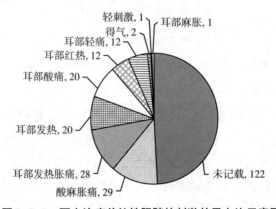

图 5-5-5　耳穴治疗单纯性肥胖的刺激效果占比示意图

五、现代临床报道

（一）单纯运用耳穴治疗产后肥胖

1.研究人群 BMI ≥ 25，产后3年内且停止哺乳的产后肥胖人群。

2.穴位处方 腰、臀、饥点、渴点、皮质下、胃、神门、内分泌、三焦。

3.操作步骤

局部耳穴常规消毒，用王不留行籽贴压在患者一侧耳穴，嘱患者三餐前30分钟及睡前以手按压耳穴，每次持续约5分钟，使之得气，两耳交替进行。

4.疗程 每4天更换1次耳穴，10次为1个疗程，共2个疗程。

5.临床点评 耳穴疗法疗效显著、方便经济、相对安全、作用广泛、痛苦小的优点，可单用或与其他疗法联用治疗肥胖症，尤其适用于畏惧疼痛的儿童人群、需慎重选择减肥方式的产后人群等，并且在临床上收获良效，值得推广。

（二）耳穴联合生活干预治疗肥胖伴2型糖尿病

1.研究人群 BMI ≥ 23，符合2型糖尿病诊断，年龄在35~65岁之间的肥胖人群。

2.穴位处方 口、食道、胃、十二指肠、肝、脾、小肠、大肠。

3.操作步骤

（1）生活方式干预：予以常规糖尿病饮食控制，避免高脂、高糖及高盐饮食，限制摄入肥甘食物，多吃清淡蔬菜，不能偏食、挑食；嘱患者进行适当体能锻炼，每天以稍快步行活动20~30分钟；生活安排规律，保持情绪稳定，予以二甲双胍控制血糖。

（2）耳穴操作：选取耳穴后取王不留行籽胶布用止血钳送至耳穴，贴紧后加压，每次只贴单侧耳穴，两耳每周交替更换1次，嘱患者每日晨起、睡前各按压一次，餐前15~20分钟各按压一次，按至发红或有酸麻胀痛感。按压时聚精会神，心无旁骛，持续按压5~10分钟。

4.疗程 4周为1个疗程，共治疗3个疗程。

5.临床点评 耳穴疗法一种具有安全有效、简便易行、经济实惠等特点的外治方法。生活方式干预目前也用于超重、肥胖人群、代谢综合征、亚健康人群，通过对患者的生活方式、饮食习惯、运动行为等进行调整，以调节机体功能状态。两种方式都合用，尤其对轻度肥胖或不能保证规律针灸治疗的患者有较好疗效。

（三）电针配合耳压治疗单纯性肥胖人群

1.研究人群　BMI ≥ 25，年龄在18~60岁之间的单纯性肥胖人群。

2.穴位处方

（1）电针主穴：中脘、天枢、水分、归来、中极、日月、期门、膀胱俞、肾俞、大肠俞、秩边、承扶、委中、风市、伏兔、梁丘、阴陵泉、曲池、臂臑。

（2）耳穴主穴：饥点、神门、三焦、内分泌。

3.操作步骤

（1）电针操作：穴位常规消毒后，取1.5~2寸毫针进行治疗，四肢穴位直刺，腰背部腧穴向脊柱方向斜刺，腹部及臀部、骶部穴位针尖向下向内斜刺，进针角度30度，针尖方向朝向脂肪堆积明显的部位，接电针治疗仪，每次选4个穴位，连续波，电流强度以患者能忍受为宜，每次留针30分钟。

（2）耳压操作：局部常规消毒，将王不留行籽贴压在患者一侧耳郭穴位上，嘱患者3餐前30分钟以手按压耳穴，每次持续2~3分钟，使局部有痛、胀、热感，每天按压5~7次，两耳交替进行。每3天换耳穴1次。

4.疗程　每天治疗1次，连续治疗5天后休息2天。治疗30次为1个疗程，共治疗2个疗程。

5.临床点评　耳穴贴压操作方便，无痛苦，刺激量持久，是维持治疗期间有效刺激量的最佳措施之一，而且还是行为干预的一种有效方法。电针疗法则将电刺激与针灸相结合，有效加强局部针感，促进代谢。电针与耳穴合用，可用于治疗各型、各类的单纯性肥胖。因电针针感明显，治疗间隔时间短，尤其适用于治疗时间自由的肥胖成年人。

（四）耳穴联合穴位埋线治疗单纯性肥胖人群

1.研究人群　BMI ≥ 25，年龄20~60岁的单纯性肥胖人群。

2.穴位处方

（1）穴位埋线主穴：中脘、天枢、气海、带脉、曲池、足三里、三阴交。

（2）耳穴贴压主穴：饥点、神门、三焦、内分泌。

3.操作步骤

（1）穴位埋线操作：①标记：指切作"十"字标记所选腧穴。②戴无菌手套，常规消毒皮肤。③取一段长1.0~1.5cm的可吸收性外科缝线放入套管针的前端，勿使线头外露，后接针芯。（以7号注射器针头作套管，配合28号

1.5寸或2寸毫针作针芯）④一手拇、食指绷紧进针部位皮肤，另一手持针刺入腧穴，达到所需深度。⑤施以适当的提插捻转手法，当出现针感后，边推针芯，边退针管，将可吸收性外科缝线埋植在腧穴的皮下组织或肌层内。出针后用无菌棉签按压针孔止血。

（2）耳压操作：耳郭局部进行常规消毒，将贴有王不留行籽胶布贴于耳穴穴位上，并适当按压，患者每三餐饭前半小时自行按压穴区，使耳郭有发热、胀痛感（即"得气"）。耳穴贴压按压每日三次，每次按压2~3分钟。

4.疗程　穴位埋线每2周埋线一次，4周为一疗程，共两个疗程；耳穴贴压每周贴压3次，一次一侧耳穴，左右交替，4周为一疗程，共两个疗程。

5.临床点评　单纯性肥胖常伴有内分泌紊乱，可通过穴位埋线和耳穴的综合治疗，在整体上对肥胖病患者的各种生理功能紊乱进行治疗调整，减肥后复发率较低，是一种标本兼治、较为理想的减肥方法，尤其适用于工作繁忙，治疗时间不充裕的肥胖成年人群。

（五）耳穴联合推拿治疗单纯性肥胖儿童

1.研究人群　体重值超出标准体重20%以上，年龄在3~6岁之间的单纯性肥胖儿童。

2.治疗处方

（1）推拿手法：推法、按法、摩法、揉法。

（2）耳穴选穴：①脾胃俱旺型：饥点、大肠、小肠、胃、心、交感。②肝郁气滞型：口、肝、胆、神门、皮质下、内分泌。③脾虚湿盛型：脾、饥点、胃、膀胱、肾、三焦、肺、皮质下。

3.操作步骤

（1）推拿操作：①推5~7遍，医者手掌自患儿大椎沿脊柱两侧向下推，推毕后揉按两侧肾俞、脾俞各50次；②摩腹100次，医者用手掌顺时针方向摩腹，然后用两手拇指自患儿剑突处沿两肋下分推50次；③推按后承山100次，医者用拇指向下推按两侧后承山至足跟部。

（2）耳穴操作：每次取单侧耳穴，两侧耳穴交替使用，贴耳穴前将探针于穴区按压寻找准确痛点，将贴有磁珠的胶布固定于耳穴，每日按压3~5次，每次约5分钟。

4.疗程　推拿每日1次，4周为1疗程，共3个疗程；耳穴贴压每3天1次，4周为1疗程，共3个疗程。

5.临床点评　因针刺、埋线等治疗方式针感明显，故对于怕疼或畏针人群常常可采用手法减肥，以指代针，从外而内，刺激一定穴位，以激发经气，发挥化湿、祛痰、活血、祛瘀等作用。在此基础上应用耳穴疗法，应用耳穴理论，控制食欲，减少摄入量，促进能量代谢和消耗。此法适用于轻、中、重度肥胖。

（六）耳穴联合灸法治疗肥胖并发高脂血症痰湿内阻型人群

1.研究人群　轻、中、重度肥胖者，年龄在18~77岁之间的肥胖并发高脂血症痰湿内阻型人群。

2.穴位处方

（1）温针选穴：足三里、中极、脾俞、肾俞。

（2）耳穴选穴：肺、脾、肾、大肠、胃、膀胱、三焦、内分泌、皮质下。

3.操作步骤

（1）温针灸操作：各穴消毒后，选用一次性针灸针针刺，进针得气后采用泻法行针，留针30分钟，期间每10分钟行针1次。并于针刺后加温灸。

（2）耳穴操作：每次单侧5个耳穴，常规消毒后用持针器分别将揿针刺入单侧选取的耳穴，用胶布固定，两耳交替进行；留埋期间，每日饭前30分钟自行用手按压1次，每次每穴按压1~3分钟，自行按压以强刺激为宜。

4.疗程　隔日治疗1次，持续治疗3个月。

5.临床点评　以艾灸之温，作用于腧穴，补益后天之本，增强机体代谢能力。与耳穴配合，调整机体状态，共同作用达到祛湿化痰减肥的目的，同时还能改善血脂指标。本疗法无痛无创，尤其适用于虚寒型肥胖，对各度肥胖的成人及儿童均有作用。

参考文献

［1］温月贤，黄源鹏.耳穴贴压治疗产后肥胖症31例临床观察［J］.云南中医中药杂志，2015，36（12）：59-60.

［2］詹云，单鸣，袁艺，等.耳穴贴压治疗2型糖尿病肥胖患者的临床观察［J］.中国医学创新，2009，6（27）：10-11.

［3］李全涛，任永新.电针配合耳压疗法治疗单纯性肥胖40例疗效观察［J］.世界中医药，2013（5）：555-556.

［4］郑开文.穴位埋线结合耳穴贴压对单纯性肥胖患者疗效及血脂、血糖的临床观察研究［D］.广州中医药大学，2013.

［5］黄皖生，吴敬斌，黎永兴，等.耳穴贴压按摩并用治疗儿童单纯性肥胖症的研究［J］.中医药学刊，2004，22（4）：626-627.

［6］闫利敏，刘志诚，徐斌.温针灸联合耳针埋压治疗痰湿内阻型肥胖并发高脂血症疗效分析［J］.中华中医药学刊，2017（1）：146-148.

［7］樊香艳.耳穴埋豆治疗痰湿质单纯性肥胖30例［J］.中医外治杂志，2015，24（1）：58-58.

［8］李一新.磁珠耳压抑制单纯性肥胖者食欲亢进43例［J］.针灸临床杂志，2005，21（9）：48-48.

［9］孙培华.耳穴辨证贴压治疗单纯性肥胖症168例［J］.上海针灸杂志，2005，24（2）：25-25.

［10］白华.中药耳穴埋压法治疗单纯性肥胖86例疗效观察［J］.中国学校卫生，2005，26（7）：609-609.

［11］李志中，仰庆惠，刘溢清.耳穴贴压结合膳食指导对肥胖患者体重的影响［J］.现代中医临床，1995（2）：43-45.

［12］黄茶熙.耳穴贴压加体针治疗单纯性肥胖疗效的临床观察［J］.成都中医药大学学报，2011，34（1）：19-21.

［13］高小爱.针刺配合耳穴贴籽治疗单纯性肥胖病48例［J］.针灸临床杂志，2005，21（11）：8-9.

［14］马广昊，顾群，赵向超，等.电针透刺治疗单纯性肥胖150例临床观察［J］.吉林中医药，2012，32（1）：89-91.

［15］蔡灵波，谢丽华.电针配合耳穴贴压治疗单纯性肥胖60例疗效观察［J］.内蒙古中医药，2016，35（5）：118-119.

［16］陈千里，张泽胜.耳穴贴压配合穴位埋线治疗单纯性肥胖症83例［J］.上海针灸杂志，2005，24（2）：24-24.

［17］林育辉，张学成，邓新霞，等.穴位埋线结合耳穴贴压治疗单纯性肥胖症116例［J］.山西中医，2011，27（4）：39-40.

［18］朱升朝，于利群，宋培娟.按摩治疗幼儿单纯性肥胖症的研究［J］.按摩与康复医学，2000（1）：9-12.

［19］周云英，陈守真.耳穴贴压加经络减肥仪治疗单纯性肥胖200例［J］.福建医药杂志，1997（2）：122-123.

［20］曾红文，聂斌.电针、穴位埋线合耳压综合治疗单纯性肥胖症的临床观察［J］.针灸临床杂志，2006，22（7）：13-14.

［21］卜林凌，金晓晓，石玲.针灸配合中药熏蒸治疗成人单纯性肥胖症73例疗效观察［J］.中国民族民间医药，2011，20（5）：104-105.

［22］奚海鸿.针灸治疗单纯性肥胖症60例［J］.上海针灸杂志，2005，24（2）：3-4.

［23］薛冬群，苏春香，亢东琴，等.耳穴贴压治疗成人单纯性肥胖效果的Meta分析［J］.中国循证医学杂志，2015（10）：1182-1189.

［24］舟红星，唐青青，王茵萍.耳甲部电针刺激对肥胖大鼠摄食和脂肪代谢的影响［J］.中国中医基础医学杂志，2014（3）：372-374.

［25］高昕妍，李艳华，朱兵，等.针刺耳甲区对自发性高血压及正常大鼠血压的影响及其机理探讨［J］.针刺研究，2006，31（02）：28-33.

［26］杨玉彬，柯斌，秦鉴.不同热量限制方法对胰岛素抵抗肥胖大鼠糖脂代谢及脂肪细胞分化的作用研究［J］.中国全科医学，2016，19（18）.

第六节　拔罐疗法

一、概述

拔罐疗法又称"角法""吸筒疗法"，是一种以杯罐为工具，利用燃火、抽气等方法，排除罐中空气，造成负压，使其吸着于皮肤，造成局部瘀血现象的一种治病方法。它能造成局部充血，使毛细血管扩张，以通畅气血、宣散邪气，而达到治疗疾病的目的。拔罐疗法具有行气、活血、消肿、止痛、散寒、祛瘀等作用。

拔罐疗法历史源远流长，已有两千多年历史，它是人们在实践学习中摸索出来的治疗方法。先秦《五十二病方》就有对"角法"的记载，即用兽角来进行拔罐，主要用于外科排脓。魏晋南北朝时期，基本确立"角法"的适应证和禁忌证。隋唐时期，拔罐所用的器具有了突破性的进展，开始使用竹罐来代替兽角。宋金元时期，罐疗的适应证已经发展到了内科病证。时至明代，拔罐疗法已经成为临床成熟的治疗手段。罐法在清代取得了长足的进步，不仅在罐具、操作方法上有所创新，更将罐法与脏腑经络学说相结合，从而大大扩大了罐法的治疗范围，同时正式提出了"火罐"一词。民国时期，拔罐法基本处于停滞状态，直到中华人民共和国成立，才再度发展起来，成为重要的临床治疗手段之一。

随着拔罐疗法的发展成熟，它的适应证不断扩大，涉及内、外、妇、儿、五官多个学科，既可用于急症治疗，也应用于疑难杂症。

在中医脏腑经络理论指导下，对肥胖患者辨证分型，选择合适的罐具、拔罐部位和施罐方法，可以升清降浊、调理脾胃，促使患者痰湿运化正常，最终实现减肥降脂功效。

二、拔罐减肥处方

拔罐治疗肥胖取穴考虑脾经、胃经、膀胱经等经脉上的穴位为主，再配合肥胖的中医辨证、伴随症状、并发疾病、局部肥胖部位等选择配穴。

1.主穴　天枢、足三里、中脘、丰隆、曲池。

2.辨证配穴　脾虚湿阻型加公孙、脾俞、胃俞、照海、申脉；胃热湿阻型加合谷、支沟、腹结；肝郁气滞型配太冲、内关、肝俞；脾肾两虚型配关元、照海、太溪、脾俞、肾俞；阴虚内热型配内关、太溪、阴郄、心俞。

3.随症配穴　失眠配心俞、督俞、膈俞；嗜睡配脾俞、心俞、三焦俞；便秘配脾俞、大肠俞、三焦俞；腹泻配脾俞、胃俞；食欲过旺配脾俞、胃俞；动则出汗配肺俞，心气虚加心俞，肾气虚加肾俞。

4.局部肥胖配穴　背部肥胖配背部膀胱经腧穴，臀部肥胖配环跳穴，腰部肥胖配带脉穴，肩、臂部肥胖配肩臂局部腧穴，腿部肥胖配腿部腧穴。

三、拔罐疗法减肥操作

（一）器械与材料选择

1.竹罐　取材容易，制作方便，造价低廉，不易损坏，且适于药煮。

2.陶罐　口底平滑，吸附力大，且易操作。

3.玻璃罐　光滑透明。其优点是吸着力大，可随时观察皮肤变化情况，是当前各医疗单位使用最多的1种。最适用于拔罐放血用。

4.材料　棉棒签或镊子及棉球、95%医用乙醇、打火机、碘伏等。

（二）术前准备

1.穴位选择　根据疾病的诊断、辨证确定治疗腧穴处方。

2.体位选择　选择患者舒适，医者便于操作的体位，多为卧位。

3.环境要求　应注意环境清洁卫生，避免污染。

4.消毒　罐具、皮肤均行常规消毒。

（三）吸拔方法

火罐法利用火焰燃烧时消耗罐中部分氧气，并借火焰的热力使罐内的气体膨胀而排除罐内部分空气，使罐内形成负压，借以将罐吸着于施术部位的皮肤上。常用的有以下几种方法。

1.闪火法

（1）操作手法：用镊子夹着点燃的酒精棉球，在罐内短暂停留后迅速抽出，将罐扣到施术部位。

（2）留置时间：5~15分钟。

（3）注意事项：棉球蘸酒精不可过多，以免火随酒精滴燃；火只可在罐内闪烧，不可烧灼罐口，以防烫伤皮肤；火罐一直保持口朝下的方向，不可使口倾斜或口上仰，以防热空气外溢，影响负压。

2.投火法

（1）操作手法：将酒精棉球点燃后投入罐内，趁火势正旺，立即扣于施罐部位。

（2）留置时间：5~15分钟。

（3）注意事项：此法因罐内有正燃烧物质，宜在侧面横扣，以免正燃的棉球落下，烧伤皮肤。

3.贴棉法

（1）操作手法：将一棉花块蘸浸酒精后，贴敷于火罐内壁的底部，点燃后迅速扣于选定部位。

（2）留置时间：5~15分钟。

（3）注意事项：棉块上的酒精不宜太多，以免烧伤皮肤。

（四）拔罐法的运用

1.留罐法 拔罐后将罐留置一定时间，一般留置5~15分钟，罐大吸拔力强的应适当减少留罐时间。

2.闪罐法 将罐子拔上后立即取下，如此反复吸拔多次，至皮肤潮红为度。

3.走罐法 先将要拔罐的部位涂上润滑剂，将罐扣好后，右手握好罐子，左手紧按扣罐部位上端的皮肤，使之绷紧，右手拉罐向下滑移。达到一定距离，再将左手按紧下端皮肤，右手拉罐向上滑移。如此反复上下滑移几次，见所过部位皮肤有红晕即可停止，起下罐子，擦去润滑剂。

4.刺络拔罐法 先用三棱针或粗毫针、皮肤针、滚刺筒等，按病变部位的大小和出血量要求，刺破小血管，然后拔以火罐，以此可加强刺血法的疗效。

5.针罐法　在选定的部位刺上毫针，不必拔针，再用火罐拔于针刺部位，使针置留于罐中，留置10分钟左右再行起罐。

（五）起罐方法

起罐时，用一手拿住火罐，另一手将火罐口边缘的皮肤轻轻按下，或将某些罐具特制的进气阀拉起，待空气缓缓进入罐内后，罐即落下。切不可硬拔，以免损伤皮肤。若起罐太快，易造成空气快速进入罐内，则负压骤减，易使患者产生疼痛。

（六）注意事项

1.拔罐部位或穴位一般应选择肌肉丰满、皮下组织充实及毛发较少的部位。吸拔力过大，时间过久，有时可使拔罐的部位皮肤起泡。

2.初次治疗及体弱、紧张、年老、儿童与易发生意外反应的患者，宜选小罐且拔罐的数量要少，选卧位并随时注意观察，以便及时发现处理。不合作者不宜拔罐。

3.拔罐时嘱患者不要移动体位，以免罐具脱落。拔罐数目多时，罐具之间的距离不宜太近，以免罐具牵拉皮肤产生疼痛，或罐具间互相挤压而脱落。

4.有出血倾向的疾病，如血友病、血小板减少性紫癜和白血病患者不宜拔罐。

5.全身高度浮肿者不宜拔罐。

6.皮肤高度过敏，受术部位皮肤破损、溃烂，外伤骨折部位，静脉曲张处，癌肿恶性病变部位，皮肤丧失弹性处不宜拔罐。

（七）不良反应处理

1.拔罐后针孔如有出血，可用干棉球拭去血渍，碘酒消毒出血部位。

2.一般局部呈现红晕或紫绀色（瘀血）为正常现象，可自行消退。如局部瘀血严重者，不宜在原位再拔。

3.患者皮肤敏感或留罐时间过长，皮肤会起水疱，小水疱不需处理，防止擦破引起感染即可；大水泡可以用针刺破，放出泡内液体，涂以碘酒消毒，覆盖干净消毒敷料，防止感染。

四、基于数据挖掘的拔罐减肥文献分析

以"单纯性肥胖""肥胖症"分别与"拔罐""罐法""拔罐疗法"为关

键词检索中国生物医学文献数据库、中文科技期刊全文数据库、万方数据库、维普数据库及中医药在线数据库近30余年公开发表的拔罐治疗单纯性肥胖的临床研究文献，构建了拔罐治疗单纯性肥胖数据库。

纳入标准：①符合单纯性肥胖的诊断标准；②治疗采用拔罐疗法或联合其他针灸治疗方法，明确给出使用的穴位名称，并取得肯定疗效。

排除标准：①仅有单纯性肥胖症状而无明确诊断的；②治疗组同时使用具有减肥效果的西药或保健品的治疗；③综述性文献、科普文章、动物实验研究等；④重复发表的文献仅取发表时间最早的1次。

依据纳排标准，共纳入符合要求的62篇拔罐治疗单纯性肥胖的临床研究文献，对拔罐治疗单纯性肥胖的核心穴位、随证配穴、拔罐的时间、拔罐的方法进行了全面分析，得到结果如下。

（一）拔罐疗法治疗单纯性肥胖的核心穴位

如图5-6-1所示，位于复杂网络示意图中心的为拔罐治疗单纯性肥胖的核心穴位。图中度值较大的节点具有相当强的配伍能力，跟较少的穴位配伍就能起到治疗单纯性肥胖的作用，度值较小的节点只有和更多的穴位进行配伍，才能达到治疗本病的目的。拔罐治疗单纯性肥胖的前18个核心穴位依次为天枢、丰隆、中脘、关元、三阴交、脾俞、肾俞、足三里、曲池、气海、太冲、阴陵泉、水分、大横、内庭、太溪、支沟、肝俞。相关穴位的核心度值见表5-6-1。

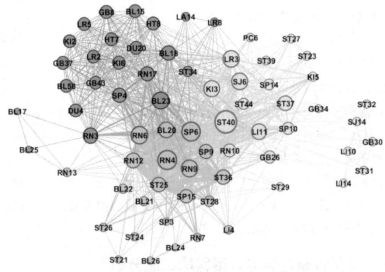

图5-6-1　拔罐治疗单纯性肥胖核心穴位复杂网络示意图

（图中节点大小表示度的大小）

表5-6-1　拔罐治疗单纯性肥胖的节点信息（度>100）

编号	节点	度	频次
1	天枢	183	28
2	丰隆	208	26
3	中脘	164	25
4	关元	211	23
5	三阴交	195	23
6	脾俞	218	20
7	肾俞	207	19
8	足三里	166	19
9	曲池	173	17
10	气海	145	16
11	太冲	143	16
12	阴陵泉	157	15
13	水分	102	13
14	大横	101	13
15	内庭	125	13
16	太溪	111	13
17	支沟	112	12
18	肝俞	107	10

（二）拔罐疗法治疗单纯性肥胖的穴位配伍

以拔罐治疗单纯性肥胖核心穴位结论为基础，进一步对拔罐治疗单纯性肥胖处方进行穴位配伍分析。穴位组合的次数越多，穴位间的连线越粗，反映两节点之间的关系越密。如图5-6-2所示，天枢与中脘之间的线最粗，表明拔罐治疗单纯性肥胖中天枢配合中脘应用最多，其次是大横与天枢、天枢与足三里。30组关联频度从高到低排列的拔罐配伍分析结果见表5-6-2。

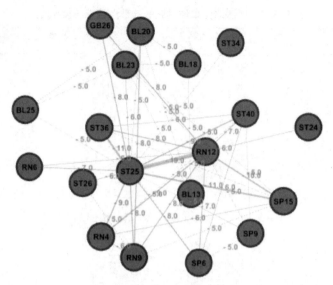

图5-6-2　拔罐治疗单纯性肥胖穴位配伍复杂网络分析示意图

表5-6-2　拔罐治疗单纯性肥胖穴位配伍关联频度

编号	穴位1	穴位2	权值	编号	穴位1	穴位2	权值
1	天枢	中脘	19	16	气海	天枢	7
2	大横	天枢	11	17	三阴交	中脘	7
3	天枢	足三里	11	18	大横	关元	6
4	大横	中脘	10	19	丰隆	三阴交	6
5	丰隆	天枢	9	20	丰隆	足三里	6
6	关元	天枢	9	21	关元	水分	6
7	关元	中脘	9	22	滑肉门	天枢	6
8	带脉	天枢	8	23	气海	中脘	6
9	带脉	中脘	8	24	肾俞	天枢	6
10	脾俞	水分	8	25	天枢	外陵	6
11	三阴交	天枢	8	26	大肠俞	脾俞	5
12	水分	天枢	8	27	大肠俞	肾俞	5
13	水分	中脘	8	28	大肠俞	天枢	5
14	中脘	足三里	8	29	大横	肾俞	5
15	丰隆	中脘	7	30	大横	水分	5

（三）拔罐治疗单纯性肥胖的联合干预方法

在采用拔罐治疗单纯性肥胖的临床研究文献中，有20个处方运用拔罐配合针刺治疗，占纳入文献的32%；有10个处方单纯运用拔罐治疗单纯性肥胖，占纳入文献的16%；7个处方应用了拔罐配合电针治疗，占纳入文献的11%；7个处方应用了拔罐配合穴位埋线治疗，占纳入文献的11%。具体见图5-6-3。

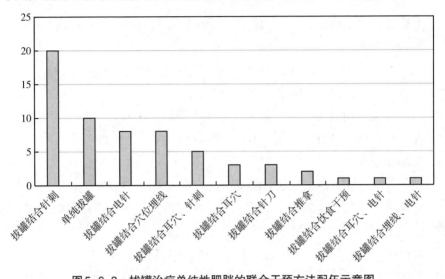

图5-6-3　拔罐治疗单纯性肥胖的联合干预方法配伍示意图

五、现代临床报道

（一）拔罐治疗单纯性肥胖

1.研究人群　确诊为单纯性肥胖的，18~54岁的女性。

2.穴位处方

腹部：中脘、关元、天枢、水道、外陵、大横、水分。

腰背部：两侧膀胱经。

局部：沿上臂（大肠经）、大腿（胃经）、臀部（膀胱经）。

3.操作步骤

用闪火法对腹部穴位反复快速闪罐，约20分钟，直至皮肤潮红。腰背部采用走罐法。罐口涂好刮痧油后，将火罐沿脊柱两侧膀胱经缓缓推动数次，以皮肤潮红为度。局部肥胖可沿上臂（大肠经）、大腿（胃经）、臀部（膀胱经）等区域进行闪罐。

4.疗程　每日1次，12次1个疗程，疗程间休息3天，共3个疗程。

5.临床点评　局部经络配合腧穴拔罐，点、线结合，充分发挥拔罐治疗单纯性肥胖的作用。拔罐疗法用以治疗单纯性肥胖，具有疗效显著、方便经济、相对安全、作用广泛、痛苦小、操作方便等优点，临床治疗肥胖症便捷实用。

（二）拔罐联合针刺治疗单纯性肥胖

1.研究人群 BMI ≥ 25.5，超过标准体重10%，腹围在90cm以上。

2.穴位处方

（1）拔罐穴位处方：第1胸椎至第5腰椎夹脊穴，天枢、大横、气海、关元、梁丘、足三里、丰隆、血海、公孙。

（2）针灸穴位处方：主穴取足三里、上巨虚、天枢、三阴交、气海、中脘，配穴取环跳、风市、伏兔、丰隆、阴陵泉、关元、腹结。

3.操作步骤

（1）拔罐操作：以闪火法将罐吸拔于穴位，留罐30分钟。

（2）针灸操作：主穴每次必取，适当配以配穴；得气后接通电针仪，通电30分钟，以连续波和疏密波交替刺激。

4.疗程 每周3次，10次为1疗程，共3个疗程。

5.临床点评 针刺相应减肥要穴能对脏腑及经络进行调整，穴位上进行拔罐又能振奋阳气，降浊升清。而拔罐联合针灸治疗肥胖症较单独运用一种方法来治疗，临床效果更加显著，不易反弹，不影响日常生活。

（三）拔罐联合电针治疗单纯性肥胖

1.研究人群 BMI ≥ 23，年龄20~64岁，排除继发性肥胖症。

2.穴位处方

（1）拔罐穴位处方：背部正中督脉及两侧膀胱经。

（2）针灸穴位处方：主穴取中脘、水分、气海、关元、天枢、带脉；配穴胃肠实热型配足三里、梁丘、内庭，脾虚湿阻型配脾俞、丰隆、三阴交，肝郁气滞型配肝俞、血海、太冲，脾肾阳虚型配脾俞、肾俞、太溪，若便秘加支沟、腹结，食欲亢进加上脘、下巨虚，血压高者加曲池、太冲，血脂高者加丰隆。

3.操作步骤

（1）拔罐操作：在背部搽适量凡士林油，用闪火法将罐吸住，在背部正中督脉及两侧膀胱经上来回推拉罐数次，至皮肤潮红即可起罐。

（2）针灸操作：患者取仰卧位，毫针进行针刺，得气后在天枢、带脉处加电针，取疏密波，使腹部振动，以患者耐受为度，留针40分钟。

4.疗程　针灸每日1次，拔罐隔日1次，10次为1个疗程，治疗3~5个疗程。

5.临床点评　拔罐联合电针治疗肥胖症通过穴位的刺激，调节内分泌及机体的各种代谢功能。既可抑制旺盛的食欲，又可促进脂肪代谢，减少脂肪、水分堆积；并且针刺后可减缓胃肠蠕动及胃酸的分泌，而能减少食物的摄入量。

（四）拔罐联合两种及以上干预方法治疗超重、肥胖人群

1.研究人群　BMI≥25，合并有一项与肥胖有关的健康障碍。

2.穴位处方

（1）针刺选穴：中脘、天枢、关元、带脉、腹结、滑肉门、大横、足三里。

（2）拔罐选穴：以背部督脉和膀胱经为主。

（3）耳穴选穴：口、饥点、渴点、胃、脾、三焦、神门、脑。

3.操作步骤

（1）针刺操作：选取30号1.5~3寸毫针，用75%酒精棉球常规消毒所选穴位，快速进针，行补泻手法，每隔10分钟行针1~2次，留针25分钟。除天枢、足三里外选取两对穴位接通电针20分钟。

（2）拔罐操作：采取闪罐、走罐、留罐，以皮肤潮红为度，留罐8~10分钟。

（3）耳穴操作：每次选取耳穴5~6个，用75%酒精消毒后，贴上王不留行籽耳穴贴，左右耳交替。饭前30分钟按压诸耳穴3~5分钟。

4.疗程　针刺、拔罐每周3次，1个疗程为4周，共3个疗程。耳穴贴压春夏季隔天一换，秋冬季一周一换。

5.临床点评　拔罐联合多种干预方式治疗肥胖，是多种治疗方案联合起效，通过不同途径、机制调节神经系统、内分泌系统，调节机体代谢，且作用显著，因此很多减肥患者更乐于接受。针对各型、各度的超重、肥胖人群均有疗效，尤其对中、重度肥胖，肥胖合并症作用明显。

参考文献

［1］李健，杨帆.火罐治疗单纯性肥胖37例［J］.陕西中医,2009,30（6）:716-717.

［2］王德占.针刺加拔罐治疗单纯性肥胖60例［J］.中国针灸,2007（S1）:

33-33.

［3］林兵宾.腹部电针配合背部走罐为主治疗单纯性肥胖68例［J］.上海针灸杂志，2009（5）：288-288.

［4］王德梅，王道云，刘翠娥.针刺、拔罐配合耳压治疗单纯性肥胖156例［J］.中国中医药信息杂志，2005，12（8）：66-67.

［5］杨金生.拔罐疗法的历史沿革［J］.中华医史杂志，1999（2）：82-84.

［6］蒋丽剑.针刺联合拔罐治疗单纯性肥胖的疗效观察［J］.黑龙江中医药，2018，47（04）：82-83.

［7］马素起.针刺加拔罐治疗女性脾虚湿阻型单纯性肥胖临床观察［J］.光明中医，2015（8）：1707-1708.

［8］李艳双.电针配合拔罐治疗单纯性肥胖的临床研究［D］.长春中医药大学，2009.

［9］尚亚婷，蒋花，徐彦龙，等.中频拔罐耳压配合针刺治疗单纯性肥胖疗效观察［J］.西部中医药，2013，26（11）：109-110.

［10］林浩春，黄泳.自拟高效减肥法治疗单纯性肥胖的临床疗效观察［J］.四川中医，2014，6（3）：144-147.

［11］朱晓玲，罗会用.拔罐加针刺治疗单纯性肥胖31例［J］.针灸临床杂志，2014，10（2）：4-7.

［12］傅俊媚，尤瑶瑶.穴位埋线配合拔罐疗法治疗腹型肥胖的效果观察［J］.白求恩医学杂志，2015，15（2）：213-214.

［13］傅俊媚，麦国明，李彦欣.穴位埋线配合走罐疗法治疗脾虚湿阻型单纯性肥胖的临床研究［J］.四川中医，2016，9（4）：194-196.

［14］王龙，周志跃.一指禅推法配合针罐治疗单纯性肥胖病42例［J］.长春中医药大学学报，2009，25（3）：397-397.

［15］李宁.神阙八阵穴闪罐治疗肥胖症临床疗效观察［J］.中国针灸，2004，24（06）：395-397.

［16］赵琛.针罐埋线与电针治疗胃肠实热型单纯性肥胖临床疗效对比［J］.中国针灸2006，26（08）：547-550.

［17］傅惠萍.腹部透刺加闪罐治疗单纯性腹型肥胖症疗效观察［J］.实用中医药杂志，2007，23（2）：110-111.

［18］王红艳，张迎泉，毕臻.针罐配合耳穴治疗中心型肥胖临床研究

［J］.世界中西医结合杂志，2009，4（10）：729-731.

［19］李艳，袁发慧，杨贤海，等.背俞穴针罐法治疗肥胖合并血脂异常疗效评价［J］.中国中医药信息杂志，2010，17（11）：66-67.

［20］徐锋.针刺加药罐治疗脾虚湿阻型单纯性肥胖的临床疗效观察［D］.湖北中医药大学，2011.

［21］华云辉.透刺闪罐与耳穴治疗单纯性肥胖的临床观察［J］.针灸临床杂志，2005，21（5）：29-30.

［22］孙良金，许向东.背俞穴走罐配合针刺治疗单纯性肥胖30例临床观察［J］.中国实用医药，2007，2（32）：138-139.

第七节　刮痧疗法

一、概述

刮痧法是指用边缘光滑的刮痧板、瓷器片、小汤匙等工具，蘸油或清水在体表部位进行由上而下、由内向外反复刮动，用以治疗有关疾病的方法，具有简、便、廉、验的特质。

刮痧疗法形成的具体时间已不可考。宋元之际，民间已比较广泛地流传用汤匙、铜钱蘸水或油刮背部以治疗腹痛等症。《针灸大成》一书中引用了《保赤推拿法》的"刮者，医指挨皮肤，略加力而下也"，将针灸、按摩之刮法、推法向刮痧法过渡。到了清代，刮痧之法大为盛行，清人王庭记载："无何，则吾乡挑痧之法盛行矣。先是乡人有粪秽感痧，例用钱物蘸油而刮，及此多用挑"。在此基础上，清代出现了第一部痧症研究的专著《痧胀玉衡》，该书对痧症的病源、流行、表现、分类与刮痧方法、工具以及综合治疗等方面都做了较为详细的论述。清代编撰刊行的痧病专著不下20余部，为刮痧的普及、研究做了重大贡献。随着近代科学技术的发展，刮痧器具进一步发展，在手法上也更加丰富，更加切合临床。刮痧由原来的治疗痧病发展到内外妇儿等科近400种病症，并涉及消除疲劳、减肥、养颜美容等养生保健领域。现代的"全息刮痧疗法"借鉴了全息穴区主病的内容，将生物全息理论应用到刮痧的临床实践之中，刮拭局部器官的不同区域治疗全身疾病。

刮痧治疗肥胖主要是基于中医的整体观和经络学说。刮拭刺激皮部能通过经络传至相应脏腑，对脏腑功能起到双向调节作用。按照西医学理论，刮痧主要是通过对经穴或局部的刺激使人体神经末梢或感受器产生效应，促进新陈代谢，减少体内脂肪，对机体各部产生协调作用。

二、刮痧减肥处方

刮痧治疗肥胖取穴以脾经、胃经、膀胱经等经脉或经脉上的穴位为主，再配合肥胖的中医辨证、伴随症状、并发疾病、局部肥胖部位等选择配穴。

1.主穴 天枢、足三里、曲池、大横、阴陵泉，丰隆。

2.辨证配穴 脾虚湿阻型配脾俞、胃俞、三焦俞。胃热湿阻型配胃俞、膈俞、丰隆，肝郁气滞型配肝俞、胆俞、太冲，脾肾两虚型配脾俞、肾俞、膀胱俞，阴虚内热型配肺俞、心俞、膈俞。

3.随症配穴 失眠配心俞、神门；嗜睡配神门、心俞、涌泉；便秘配支沟、大肠俞、三焦俞；腹泻配胃俞、中脘；食欲过旺配脾俞、胃俞；动则出汗配肺俞，心气虚加心俞，肾气虚加肾俞；月经不调、痛经配关元、关元俞、肾俞，肾气虚加肾俞，血虚加膈俞，肝郁加肝俞。

4.并发症配穴 高血压配神门、行间、太冲，血脂紊乱配中脘、太白、关元，脂肪肝配太冲、行间、期门，2型糖尿病配三阴交、中脘，多囊卵巢综合征配子宫、关元、中极。

5.局部肥胖配穴 背部肥胖配膀胱经腧穴，臀部肥胖配臀部局部经穴，腰部肥胖配带脉经脉，肩、臂部肥胖配大肠经腧穴，腿部肥胖配太阳经、阳明经腿部腧穴。

三、刮痧疗法减肥操作

（一）器械与材料选择

1.水牛角刮痧板 最常使用的一种刮痧板。水牛角性寒，有清热、凉血、解毒之功效，适用于绝大多数疾病的刮痧治疗。

2.火罐 罐口边缘平整、光滑而厚，将罐口边缘蘸少量按摩膏、红花油等作润滑剂，可作刮痧之用。用较小负压吸拔后在人体一定部位来回刮动，使身体局部出现红紫色的片状充血，即为走罐。

3.材料准备 润滑剂、纱布、碘伏、消毒器具等。

（二）术前准备

1.刮痧部位选择 根据疾病的诊断、辨证确定治疗处方。

2.**体位选择**　选择患者舒适，医者便于操作的体位。

3.**环境要求**　选择避风保暖、干净卫生的操作环境。

4.**消毒**　刮痧器具、术者双手、患者刮痧部位消毒。

（三）施术方法

1.**补法**　刮拭按压力度小、刮拭速度慢、刺激时间较长、刮拭顺着经脉运行方向、出痧点数量少、刮痧后加温灸等为补法。

2.**泻法**　刮拭按压力度大、刮拭速度快、刺激时间较短、刮拭逆着经脉运行方向、出痧点数量多、刮痧后加拔罐等为泻法。

3.**平补平泻法**　平补平泻法介于补法和泻法之间，刮拭按压力度中等，速度适中。

4.**时限与疗程**　每个部位刮拭20~30次，以患者耐受及出痧为度。每次刮拭15~25分钟为宜。出痧部位隔7天或出痧消退才可再次在相同部位进行刮痧，连续治疗7~10次为一个疗程。

（四）注意事项

1.刮痧时皮肤局部汗孔开泄，风寒之邪可从开泄的汗孔侵袭人体，因此，刮痧时要注意避风保暖，室温保持在25℃左右为宜，尽量减少暴露皮肤；夏季不可在风扇前和空调风口前刮痧。

2.刮拭要用力均匀，以患者能耐受为度。

3.不可片面追求出痧而用重手法或延长刮痧时间。出痧多少受患者体质、病情、患者服药情况以及室内的温度等多方面因素的影响。

4.刮拭过程中，要经常询问患者的感受，观察患者的表情、反应。如果出现晕刮，应立即停止刮痧，采取相应的处理措施。

5.刮痧完毕后，用干净的医用棉球擦干患者身上的水渍、油渍、润滑剂等，让患者穿上衣服休息15分钟左右。

6.刮痧治疗使汗孔开泄，要消耗体内津液，患者会感到干渴，应喝一两杯温开水。

7.刮痧治疗后，切勿吹风受凉，若出汗要及时擦干，一般要在刮痧3小时后方可洗浴。

（五）不良反应处理

1.**晕刮**　应立即停止刮痧治疗，迅速让患者平卧，取头低脚高体位，注意保暖。抚慰患者紧张情绪，让其饮用一杯温糖开水。静卧片刻患者即可缓解。仍未恢复者，可考虑采用现代急救措施。

2.出血 及时涂碘酒消毒，根据出血部位大小判断是否需要辅料包扎覆盖。

四、基于数据挖掘的刮痧减肥文献分析

以"单纯性肥胖""肥胖症"分别与"刮痧""痧法""刮痧疗法"为关键词检索中国生物医学文献数据库、中文科技期刊全文数据库、万方数据库、维普数据库及中医药在线数据库近30余年公开发表的刮痧治疗单纯性肥胖的临床研究文献。

纳入标准：①符合单纯性肥胖的诊断标准；②治疗采用刮痧疗法或联合其他针灸治疗方法，明确给出使用的穴位名称或经络名称，并取得肯定疗效。

排除标准：①仅有单纯性肥胖症状而无明确诊断的；②治疗组同时使用具有减肥效果的西药或保健品治疗；③综述性文献、科普文章、动物实验研究等；④重复发表的文献仅取发表时间最早的1次。

依据纳排标准，共纳入符合要求的13篇刮痧治疗单纯性肥胖的临床研究文献，对刮痧治疗单纯性肥胖进行分析后结果如下。

（一）刮痧疗法治疗单纯性肥胖的核心经络

刮痧治疗单纯性肥胖的临床研究文献数据分析结果显示，临床运用刮痧治疗单纯性肥胖以循经刮痧为主，其中足太阳膀胱经使用频次最高，占全部文献的46.15%；足阳明胃经位列第二，占46.15%；足太阴脾经与足少阴肾经皆占38.46%。具体经络使用频次及频率数据可见表5-7-1。

表5-7-1　刮痧治疗肥胖经络使用分析

经络	频次	频率（%）
手太阴肺经	3	23.08
手阳明大肠经	4	30.77
手太阳小肠经	1	7.69
足阳明胃经	6	46.15
足太阴脾经	5	38.46
足太阳膀胱经	7	53.85
足少阴肾经	5	38.46
任脉	4	30.77
督脉	3	23.08
带脉	2	15.38

（二）刮痧疗法治疗单纯性肥胖的核心穴位

刮痧治疗单纯性肥胖的临床研究文献数据分析结果显示，临床运用刮痧治疗单纯性肥胖中针对穴位刮痧文献较少，其中三阴交使用频次最高，占腧穴运用总频次的19.23%；中脘、关元位列第二，占15.38%；足三里、天枢、肾俞、脾俞位列第三，占11.54%。具体穴位使用频次及频率数据可见表5-7-2。

表5-7-2　刮痧治疗肥胖腧穴使用分析

穴位	频次	频率	归经	特定穴
三阴交	5	19.23%	足太阴脾经	交会穴
中脘	4	15.38%	任脉	募穴、腑会
关元	4	15.38%	任脉	募穴
丰隆	4	15.38%	足阳明胃经	络穴
足三里	3	11.54%	足阳明胃经	合穴、下合穴
天枢	3	11.54%	足阳明胃经	募穴
肾俞	3	11.54%	足太阳膀胱经	背俞穴
脾俞	3	11.54%	足太阳膀胱经	背俞穴
胃俞	2	7.69%	足太阳膀胱经	背俞穴
曲池	2	7.69%	手阳明大肠经	合穴
梁丘	2	7.69%	足阳明胃经	郄穴

（三）刮痧治疗单纯性肥胖的联合干预方法

在采用刮痧治疗单纯性肥胖的临床研究文献中，有3个处方单纯运用刮痧治疗单纯性肥胖，占纳入文献的23%；2个处方应用了刮痧配合针刺治疗，占纳入文献的15%；2个处方应用了刮痧配合推拿，占纳入文献的15%。具体见图5-7-1。

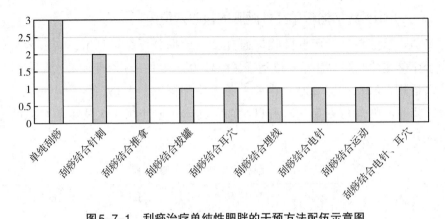

图5-7-1　刮痧治疗单纯性肥胖的干预方法配伍示意图

五、现代临床报道

（一）单纯运用刮痧治疗单纯性肥胖人群

1.研究人群　BMI ≥ 25，年龄、性别不限。

2.穴位处方　天枢、大横、梁丘、足三里、丰隆。

3.操作步骤　患者站立，医生手持刮痧板按照从上到下、从内到外的顺序，刮拭所选穴位，力度以患者耐受为度，每个部位刮拭30~40下，每次总操作时间为30分钟。

4.疗程　每周2次，持续5周，妇女经期禁止刮痧。

5.临床点评　刮痧治疗单纯性肥胖，能够有效约束患者食欲，减少食量，增强代谢，改善异常的糖代谢和血脂代谢，且能在治疗期间维持患者良好的精力及体力状态。刮痧治疗操作简单，患者可自行操作，痛苦少，成本低，是治疗肥胖较好的临床选择。

（二）刮痧联合针刺治疗单纯性肥胖人群

1.研究人群　轻、中、重度肥胖人群，年龄在17~63岁之间。

2.穴位处方

（1）针刺主穴：中脘、足三里、天枢、三阴交、丰隆、水道。

（2）刮痧取穴：以背部膀胱经背俞穴为主

3.操作步骤

（1）针刺操作：穴位消毒后，常规进针，平补平泻，有得气感，接通电针仪，调至疏密波，电流强度以患者能耐受为度，留针30分钟，10分钟行针1次。

（2）刮痧操作：以背部膀胱经背俞穴为主进行刮痧，至皮肤潮红为度。

4.疗程 每周2~3次，为期1个月。

5.临床点评 针刺腧穴治疗单纯性肥胖，实现利水祛湿与温阳化气等疗效，具有标本兼顾作用。刮痧治疗单纯性肥胖，刺激局部经络、腧穴，起到双向调节的作用。两者结合，从而促进机体新陈代谢，协调各个脏腑功能，达到减肥目的。

（三）刮痧联合电针治疗单纯性肥胖人群

1.研究人群 轻、中、重度肥胖人群，年龄在15~50岁之间。

2.穴位处方

（1）针刺主穴：中脘、下脘、气海、关元、大横、天枢、滑肉门、外陵、臂臑、曲池、外关、合谷、伏兔、血海、梁丘、足三里、三阴交。

（2）刮痧取穴：以背部膀胱经背俞穴为主

3.操作步骤

（1）电针操作：穴位消毒后，常规进针，腹部穴针刺深达脂肪层，四肢穴针深刺达肌肉层。天枢、中脘、气海分别接上G6805电针仪，选用疏密波，强度以患者耐受为度。

（2）刮痧操作：涂上刮痧油，用刮痧板从上往下，从内往外刮。

4.疗程 每天电针1次，每次30分钟，15次为1疗程。电针5次，刮痧1次。

5.临床点评 电针选取腹部腧穴，腹部为诸阴经之会，是体内痰湿易于聚集，形成肥胖之处，皮下脂肪肥厚，穴位敏感性差，选用疏密波电针刺激腹部穴可加强针感，使腹部穴位得到持续刺激，加强胃肠道的蠕动，促进脂肪代谢。配合刮痧，良性刺激背部的穴位可通经络，激发人体阳气，驱邪外达，既能调和脏腑之气，又能平衡阴阳，加速水分和脂肪的代谢。

（四）刮痧联合运动干预方法治疗痰湿体质单纯性肥胖人群

1.研究人群 18~65周岁，单纯性肥胖患者，判定为痰湿体质。

2.穴位处方

（1）刮痧处方：背部脊柱两侧夹脊穴；腹部任脉重点刮拭中脘、气海、关元，腹部两侧足阳明胃经重点刮拭天枢、水道，腹部两侧足阳明胃经重点刮拭大横；四肢刮拭手太阴肺经、手阳明大肠经、足太阴脾经和足阳明胃经。

（2）运动及饮食干预：由营养师构建一周食谱，参考2016年《中国居民膳食指南》，早餐以蛋白质、少量碳水化合物为主，午餐以碳水化合物、蛋白质、粗纤维、维生素为主，晚餐以碳水化合物、纤维素、维生素为主。运动安排在晚餐后1小时，时间60分钟，快速行走或慢跑，每日步数须达到15000步以上。

3.操作步骤

刮痧操作：每部位刮拭20~30次，刮治出痧即可，刮痧结束后饮温开水约200ml。

4.疗程 刮痧每周1次，连续4周为1个周期，共3个周期。运动每周4天以上为达标，连续4周为1个周期，共3个周期。

5.临床点评 刮痧选取背部夹脊穴、任脉、足阳明胃经、足太阴脾经、手阳明大肠经、手太阴肺经作为刮拭部位，以达到健脾利湿、升清降浊的目的，改善患者痰湿体质。运动及饮食干预给予患者更强的自主性，可促使患者形成自我管理意识，以防肥胖反复。

（五）刮痧联合两种及以上干预方法治疗超重、肥胖人群

1.研究人群 超过标准体重的20%，排除继发性肥胖患者。

2.穴位处方

（1）针刺选穴：天枢、水分、滑肉门、水道、大横、带脉、上脘、中脘、足三里、三阴交。

（2）耳穴选穴：脾、肾、内分泌、三焦、神门、饥点、肺、大肠、外鼻。

（3）刮痧、拔罐选穴：肥胖局部。

（4）运动及饮食干预：合理有氧运动；饮食有规律，不暴饮暴食，少吃油炸食品，多吃新鲜蔬菜、水果。

3.操作步骤

（1）针刺操作：选取1.5~3寸毫针，用75%酒精棉球常规消毒所选穴位，快速进针，接通电针30分钟，留针30分钟。

（2）耳压操作：每次取3~5个穴位，用王不留行籽贴压，每次餐前30分钟按压3~5分钟，有灼热感为度，两耳交替。夏天隔日1次，春秋冬季3~5天1次。

（3）拔罐、刮痧操作：肥胖局部拔罐刮痧操作，至皮肤潮红为度。

4.疗程 针刺1天1次，10次1个疗程，共3个疗程，疗程间休息3天。耳穴贴压夏天隔日1次，春、秋、冬季3~5天1次。拔罐、刮痧3~5天1次。

5.临床点评 针刺、耳穴、拔罐、刮痧、运动及饮食多种干预方式联合治疗单纯性肥胖，发挥各种干预方式的优点，达到稳速健康减肥的目的，反复概率小，但患者难以坚持。

参考文献

［1］杨金生，王莹莹，赵美丽，等."痧"的基本概念与刮痧的历史沿革[J].中国中医基础医学杂志，2007，13（2）：104-106.

［2］王莹莹，杨金生.刮痧疗法临床治疗病种研究与展望[J].中国针灸，2009，29（2）：167-171.

［3］李国秀.清脂液刮痧治疗单纯性肥胖效果观察[J].时珍国医国药，2007，18（11）：2807-2808.

［4］柏玲，班立生，范丽，等.全息经络刮痧法在临床中的运用概况[J].西南军医，2007，9（6）：108-109.

［5］梁坤，邢燕，陈三三，等.刮痧治疗单纯性肥胖的疗效观察[J].山东中医杂志，2015，7（2）：113-114.

［6］吴军君，王海燕，周启棣.针刺配合刮痧治疗单纯性肥胖108例临床观察[J].医药产业资讯，2006，3（18）：107-108.

［7］蒋良英.电针结合刮痧治疗单纯性肥胖46例[J].亚太传统医药，2010，10（7）：48-49.

［8］毛丹旦，周建平，吴小燕，等.循经刮痧与微信运动用于痰湿体质单纯性肥胖人群的干预效果[J].护理学杂志，2018，33（21）：41-43.

［9］郭敏.针灸为主综合疗法治疗单纯性肥胖[J].中医临床研究，2014，6（35）：55-56.

第八节　穴位贴敷疗法

一、概述

穴位贴敷疗法是把药物研成细末，用水、醋、酒、蛋清、蜂蜜等调成糊状，或用呈凝固状的油脂（如凡士林等）、黄醋、米饭、枣泥等制成软膏、丸剂或饼剂，或将中药汤剂熬成膏，或将药末撒于膏药上，再直接贴敷穴位以治疗疾病的一种无创痛穴位疗法。

我国现存最早的医方专著《五十二病方》就有"蚖……以蓟印其中颠"的记载，即用芥子泥贴敷于百会穴治疗毒蛇咬伤。《灵枢·经筋》记载"足阳明之筋……颊筋有寒，则急引颊移口，有热则筋弛纵缓，不胜收故僻，治之以马膏，膏其急者，以白酒和桂，以涂其缓者"，为膏药之治。《伤寒杂病论》中列举了各种贴敷方，有证有方，方法齐备，至今仍有效地指导临床实践。晋唐时期，穴位贴敷疗法已广泛地应用于临床，《肘后备急方》中收录了大量的外用膏药，如丹参膏、雄黄膏、五毒神膏等，并注明了具体的制用方法。宋明时期，李时珍的《本草纲目》中更是收载了不少穴位贴敷疗法，并为人们所熟知和广泛采用。如吴茱萸贴足心治疗口舌生疮、黄连末调敷脚心治疗小儿赤眼。清代出现了不少中药外治的专著，其中以《急救广生集》《理瀹骈文》最为著名。现代医家一方面运用现代生物、物理学等方面的知识和技术，研制出新的具有治疗作用的仪器，并与穴位贴敷外治协同运用；另一方面研制出不少以促进药物吸收为主，且使用方便的器具。

运用穴位贴敷疗法刺激和作用于体表腧穴相应的部位，通过经络的传导和调整，纠正脏腑阴阳的偏盛或偏衰，改善经络气血的运行，对五脏六腑的生理功能和病理状态产生良好的治疗和调整作用，从而以肤固表、以表托毒、以经通脏、以穴驱邪和扶正强身。

二、穴位贴敷减肥处方

（一）穴位处方

穴位贴敷治疗肥胖分主穴和配穴。临床治疗时每次选择5~7个主穴，再配合肥胖的中医辨证、伴随症状、并发疾病、局部肥胖部位等选择配穴。

1.主穴　曲池、天枢、大横、阴陵泉、丰隆。

2.辨证配穴　脾胃虚弱配脾俞、足三里，胃肠积热配上巨虚、内庭，肾阳亏虚配肾俞、关元。

3.随症配穴　心悸配神门、内关，嗜睡配照海、申脉，胸闷配膻中、内关。

4.并发症配穴　高血压配神门、内关，血脂紊乱配足三里、三阴交，脂肪肝配肝俞、肾俞，2型糖尿病配胰俞、降糖穴，多囊卵巢综合征配卵巢穴、带脉。

5.局部肥胖配穴　背部肥胖配膀胱经第1、第2侧线，臀部肥胖配环跳、髀关、中空，小腿部肥胖配委中、承山、合阳，大腿部肥胖配梁丘、伏兔、箕门。

（二）药物处方

1.选择辛窜开窍、通经活络之品，即刺激性较强的一些药物，如冰片、麝香、丁香、花椒、白芥子、姜、葱、蒜、韭之类。

2.选择厚味力猛、有毒之品，且多生用，如生南星、生半夏、甘遂、巴豆、斑蝥等。

3.选择血肉有情之物，如动物内脏、鳖甲、鲫鱼等。

4.选择适当溶剂调和贴敷药物或熬膏，以达药力专、吸收快、收效速的目的。醋调贴敷药，起解毒、化瘀、敛疮等作用，虽用药猛，可缓其性；酒调贴敷药，起行气、通络、消肿、止痛等作用，虽用缓药，可激其性；水调贴敷药，专取药物性能；油调贴敷药，可润肤生肌。常用溶剂有水、白酒、黄酒、醋、姜汁、蜂蜜、蛋清、凡士林等。

三、穴位贴敷疗法减肥操作

（一）适应证

穴位贴敷法适应范围相当广泛，能运用于大多数肥胖人群。

（二）禁忌证

1.贴敷药物过敏。

2.严重皮肤病，如皮肤长疱、疖以及皮肤有破损或皮疹。

3.严重荨麻疹。

4.疾病发作期，如急性咽喉炎、发热、黄疸、咯血、糖尿病血糖控制不良、慢性咳喘病的急性发作期等。

5.热性疾病、阴虚火旺者。

（三）操作方法

根据所选穴位，采取适当体位，使药物能敷贴稳妥。贴敷前，定准穴位，用温开水或酒精将局部洗净擦干。也有使用助渗剂者，敷药前先在穴位上涂以助渗剂或助渗剂与药物调和后再行使用。

在第2次涂药前，需用消毒干棉球蘸上温开水或各种植物油或石蜡油轻轻揩去第1次所涂敷的药物，擦干后再涂上药膏，切不可用汽油或肥皂等有刺激性物品擦洗。

（四）注意事项

1.凡用溶剂调敷药物时，需随调配随敷用，以防蒸发。

2.若用膏药贴敷，在温化膏药时，应掌握好温度，以免烫伤或贴不住。

3.敷药后要注意固定，以免药物移动或脱落。

4.对刺激性强、毒性大的药物，贴敷穴位不宜过多，贴敷面积不宜过大，贴敷时间不宜过长。

5.皮肤过敏的病人不宜使用本法。

四、基于数据挖掘的穴位贴敷减肥文献分析

以"单纯性肥胖""肥胖症"与"穴位贴敷"为关键词检索中国生物医学文献数据库、中文科技期刊全文数据库、万方数据库、维普数据库及中医药在线数据库近30年公开发表的穴位贴敷治疗单纯性肥胖的临床研究文献。

纳入标准：①符合单纯性肥胖的诊断标准；②治疗采用穴位贴敷疗法或联合其他针灸治疗方法，明确给出使用的穴位名称，并取得肯定疗效。

排除标准：①仅有单纯性肥胖症状而无明确诊断的；②治疗组同时使用具有减肥效果的西药或保健品的；③综述性文献、科普文章、动物实验研究等；④重复发表的文献仅取发表时间最早的1次。

依据纳排标准，共纳入符合要求的12篇穴位贴敷治疗单纯性肥胖的临床研究文献，对耳穴治疗单纯性肥胖的核心穴位、联合干预方法进行全面分析后得到结果如下。

1.穴位贴敷疗法治疗单纯性肥胖的核心穴位　如图5-8-1所示，位于复杂网络示意图中心的为穴位贴敷治疗单纯性肥胖的核心穴位。图中度值较大的节点具有相当强的配伍能力，跟较少的穴位配伍就能起到治疗单纯性肥胖的作用，度值较小的节点只有和更多的穴位进行配伍，才能达到治疗本病的目的。

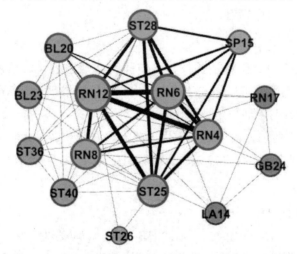

图5-8-1　穴位贴敷治疗单纯性肥胖核心穴位复杂网络示意图
（图中节点大小表示度的大小）

表5-8-1　穴位贴敷治疗单纯性肥胖的节点信息

编号	节点	度	频次
1	中脘	37	8
2	气海	33	6
3	关元	30	6
4	天枢	26	5
5	水道	24	4
6	神阙	17	4
7	大横	16	3
8	外陵	2	1
9	脾俞	12	2
10	丰隆	8	1
11	肾俞	8	1
12	足三里	8	1
13	期门	5	1
14	日月	5	1
15	膻中	5	1

2.穴位贴敷疗法治疗单纯性肥胖的穴位配伍　以穴位贴敷治疗单纯性肥胖核心穴位结论为基础，进一步对穴位贴敷治疗单纯性肥胖处方进行穴位配伍分析。穴位组合的次数越多，穴位间的连线越粗，反映两节点之间关系越紧密。如图5-8-2示，中脘与关元、气海之间的线最粗，表明穴位贴敷治疗单纯性肥胖中脘配合关元、气海应用最多，其次是中脘与天枢。17组关联频度从高到低排列的穴位贴敷配伍分析结果见表5-8-2。

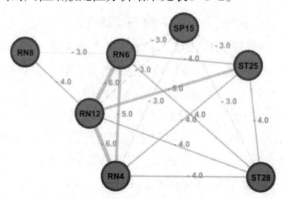

图5-8-2　穴位贴敷治疗单纯性肥胖的穴位配伍复杂网络分析示意图

表5-8-2　穴位贴敷治疗单纯性肥胖耳穴配伍关联频度

编号	节点1	节点2	权值
1	大横	关元	3
2	大横	气海	3
3	大横	水道	3
4	大横	天枢	3
5	大横	中脘	3
6	关元	气海	5
7	关元	水道	4
8	关元	天枢	4
9	关元	中脘	6
10	气海	神阙	3
11	气海	水道	4
12	气海	天枢	4
13	气海	中脘	6
14	神阙	中脘	4
15	水道	天枢	4
16	水道	中脘	4
17	天枢	中脘	5

五、现代临床报道

（一）单纯运用穴位贴敷治疗单纯性肥胖人群

1.研究人群　BMI≥24，排除继发性肥胖患者、孕妇及哺乳期妇女。

2.穴位处方　中脘、关元、气海

3.操作步骤

制南星、三棱、莪术、大黄、冰片分别研成粉末，按3∶3∶3∶3∶1比例混合均匀，加甘油调成膏状，制成大小约1.5cm×1.5cm，厚度约0.3cm的药帖，贴于中脘、关元、气海、天枢、水道、大横，用胶布固定。

4.疗程　6~8小时后由患者自行取下。每日1次。

5.临床点评　中药穴位贴敷治疗肥胖不仅疗效确切，而且方便经济，无疼痛及毒副作用，相对安全，可单用或与其他疗法联合使用治疗肥胖。因其操作简便且快速，适用于治疗时间相对紧张的肥胖成人。

（二）穴位贴敷配合电针治疗单纯性肥胖人群

1.研究人群　BMI≥25的肥胖人群。

2.穴位处方 中脘、天枢、上巨虚、足三里、三阴交。

3.操作步骤

电针操作：患者取仰卧或俯卧位，穴位常规消毒后，针刺行针2~3分钟，实证用泻法，虚证用补法，虚实夹杂以得气为度，补泻手法以提插补泻和捻转补泻相结合。补泻完毕后，在双侧天枢、足三里穴接通电针仪，采用疏密波或连续波，频率为100Hz，强度以患者可耐受为度，留针30分钟。

穴位贴敷操作：电针治疗结束后，取腹部主穴及双侧下肢主穴进行穴位贴敷，嘱患者每日白天每隔1.5~2小时按压贴敷穴位。

4.疗程 每日换1次，每次贴敷8小时，10次为1个疗程，2个疗程后观察疗效。经期禁针。

5.临床点评 穴位贴敷操作方便，无痛苦，经济实惠，是行为干预的一种有效方法；电针疗法则将电刺激与针灸相结合，有效加强局部针感，促进代谢。电针与穴位贴敷合用，可用于治疗各种类型的单纯性肥胖，因电针针感明显，治疗间隔时间短，尤其适用于治疗时间自由的肥胖成人。

（三）穴位贴敷配合腹针治疗单纯性肥胖人群

1.研究人群 BMI≥25的肥胖人群。

2.穴位处方 中脘、关元、气海、天枢、水道、大横。

3.操作步骤

腹针操作：常规消毒后用用1.5寸毫针快速进针，针尖稍向脐中方向，刺入皮下腹壁浅层，进行一定程度捻转，留针30分钟。

穴位贴敷操作：腹针治疗每一疗程结束后前三日予以药物贴敷。药物组成有吴茱萸、肉桂、三棱、莪术、天南星、大黄。上述药物等量为末，以生姜汁调药饼，放置在中脘、关元、气海、天枢、水道、大横穴位上，然后用胶布固定保留2~6小时，由患者自行取下。

4.疗程 每日1次，10天1疗程，休息10天，继续下一疗程，共3个疗程。

5.临床点评 腹针和穴位贴敷相结合予以特定腧穴双重刺激，起到最大化调理脾肾和肠胃的作用，能够促进新陈代谢，加快脂肪代谢，减少局部脂肪堆积，继而达到除湿化痰祛瘀、减肥消脂的目的。腹针作为一种新型的无痛针灸已经被临床广泛运用。随着穴位透皮给药系统研究的不断深入，中药透皮治疗与经络腧穴相结合开拓了中药外治法的新思路，且为中医药无痛化发展提供新的途径，对促进中医药研究的现代化具有重要的学术意义。

（四）穴位贴敷配合埋线治疗单纯性肥胖人群

1.研究人群 BMI≥25的单纯性肥胖人群。

2.穴位处方 关元、气海、肾俞、脾俞、中脘、足三里、天枢、丰隆、水道。

3.操作步骤

白芥子2份，生附子、干姜、肉桂、甘遂、细心各1份。将诸药混匀，粉碎，研细末，过100目筛，用新鲜的老姜汁适量调成泥状，当日制备，冰箱冷藏。使用前将药泥捏成直径1cm的药球，备用。敷贴时，将制备好的药球放在胶布上，将药丸正对穴位，按压，使成饼状，并保持胶布与皮肤间无间隙。每次贴1~2个小时，以皮肤有热灼感或皮肤潮红为度。

穴位埋线操作：医者洗手、消毒，戴无菌手套，在助手的帮助下手持无菌剪刀将医用羊肠线剪成1cm长的线段，置于盛有75%乙醇的无菌托盘中浸泡30分钟备用。将毫针提前插入注射器针头，埋线前，一手持注射针头，一手持止血钳夹取一段羊肠线，从注射针头前端推入针管，线头与针尖内缘齐平，并将其全部置入针内。

4.疗程 每周1次，4次为1个疗程，共3个疗程。

5.临床点评 穴位贴敷选用附子、干姜、肉桂等药物，有温补脾肾作用，能从根本上改善虚证肥胖患者脏腑功能，具有较好的远期疗效；穴位埋线则可以通过取穴弥补气郁、血瘀、胃热等证型的差异，对实证肥胖有较好的近期效果。穴位埋线解实证之标，穴位贴敷补虚证之缺，两者互相补充，相得益彰。

（五）穴位贴敷配合电热针灸治疗单纯性肥胖人群

1.研究人群 BMI≥25的单纯性肥胖人群。

2.穴位处方 神阙、中脘、关元、天枢、气海、脾俞。

3.操作步骤

电针法：患者仰卧，选用气海、足三里，皮肤常规消毒，选用长度适合的电热针垂直进针，轻度提插，然后接通电热针仪，以患者有舒服的温热或酸麻胀感为度，留针30分钟。其他穴位施以毫针，进针时避开血管，进针得气后平补平泻，留针25分钟。

贴敷方法：苍术、白术、猪苓、茯苓、泽泻、吴茱萸研末，用醋调成糊状，制成直径1.5cm药球，按压成饼状，局部消毒后贴敷穴位，以橡皮膏固定。

4.疗程 针刺每日治疗1次，5次为1个疗程，休息2天，共治疗4个疗程；穴位贴敷留置3小时，隔日1次。共贴敷14次。

5.临床点评 取足三里、气海两穴用电热针，以振奋阳气，调整气血在经络中的运行，促脾胃功能恢复。"气足而痰自消"，相关症状可随之而解。穴位贴敷应用健脾利湿的中药，在神阙、气海、脾俞等穴位进行贴敷，可起到健脾和胃、化湿导滞、温通经络的作用，诸法合用可进一步增强减肥和改善相关临床症状的作用。

参考文献

［1］尹丽丽，李艳慧，王澍欣.穴位贴敷治疗单纯性肥胖疗效观察［J］.中国针灸，2008，23（06）：402-404.

［2］张晓梅.电针配合穴位贴敷治疗单纯性肥胖症32例［J］.上海针灸杂志，2013，32（11）：942-943.

［3］王艳，贾跃进.腹针结合中药穴位贴敷治疗单纯性肥胖疗效观察［J］.光明中医，2015，30（01）：104-105.

［4］陈慧.穴位贴敷结合埋线治疗单纯性肥胖的临床观察［D］.广州中医药大学，2014.

［5］朱玉，张萍，张福侠，等.电热针灸加穴位贴敷改善脾虚湿阻型肥胖患者临床症状研究［J］.辽宁中医药大学学报，2010，12（07）：53-55.

第九节 艾灸疗法

一、概述

艾灸疗法，简称灸法，是运用艾绒或其他药物在体表的穴位上烧灼、温熨，借灸火的热力以及药物的作用，通过经络的传导，以温通气血、扶正祛邪、防治疾病的一种治法。

艾叶气味芳香，易燃，用作灸料，具有温通经络、行气活血、祛湿散寒、消肿散结、回阳救逆及防病保健的作用。《名医别录》载："艾味苦，微温，无毒，主灸百病"。艾灸疗法是中医学的重要组成部分，也是中国最古老的医疗方法之一。灸法对百余种疾病有较好的疗效，至今仍广泛应用于临床。

中医传统理论认为肥胖多与脾、胃、肾、大肠等脏腑功能失调有关。经络内属脏腑，外络肢节，沟通表里，贯穿上下，是人体营卫气血循环运行出入的通道，而穴位则是营卫气血在运行通路上的交汇点。根据中医脏腑经络相关理论，穴位通过经络与脏腑密切相关，不仅有反映各脏腑生理或病理的功能，同时也是治疗五脏六腑疾病的有效刺激点。各种致病之邪滞留在人体内部，脏腑功能受到损害和影响，致使经络涩滞，郁而不通，气血运行不畅，则百病生焉。此时，可能在经络循行部位（尤其在其所属腧穴部位）出现麻木、疼痛、红肿、结节或特定敏感区（带）。运用艾灸疗法，刺激体表腧穴相应的皮部，通过经络的传导和调整，可纠正脏腑阴阳的偏盛或偏衰，以通郁闭之气，以散瘀结之肿，改善经络气血的运行，对五脏六腑的生理功能和病理状态产生良好的调整和治疗作用，从而达到以肤固表、以表托毒、以经通脏、以穴驱邪和扶正强身的目的。

二、艾灸减肥处方

艾灸疗法治疗肥胖分主穴和配穴处方。临床治疗时每次选择5~7个主穴，再配合肥胖的中医辨证、伴随症状、并发疾病、局部肥胖部位等选择配穴。

1.主穴 曲池、天枢、大横、阴陵泉、丰隆。

2.辨证配穴 脾胃虚弱配脾俞、足三里，肾阳亏虚配肾俞、关元。

3.随症配穴 心悸配神门、内关，嗜睡配照海、申脉，胸闷配膻中、内关。

4.并发症配穴 高血压配神门、内关，血脂紊乱配足三里、三阴交，脂肪肝配肝俞、肾俞，2型糖尿病配胰俞、降糖穴，多囊卵巢综合征配卵巢穴、带脉。

5.局部肥胖配穴 背部肥胖配膀胱经第1侧线、第2侧线，臀部肥胖配环跳、髀关、中空，小腿部肥胖配委中、承山、合阳，大腿部肥胖配梁丘、伏兔、箕门。

三、艾灸疗法减肥操作

（一）艾炷灸法

艾炷灸法是将纯净的艾绒放在平板上用手捏搓成圆锥形的艾炷，常用的艾炷或如麦粒，或如苍耳子，或如莲子，或如半截橄榄等，大小不一。灸时每燃完1个艾炷称为1壮。艾炷灸又分直接灸与间接灸两类。

1.直接灸 将大小适宜的艾炷直接放在皮肤上施灸。

（1）瘢痕灸：施灸时需将皮肤烧伤化脓，愈后留有瘢痕。因其对皮肤的直接灼伤作用，临床上较少用于肥胖的治疗。

（2）无瘢痕灸：施灸时先在所灸腧穴部位涂以少量的凡士林，以便于艾炷粘附，然后将大小适宜（约如苍耳子大）的艾炷置于腧穴上点燃施灸，当艾炷燃剩2/5或1/4而患者感到微有灼痛时易炷再灸。若用麦粒大小的艾炷施灸，患者感到灼痛时，医者可用镊子柄将艾炷熄灭，然后继续易炷再灸，待将规定壮数灸完为止。一般应以灸至局部皮肤红晕而不起疱为度。因其不灼伤皮肤，故灸后不化脓，不留瘢痕。一般虚寒性肥胖患者，均可采用此法。

2.间接灸　用药物将艾炷与施灸腧穴部位的皮肤隔开，进行施灸的方法。所用间隔药物很多，如以生姜间隔者，称隔姜灸；用食盐间隔者，称隔盐灸。肥胖患者常用的有如下几种。

（1）隔姜灸：用鲜姜切成直径2~3cm，厚0.2~0.3cm的薄片，中间以针刺数孔，然后将姜片置于应灸的腧穴部位或患处，再将艾炷放在姜片上点燃施灸。当艾炷燃尽，再易炷施灸。灸完所规定的壮数，以使皮肤红润而不起泡为度。一般每次选2~3穴，每次灸2~3壮。

（2）隔盐灸：将纯净的食盐填敷于脐部，或于盐上再置一薄姜片，上置大艾炷施灸。

（3）隔葱灸：用葱白作间隔物，取适量的葱白捣烂如泥，平敷在脐中及四周，上置艾炷施灸，以内部感到温热舒适、不觉灼痛为度。

（4）隔胡椒灸：用胡椒饼作间隔物。取白胡椒研末，加适量白面粉，用水调和制成币状圆饼，约0.3cm厚，中央按成凹陷，内置药末（丁香、肉桂、麝香等）适量，将凹陷填平，上置艾炷灸之。每次用艾炷5~7壮，以温热舒适为度。

（二）艾条灸法

艾条灸法是将艾条点燃后在穴位或病变部位进行熏灼的方法，又称艾卷灸法。其优点是操作方便，不易烧灼皮肤，除了五官之外，身体任何部位皆可使用。因其具体操作不同，又可分为温和灸、雀啄灸和回旋灸3种。

1.温和灸　施灸时，将已点燃之艾条，用右手的拇、食、中三指夹持住，放于施灸部位之上，约距皮肤1~2寸。初时可以较接近皮肤，至病者感觉太热时可适当提高些，并固定于应灸之处，不要移动，一般每穴5~10分钟。灸时病者自觉有一股温热暖流，直透肌肤深部，有温热舒适感觉。

2.雀啄灸　施灸时，将艾条燃着的一端，对准穴位，使之接近皮肤，待有温热感后，再提高，一起一落，往返动作，如鸟之啄食。一般每穴可灸5

分钟左右。

3.回旋灸 将艾条燃着的一端，与施灸部位的皮肤保持1寸左右的距离，然后将燃着的艾条均匀地向左右方向转动，或反复旋转施灸，使皮肤有温热感而不感灼痛。一般每穴可灸15~30分钟。

（三）温灸器灸

艾箱灸是温灸器灸的一种，是将艾绒做成艾条放于灸箱中，将灸箱放置于穴位上进行艾灸的方法。艾箱灸热力温和，艾灸面积大，灸感舒适，操作简单，患者易于接受。

（四）注意事项

1.根据体质和病情选用合适的灸法，并向患者耐心解释，以获得患者的合作。如选用化脓灸法，一定要取得患者的同意。

2.施灸的程序，一般是先灸上部、后灸下部，先灸背部、后灸腹部，先灸头部、后灸四肢，先灸阳经、后灸阴经。特殊情况，灵活掌握。

3.腰、背、腹部施灸，壮数可多；胸部、四肢施灸，壮数应少；头颈部更少。

4.施灸时患者体位要平正舒适，如遇"晕灸"，应及时处理。

5.施灸后，皮肤均有红晕灼热感，不需处理即可消失。如灸后皮肤起泡，泡小者可自行吸收，泡大者可用消毒针头刺破，放出液体，敷以消毒纱布固定即可。

6.施灸时，严防艾火烧坏病人衣服、被褥等物。施灸完毕，必须把艾卷或艾炷彻底熄灭，以免引起火灾。

四、基于数据挖掘的艾灸减肥文献分析

近年来，在治疗肥胖症的进程中，艾灸疗法凭借其操作简便、疗效可靠、无副作用的特点，受到广大肥胖患者的重视和认可。有关艾灸治疗肥胖的临床研究也日益增多、逐渐深入及完善，为艾灸疗法治疗肥胖提供了可靠的证据。以"单纯性肥胖""肥胖症"与"艾灸"为关键词检索中国生物医学文献数据库、中文科技期刊全文数据库、万方数据库、维普数据库及中医药在线数据库近30余年公开发表的艾灸治疗单纯性肥胖的临床研究文献，构建艾灸治疗单纯性肥胖数据库。

纳入标准：①符合单纯性肥胖的诊断标准；②治疗采用艾灸疗法或联合其他针灸治疗方法，明确给出使用的穴位名称，并取得肯定疗效。

排除标准：①仅有单纯性肥胖症状而无明确诊断的；②治疗组同时使用具有减肥效果的西药或保健品的；③综述性文献、科普文章、动物实验研究等；④重复发表的文献仅取发表时间最早的1次。

依据纳排标准，共纳入符合要求的21篇艾灸治疗单纯性肥胖的临床研究文献，对艾灸治疗单纯性肥胖的核心穴位、穴位组合进行了全面分析后得到结果如下。

（一）艾灸疗法治疗单纯性肥胖的核心穴位

如图5-9-1所示，位于复杂网络示意图中心的为艾灸治疗单纯性肥胖的核心穴位。图中度值较大的节点具有相当强的配伍能力，跟较少的穴位配伍就能起到治疗单纯性肥胖的作用，度值较小的节点只有和更多的穴位进行配伍，才能达到治疗本病的目的。

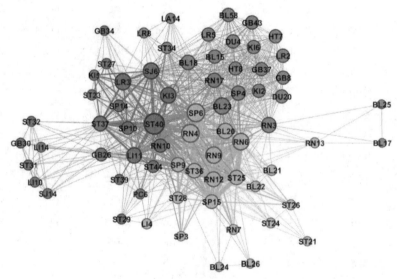

图5-9-1　艾灸治疗单纯性肥胖核心穴位复杂网络示意图

（图中节点大小表示度的大小）

表5-9-1　艾灸治疗单纯性肥胖的节点信息

编号	节点	度	频次	编号	节点	度	频次
1	三阴交	137	15	35	然谷	26	1
2	中极	128	16	36	少府	26	1
3	气海	114	13	37	神门	26	1
4	中脘	112	16	38	侠溪	26	1

续表

编号	节点	度	频次	编号	节点	度	频次
5	天枢	106	14	39	心俞	26	1
6	足三里	84	11	40	照海	26	1
7	阴陵泉	80	10	41	梁丘	20	2
8	大横	75	10	42	期门	10	1
9	水分	72	8	43	曲泉	10	1
10	脾俞	60	6	44	大肠俞	3	1
11	水道	33	5	45	膈俞	3	1
12	阴交	15	3	46	丰隆	158	17
13	外陵	13	2	47	腹结	25	3
14	三焦俞	12	1	48	水泉	25	3
15	太白	12	2	49	大巨	14	2
16	胃俞	12	1	50	太乙	14	2
17	合谷	11	2	51	内关	11	1
18	上脘	10	2	52	曲池	75	8
19	滑肉门	8	1	53	支沟	70	6
20	关元俞	5	1	54	上巨虚	63	7
21	梁门	5	1	55	太冲	62	5
22	气海俞	5	1	56	太溪	59	4
23	肾俞	56	5	57	血海	45	5
24	公孙	43	3	58	下脘	35	4
25	膻中	43	3	59	内庭	30	3
26	中极	41	3	60	带脉	29	3
27	肝俞	36	2	61	下巨虚	11	1
28	百会	26	1	62	髀关	9	1
29	飞扬	26	1	63	臂臑	9	1
30	光明	26	1	64	伏兔	9	1
31	行间	26	1	65	归来	9	1
32	蠡沟	26	1	66	环跳	9	1
33	率谷	26	1	67	肩髎	9	1
34	命门	26	1	68	手三里	9	1

（二）艾灸疗法治疗单纯性肥胖的穴位配伍

以艾灸治疗单纯性肥胖核心穴位结论为基础，进一步对艾灸治疗单纯性肥胖处方进行穴位配伍分析。穴位组合的次数越多，穴位间的连线越粗，反映两节点之间的关系越紧密。如图5-9-2示，三阴交与丰隆、天枢与中脘之间的线最粗，表明在艾灸治疗单纯性肥胖三阴交配合丰隆、天枢配合中脘应用最多，其次是气海与天枢。组关联频度从高到低排列的艾灸配伍分析结果见表5-9-2。

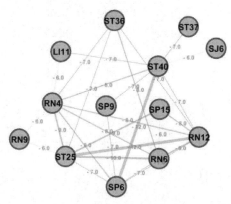

图5-9-2　艾灸治疗单纯性肥胖穴位配伍复杂网络分析示意图

表5-9-2　艾灸治疗单纯性肥胖穴位配伍关联频度

编号	节点1	节点2	权值
1	大横	气海	6
2	大横	天枢	9
3	大横	中脘	8
4	丰隆	关元	8
5	丰隆	曲池	7
6	丰隆	三阴交	12
7	丰隆	上巨虚	7
8	丰隆	阴陵泉	7
9	丰隆	支沟	6
10	丰隆	中脘	7
11	关元	气海	8
12	关元	曲池	6
13	关元	三阴交	8
14	关元	水分	6

编号	节点1	节点2	权值
15	关元	天枢	9
16	关元	中脘	8
17	关元	足三里	7
18	气海	三阴交	7
19	气海	天枢	10
20	气海	中脘	9
21	气海	足三里	8
22	三阴交	天枢	7
23	三阴交	阴陵泉	7
24	三阴交	中脘	7
25	水分	天枢	6
26	天枢	中脘	12
27	天枢	足三里	7
28	中脘	足三里	7

五、现代临床报道

（一）艾灸联合拔罐疗法治疗肥胖

1.研究人群 BMI ≥ 25，脾虚湿阻型腹部肥胖人群。

2.穴位处方 太白、公孙、足三里、上巨虚、天枢、大陵、中脘。

3.操作步骤 第1阶段观察自然情况下患者的体重、腰围、体征变化情况，为期2个月；第2阶段运用艾灸及拔罐综合疗法治疗2个月，具体操作为温和灸灸太白、公孙、足三里、上巨虚、天枢、大陵、中脘等穴各5分钟，腹部天枢穴附近行闪罐、走罐、留罐10分钟。

4.疗程 每天1次，治疗2个月。

5.临床点评 临床实践显示应用拔罐疗法能够囊括背部、腹部多数穴位，这是单纯针刺、穴位埋线等治疗所不及的，同时拔罐能调节微循环，提高新陈代谢，与艾灸疗法结合治疗，也能为临床提供新思路及新方案。此法对于实证肥胖以及轻、中度肥胖疗效明显。

（二）复方药艾条灸治疗肥胖

1.研究人群 BMI ≥ 25，脾肾阳虚型单纯性肥胖患者。

2.穴位处方 关元、天枢、命门、肾俞、脾俞、中脘、大横、足三里、三阴交。

3.操作步骤 选取关元、天枢、命门、肾俞、脾俞、中脘、大横、足三里、三阴交等穴，清艾组给予艾条治疗，药艾组给予复方药艾条治疗。

4.疗程 每天1次，20天为1疗程。

5.临床点评 复方药艾条灸在一般艾灸的前提下，对艾条原材料进行改进，针对脾肾阳虚患者采用复方药艾条，有效加强了艾灸治疗肥胖的疗效，同时还对患者的体质有一定的调整作用，在临床上值得推广。

（三）电针配合隔药灸治疗脾肾阳虚型单纯性肥胖

1.研究人群 BMI ≥ 23，脾肾阳虚型单纯性肥胖患者。

2.穴位处方 肾俞、脾俞。

3.操作步骤 电针组单纯采用电针治疗，穴取中脘、下脘、气海、关元、天枢、大横、减肥点、阿是穴等，其中天枢配大横、减肥点配下脘和气海行电针治疗，留针40分钟。针灸组在电针治疗的基础上，在脾俞和肾俞穴加用隔药饼灸。

4.疗程 每天1次，5次为1疗程，共3个疗程。

5.临床点评 艾灸疗法治疗肥胖疗效确切，方便经济，可单用或与其他疗法联合使用。电针疗法则将电刺激与针灸相结合，有效加强局部针感，促进代谢。艾灸疗法与电针疗法合用，可加强治疗效果。

（四）苓桂术甘汤配合艾灸治疗中年女性单纯性肥胖

1.研究人群 BMI ≥ 23，中年女性单纯性肥胖患者。

2.穴位处方 中脘、下脘、气海、关元、天枢、足三里、神阙。

3.操作步骤 在健康生活指导的基础上加减服用苓桂术甘汤（茯苓12g、桂枝6g、炒白术10g、炙甘草10g），每天1剂，当茶饮服用。选用太乙药条，每个穴位灸1分钟，共治疗30分钟。

4.疗程 隔3日1次，疗程为3个月。

5.临床点评 苓桂术甘茶饮代替煎煮，依从性较好。同时配合温和的艾灸方法，能对生理功能紊乱的肥胖患者进行综合调理，实现标本同治，从根本上对患者的体质进行改变，达到健脾化湿、清热和胃的目的。苓桂术甘汤配合艾灸应用于中年女性单纯性肥胖患者，在一定程度上可改善体质指数及临床疗效，且操作简便，依从性好，可在临床中推广应用。

参考文献

［1］王立兵，李瑞，严祖桢，等.艾灸及拔罐综合疗法对脾虚湿阻型腹部肥胖症的临床疗效研究［J］.中西医结合心血管病电子杂志，2014，6（2）：34-35.

［2］王建军，冯居秦，海妮，等.复方药艾条灸青年脾肾阳虚型单纯性肥胖症临床研究［J］.中国美容医学，2017，26（10）：112-115.

［3］张鑫鑫，汤晓冬，李伟红，等.电针配合隔药灸治疗女性脾肾阳虚型单纯性肥胖28例［J］.世界针灸杂志（英文版），2012，22（3）：65-68.

［4］王苑，黎丽娴，冯欣欣.苓桂术甘汤配合艾灸治疗中年女性单纯性肥胖的疗效观察［J］.心电图杂志（电子版），2019，8（03）：137-138.

第六章
肥胖症的推拿干预

第一节　概述

推拿疗法又称推拿、按摩、按跷、跷引、案杌等，是中国传统医学的重要组成部分。推拿疗法是以中医的脏腑、经络学说为理论基础，并结合现代的医学理论，运用手法作用于人体体表的特定部位和穴位的一种的外治疗法。该疗法具有操作简便、经济实用、疗效显著、副作用小、治疗范围广的特点。

推拿疗法的历史源远流长，通过不断地实践和积累逐渐形成了极具特色的医学体系。殷商时期，甲骨文中的"拊"，是最早有文字记载的推拿手法。秦汉时期的《素问》中第一次提出了"按摩"一词。隋唐时期，推拿教育得到很大的发展，建立了推拿医学教育的太医署并规范了推拿医学体系及用名，设立按摩科，使按摩成为手法的正式名称。金元时期，《圣济总录》记录了按与摩、按摩与导引的区别。明清时期，明代医家张四维的《医门秘旨》中首次记载"推拿"一词。到了近现代，推拿学科发展日趋完善，中医院校专设推拿课程，培养了大批专业推拿医师。

推拿常用基本手法大致可分为按压、摆动、摩擦、捏拿、捶振和活动关节6大类。推拿疗法治疗肥胖症多使用按压类及摩擦类手法。

推拿减肥是根据经络学说，通过对相关经络、穴位以及局部肥胖部位予以手法刺激进行减肥的方法。推拿减肥的治疗原则是祛湿化痰。推拿减肥的原理是推拿可以补虚泻实、调和阴阳、通调脏腑、疏通经络、运行气血、调畅气机，使脾胃健运，以达祛湿化浊之功。推拿可以通过对有关部位的刺激调整神经内分泌功能，促进新陈代谢，使一些多余的脂肪转化为热量而分解，减少脂肪在体内蓄积。

第二节　推拿操作及注意事项

推拿减肥主要是在肥胖患者身体上循着经络走向进行推拿，并针对一些特定部位进行重点刺激来达到减肥目的。推拿减肥法对局部肥胖，如大腿、腹部、背部有很好的疗效。

一、操作前准备

（一）部位选择

1.经络选择

（1）足太阴脾经："肥人多痰湿""脾为生痰之源""诸湿肿满，皆属于脾"，故肥胖首先责之脾。足太阴脾经主脾所生之病，通过推拿对足太阴脾经进行刺激，可以调理脾脏，促进体内水液代谢，抑制痰湿聚集，减少肥胖的发生。

（2）足阳明胃经：肥胖症的病因病机主要是气血阴阳失调导致脾胃功能失常，胃腑热盛，消谷善饥。摄入过多，痰湿内生导致肥胖。故清腑泄热是减肥的关键所在。推拿疗法调理足阳明胃经可以清腑泄热、健脾化湿、化痰消脂以达到减肥的目的。

（3）足厥阴肝经：推拿作用于足厥阴肝经，可以调畅情志，畅达气机，调和气血，使水液运化正常，不致汇聚成痰湿、浊脂，以达到减肥的目的。此外，还可以影响相表里的胆经，进一步调节胆汁的分泌排泄，帮助脾胃消化食物，化浊降脂，使浊脂不得内聚而成肥胖。

（4）任脉：任脉为"阴脉之海"，任脉能宣上焦、理中焦、调下焦，使人体阴阳气血调和。推拿作用于任脉可以抑制食欲。再者通过对人体内能量代谢的调整，使体内脂肪充分燃烧分解，达到减肥的目的。

2.腧穴选择

（1）主穴：中脘、天枢、水分、水道、大横、曲池、支沟、内庭、上巨虚、阴陵泉、丰隆、阿是穴。

（2）配穴：脾虚湿阻型加公孙、脾俞、胃俞、照海、申脉。胃热湿阻型加合谷、支沟、腹结。肝郁气滞型配太冲、内关、肝俞。脾肾两虚型配关元、照海、太溪、脾俞、肾俞。阴虚内热型配内关、太溪、阴郄、心俞。

（二）器械及材料选择

1.常用器械　按摩床：常见的尺寸有1900mm×700mm×650mm和

1800mm×600mm×650mm。

2.常用材料

（1）药膏：用药物加适量赋形剂（如凡士林）调制而成的膏剂，如冬青膏、野葛膏等。

（2）药油：把药物提炼成油剂，如红花油、松节油、麻油等。

（3）药酒：将药物置于75%乙醇或高浓度白酒中浸泡而成。

（4）滑石粉：一般在夏季时应用。

二、操作方法

（一）循经法

循经法是在肥胖患者身体上循着经络走向进行推拿，并对一些特定穴位进行重点刺激，来达到减肥目的的一种方法。循经法多使用推法、摩法、擦法及揉法等。

1.操作方法 推拿手法以泻法为主，多以中、重度刺激量为主，频率宜较快。

（1）脾虚痰湿型：多用一指禅推法在脾经上施术，顺着经脉循行方向进行操作，并且顺时针揉腹。

（2）胃热湿阻型：多用按揉法对胃经刺激，逆着胃经循行方向施术，配合顺时针揉腹。

（3）肝郁气滞型：多用擦法作用于肝经及胁肋部。

（4）脾肾两虚型：多用推法或按揉法作用于脾经及肾经，并配合擦法作用于腰骶部。

（5）阴虚内热型：多用按揉法作用于肾经及心经。

2.操作时间 每次30分钟。

3.操作手法 所施压力要适中，以受术者感到舒适为度。动作要灵活而有节律性，揉动时要带动皮下组织一起运动，不可在体表形成摩擦运动，以患者酸胀得气为度。

4.疗程 每日1次，每周5次，4周为1疗程，连续治疗3个疗程。

（二）点穴法

点穴法是指以手指着力于某一穴位逐渐用力下压的一种以指代针的手法。运用手指点压、叩击穴位以达到减肥目的。点穴法多使用点按法及揉法。

1.操作方法 推拿手法以泻法为主，多以中、重度的刺激为主，频率宜较快。

（1）脾虚痰湿型：按揉公孙、脾俞、胃俞、照海、申脉。

（2）胃热湿阻型：按揉胃俞、丰隆、阴陵泉、内庭。

（3）肝郁气滞型：按揉肝俞、期门、太冲、阳陵泉。

（4）脾肾两虚型：按揉肾俞、命门、脾俞、中脘。

（5）阴虚内热型：按揉内关、太溪、阴郄、心俞。

2.操作时间 每次30分钟。

3.操作手法 所施压力要适中，以受术者感到舒适为度。动作要灵活而有节律性，频率每分钟120~160次，做到意到、气到、力到，刚中有柔，柔中有刚。

4.疗程 每日1次，每周5次，4周为1疗程，连续治疗3个疗程。

三、注意事项

1.做好充分的按摩前准备。如修剪指甲、洗净双手等。

2.推拿最好直接在皮肤上进行，如天气过冷，也可隔着衣服进行，需注意保暖。

3.过度饥饿或暴食后都不宜进行按摩。

4.要集中精力，用力要均匀，臀部、腿部可用力大一点；腹部、腰部用力要适当，以免损伤内脏。

5.妇女在经期不要做按摩，特别是腰部和腹部按摩是绝对禁止的。

6.患有内脏器官疾病，恶性肿瘤，感染性、化脓性疾病，静脉曲张或血栓性静脉炎，结核性关节炎等的肥胖者不宜采用按摩减肥。

7.出现心慌、恶心和青紫瘀斑等症状，应立即停止按摩。

四、不良反应处理

1.晕厥 患者在接受推拿手法治疗过程中，突然出现头晕目眩、胸闷恶心、心慌气短等表现，严重者出现四肢厥冷，甚至出现休克等症状，应立即停止手法操作，使患者平卧于空气流通处，采取头低足高体位，嘱患者放松精神，配合深呼吸。轻者静卧片刻，饮温开水或糖水后可恢复。严重者，可配合掐人中、合谷等。必要时应采取急救措施。

2.疼痛 患者经推拿手法操作后，局部组织出现疼痛的感觉，夜间尤甚，疼痛加重。一般不需要做特殊处理，停止推拿1~2天后疼痛症状即可自行消失。若疼痛较为剧烈，可在局部进行近红外线治疗、湿热敷等。

第三节　现代临床报道

一、推拿治疗单纯性肥胖

1.研究人群　22.6 ≤ BMI ≤ 30的单纯性肥胖人群。

2.治疗处方　任脉、肾经、胃经、脾经、肝经。

3.操作步骤

（1）环摩脐周，将两手掌搓热，趁热以一手掌置于脐上，分别接顺时针和逆时针方向稍用力摩腹各2~3分钟。

（2）提拿腹肌，一手提拿中脘穴处肌肉组织，另一手提拿气海穴处肌肉组织，提拿时宜面积大，力量深沉。拿起时可加捻压动作，放下时，动作应缓慢，反复操作20~30次。

（3）分推腹阴阳，两手四指分置于剑突下，自内向外下方沿季肋下缘分推20~30次。

4.疗程　前5天每天1次，以后则隔天1次，20次为1个疗程，休息5天后行下1个疗程。一般治疗两个疗程。

5.临床点评　推拿减肥时，腹部以抚摩法为主，大腿部以揉按法为主，臀部及肩背部以揉按法及拍法为主，颈部以捏法为主。推拿通过腹部肌肉运动调节代谢功能，促进脂肪分解消耗。腹部肌肉运动需要大量能量，短时间的腹部运动由糖燃烧来提供能量，较长时间腹部运动由脂肪燃烧来提供能量。肌肉运动时胰岛素分泌下降，可防止糖向脂肪转化，减少了脂肪的形成。推拿减肥可以达到很好的临床治疗效果。

二、推拿治疗脾虚湿阻型单纯性肥胖

1.研究人群　BMI ≥ 28的脾虚湿阻型单纯性肥胖患者。

2.治疗处方　揉法、颤法、推法、点按法。

3.操作步骤　自肋弓下缘、剑突下开始向下以拇指按揉腹部的任脉、胃经至曲骨穴水平线，每经操作1分钟，共3分钟；再以拇指按揉中脘、天枢、气海、关元穴，每穴0.5分钟，共2分钟；然后掌振神阙1分钟。操作时以酸胀得气为度，使患者觉腰腹部充实有束紧感。

4.疗程 每周治疗3次，每次40分钟，12次为1个疗程，共2个疗程。

5.临床点评 推拿可通过神经体液调节作用调整患者内分泌紊乱，增强患者静息代谢率，增加能量消耗，促进体内储存脂肪的氧化利用；增强脂肪组织尤其是皮下脂肪的血液循环，促进脂肪细胞活化，使脂肪更容易被机体利用，从而减少脂肪堆积；降低患者食欲，促进胃肠道蠕动；促进血液循环，使代谢旺盛，从而增加消耗。

三、穴位埋线结合推拿拔罐治疗肥胖型高脂血症

1.研究人群 年龄25~50岁的患高脂血症的肥胖者。

2.治疗处方

（1）推拿手法：拍法、推法、捏法、揉法、拿法、搓法、滚法、点按法、震颤法。

（2）穴位埋线主穴：中脘、天枢、关元、肾俞、大肠俞、脾俞、足三里、三阴交、上巨虚。

（3）拔罐选穴：神阙、关元。

3.操作步骤

（1）推拿操作：①叩击法，用双手掌拍法拍打腹部至皮肤发红；②腰肌滚揉法5分钟后提拿腰肌2分钟；③双手重叠震颤神阙穴2分钟。

（2）穴位埋线操作：医者左手拇指、食指捏起皮肤，右手持针刺入皮下，获得针感后，边退针管边推针芯，将线体植入穴位的皮下组织或肌层内，出针后，用干棉球压针孔片刻，外贴创可贴24小时。

（3）拔罐操作：用闪火法，以神阙穴为中心，神阙穴至关元穴为半径，对该圆周范围内的腹部穴位顺时针进行反复闪罐，直至闪罐部位潮红、微汗。

4.疗程 推拿每天1次，每次30分钟。治疗5次后，每10天治疗1次。5次1个疗程。拔罐每天1次，20~30分钟，治疗5次后，每10天治疗1次，5次1疗程。穴位埋线每10天治疗1次，5次为1疗程。

5.临床点评 推拿结合穴位埋线可以调节五脏阴阳平衡，根据患者的个体差异、不同的症状、不同的肥胖机制，进行合理有效的辨证选穴，以达到健脾益气、疏通经络、调和阴阳气血的作用，从而调整患者的自主神经和内分泌功能，抑制患者亢进的食欲和胃肠消化吸收功能，从而减少能量的摄入，增加能量消耗，促进体内脂肪分解。

四、耳穴联合推拿治疗单纯性肥胖

1.研究人群 体重值超出标准体重20%以上，年龄在3~6岁之间的单纯性肥胖儿童。

2.治疗处方

（1）推拿手法：推法、按法、摩法、揉法。

（2）耳穴选穴：①脾胃俱旺型选择饥点、大肠、小肠、胃、心、交感。②肝郁气滞型选择口、肝、胆、神门、皮质下、内分泌。③脾虚湿盛型选择脾、饥点、胃、膀胱、肾、三焦、肺、皮质下。

3.操作步骤

（1）推拿操作：摩腹100次，医者用手掌顺时针方向摩腹，然后用两手指拇指自患儿剑突处沿两肋下分推50次。

（2）耳穴操作：贴耳穴前将探针于穴区按压寻找准确痛点，将贴有磁珠的胶布固定于耳穴。

4.疗程 推拿每日1次，4周为1个疗程，共3个疗程；耳穴贴压每3天1次，4周为1个疗程，共3个疗程。

5.临床点评 因针刺、埋线等治疗方式针感明显，故对于怕疼或畏针人群常常可采用手法减肥，以指代针，从外而内，刺激一定穴位，以激发经气，发挥化湿、祛痰、活血、祛瘀等作用。

五、推拿联合足底按摩治疗单纯性肥胖

1.研究人群 BMI ≥ 23，15~50岁单纯性肥胖人群。

2.穴位处方

（1）推拿选穴：上腹、中腹部及神阙、大横、天枢、关元、气海、足三里、三阴交、解溪、行间、内庭。

（2）足部按摩：脑垂体、甲状腺、甲状旁腺、内分泌腺、胰腺、食管反射区。

3.操作步骤

（1）穴位推拿：双掌推摩腹部5~10分钟，并反复揉上腹、中腹及神阙、大横、天枢、关元、气海等穴位，以透热为宜；反复揉捏上下肢肌肉和穴位5~10分钟。然后按揉足三里、三阴交、解溪、行间、内庭等穴位5~10分钟。

（2）足部按摩：按摩胃、大肠反射区约3分钟，脑垂体、甲状腺、甲状旁腺、内分泌腺、胰腺、食管等重点反射区约10分钟。

4.疗程 每天治疗1次，10次为1个疗程，疗程间隔2天，3个疗程后判定疗效。

5.临床点评 推拿结合足底按摩可以调整内在功能，迅速减肥。疗效稳定，无副作用。临床中西结合健康的饮食方式和适当的体育锻炼效果更佳，值得推广。

六、电针与推拿并用治疗单纯性肥胖

1.研究人群 BMI≥23的单纯性肥胖人群。

2.穴位处方

（1）电针选穴：中脘、水分、气海、关元、滑肉门、天枢、外陵、腹结、梁丘、足三里、三阴交。

（2）推拿手法：一指禅、点揉法、摩法、捏法。

3.操作步骤

（1）电针操作方法：局部常规消毒后行针刺，提插捻转得气后留针，接通电针仪，同侧天枢与足三里穴连接成一组，采用连续波形。

（2）推拿操作：用一指禅手法点揉中脘、天枢、气海、关元；双手叠掌摩腹，手法轻柔和缓；双手手掌吸定脐部加力推动腹部脂肪组织，做顺时针或逆时针环转运动。

4.疗程 电针每次半小时，每日1次，15天为1个疗程。推拿每日半小时，每日针后1次，15天为1疗程。

5.临床点评 电针法与腹部推拿法相配合，加大了对特定穴位的刺激量，提高了经络感传性，针推并用，是临床经常使用的方法之一，有效率常高于单种疗法。

参考文献

［1］郭翔，邵湘宁，魏高文等.经络推拿术对50例单纯性肥胖患者血清胰岛素、甘油三酯水平的影响［J］.中医杂志，2008，7（10）：43-45.

［2］李慧梅，于娟.推拿点穴治疗脾虚湿阻型单纯性肥胖67例临床观察［J］.山东中医药大学学报，2010，10（6）：508-509.

［3］唐颖，周红.穴位埋线结合推拿拔罐治疗肥胖型高脂血症50例［J］.世界最新医学信息文摘，2019，19（10）：137-144.

［4］黄皖生，吴敬斌，黎永兴等.耳穴贴压按摩并用治疗儿童单纯性肥

胖症的研究［J］.中医药学刊，2004，22（4）：626-627.

［5］高山.推拿联合足底按摩治疗单纯性肥胖65例［J］.中医研究，2011，24（11）：73-75.

［6］金伟，杨金山.电针与推拿并用治疗单纯性肥胖的临床观察［J］.中医药学报，2003，7（3）：29-29.

［7］孙敬艳.针灸与推拿相结合治疗单纯性肥胖的疗效观察及康复［J］.双足与保健，2018，27（17）：193-194.

［8］白洋，喻松仁，舒晴，等.中医药治疗肥胖的研究概况［J］.江西中医药，2018，422（02）：73-76.

［9］彭永革，蒋一余.经络刮痧点穴配合运动饮食护理治疗单纯性肥胖症80例［J］.湖南中医杂志，2007，23（3）：85-86.

［10］胡菊花.论中医针灸推拿对于减肥的临床应用［J］.中西医结合心血管病电子杂志，2018，6（11）：139+142.

［11］商德俊，李页，冯科.“减肥八穴”穴位埋线结合健脾祛湿推拿法治疗单纯性肥胖症（脾虚湿盛型）的疗效观察［J］.中医药导报，2016，11（1）：57-59.

［12］姜涛.健脾祛湿推拿法治疗单纯性肥胖症的临床研究［D］.山东中医药大学，2010.

［13］张光霁，黄建波.肥胖症的中医药调治［M］.上海：上海科学技术出版社.2015.

［14］胡伟勇，邹娴，薛云姝，等.针刺疏通调理足阳明胃经法治疗肥胖症60例［J］.江西中医药，2012，43（6）：49-50.

［15］戚耀，苏同生，王博毅，等.穴位埋线配合辨经推拿法治疗单纯性肥胖症124例［J］.现代中医药，2016，36（04）：57-58.

第七章
肥胖症的健身气功干预

第一节 概述

　　健身气功是一种以自身形体活动、呼吸吐纳、心理调节相结合为主要运动形式的民族传统体育项目，通过自我锻炼以达到强健身体、延年益寿的目的，是中华悠久文化的重要组成部分。练功者发挥其主观能动作用及自身潜力，通过调身（姿势）、调心（意念）、调息（呼吸）锻炼精、气、神，调整生理功能，促进身心健康。

　　先秦时期，扁鹊对导引、吐纳皆有论述。秦汉时期，华佗对功法做了进一步的理论总结和推广，创编了"五禽戏"。魏晋南北朝时期，气功功法强调动静结合。隋唐时期，导引养生和导引疗法在民间得到了广泛应用，并被官方确认为重要的医疗手段之一。宋金元时期，《道枢》记载了最早的八段锦口诀。明清时期，经过很多练功家的提炼更新，功法更加系统科学，功法形式更加多样化。随着时代的发展，各个时期练功家不断总结和发展，创编了许多自成特色的流派功法，洋洋大观，形成了绚烂多彩的传统养生功法体系。

　　功法种类众多，包括太极拳、八段锦、易筋经、五禽戏等。太极拳是以中国传统儒、道哲学中的太极、阴阳辩证理念为核心思想，集颐养性情、强身健体、技击对抗等多种功能为一体的中国传统拳术。八段锦功法是一套独立而完整的健身功法，可使瘦者健壮，肥者体轻。易筋经作为中华武术文化瑰宝，通过修炼可以利用丹田真气使周身气脉顺畅，提高练习者身体素质。五禽戏是模仿虎鹿熊猿鸟5种动物的动作和神态编创的一套导引术，又称"五禽操""五禽气功""百步汗戏"等。

　　功法治疗肥胖症主要是通过调神练气，使注意力转移到气功要求的意守思维上，在一定程度上减轻饥饿感，同时由于调神练气能够调畅气机、疏通经络、调和阴阳，可通调脏腑使脾胃健运，以达祛湿化浊之功，有助于肥胖患者减轻体重，减少脂肪堆积，达到减肥的效果。现代研究表明，功法锻炼能提高自主神经的协调功能，有利于控制、调整各脏器的功能。

第二节　健身气功操作及注意事项

一、操作前准备

准备宽松衣服一套，选择安静、温暖避风的场地或环境，尽可能选择空旷、空气新鲜的地方。在练习前，可采用自我暗示、放松入静的方法，使精神集中，大脑充分放松，趋于平静。

二、操作方法

（一）太极拳

太极拳是一种动静相宜、刚柔相济、内外双修的传统保健养生运动，可消耗大量热量，又称为"不流汗的减肥运动"。太极拳可调节代谢功能，促进脂肪分解，达到减肥的目的。

1.操作流程　在训练师的指导下，进行24式简化太极拳的训练。其中云手、转身搬拦捶、如封似闭等式对腰腹部脂肪分解有显著的效果。

2.操作时间　30分钟左右。

3.操作方法　练拳要求思想集中，专心导引，呼吸平稳，深匀自然，不可勉强憋气。

4.疗程　每周3~5次，共训练16周。

5.适用人群　不宜进行剧烈运动的人群。

（二）八段锦

八段锦是一套由8节不同动作组成的医疗、康复体操，男女老幼皆可练习。长期坚持练习八段锦，不但可以增强四肢关节的柔韧性，还可增强免疫力，对肥胖有辅助治疗作用。

1.操作流程　在训练师的指导下，选用2003年国家体育总局颁布的八段锦健身功法进行练习。

2.**操作时间** 每日上午、下午各一遍。

3.**操作手法** 动作应柔和缓慢，圆活连贯，不僵不拘，轻松自如，舒展大方。身体重心平稳，虚实分明，轻飘徐缓。练习应松紧结合，动静相兼，在意识的主动支配下，逐步达到呼吸柔和，心静体松。同时松而不懈，保持正确的姿态。神与形合，气寓其中。

4.**疗程** 每周3天，共训练16周。

5.**适用人群** 适合各个年龄层人群，尤其适合日常运动量偏少的白领人士和中老年人群。

（三）五禽戏

五禽戏是模仿5种动物的动作及神态编创出来的一套仿生功法，又称"百步汗戏"。五禽是指虎、鹿、熊、猿、鸟。五禽戏主要通过祛湿健脾达到减肥的目的。

1.**操作流程** 依据2003年国家体育总局健身气功管理中心主编的《健身气功·五禽戏》，由专人教学后进行锻炼。

2.**操作时间** 每次30分钟左右。

3.**操作方法** 要求松静自然，通过引气归元的动作，把意念集中到丹田，以动作配合呼吸，调匀气息。

4.**疗程** 每周3次，共训练16周。

5.**适用人群** 适用人群广泛，但孕妇及幼儿慎练。

（四）易筋经

易筋经是一种能调节肌肉、筋骨质量的强身健体的功法。易筋经减肥法在人体的相关经络和穴位的交叉点上进行易筋点穴，疏通经络，起到透穴的作用，从而让多余的脂肪快速分解，达到美体减肥的效果。

1.**操作流程** 由专人教学后进行锻炼。

2.**操作时间** 每次做4组，约30分钟。

3.**操作方法** 要求精神放松，意识平静，呼吸自然、柔和、流畅，不喘不滞。

4.**疗程** 每周3天，共训练16周。

5.**适用人群** 适用于年老体弱者。

三、注意事项

1.练功前穿上合适的服装，排二便，做好准备活动，如压腿、踢腿、活动各关节，以免在练习中由于过度牵拉而受伤。

2.练功房内要温度适宜，空气流通。练功已入静者，要避免他人干扰。凡大雨、狂风、雷电交加天气，无论室内外都不宜练功。

3.练功时应避免入睡和贪恋功中景象。练功时入睡或昏昏沉沉不能收到练功效果。练功时出现舒适、欣悦之感不可久恋。一般每次练功不宜超过2个小时，不可随意延长练功时间。

4.练功期间的饮食宜营养丰富、清淡易消化，忌吸烟饮酒和饮食过于油腻。饥饿、饱食禁练功。

5.功发动后不可突然停止，要慢慢停止发功，然后再收功。

6.必须遵循循序渐进的原则，在习练中绝对不能因为追求某一标准动作而不顾动作要领。有些动作暂时达不到标准可以先做到"意到"，在熟悉动作要领的基础上再逐步达到标准动作的要求。

7.练功期间要练养相兼，劳逸适度。

8.练习完毕，应注意保暖，不可当风。

四、不良反应处理

（一）症状

身体症状如头痛、头昏、头胀、心悸、胸闷气促等，精神症状如焦虑、恐惧、烦躁不安、心神不宁、情绪不稳、神情恍惚等。

（二）原因

1.练习中未领会功法要领和注意事项。

2.在练习时突然受到意外刺激或惊吓导致练功受惊扰。

（三）措施

1.要学会预防和纠正偏差。练功时出现的良性意念守得住则守，守不住则不守。恶性意念要下意识排除，有些恶性意念在练功时反复出现，排除不了要暂停练功。

2.初学者应选择一种功法入门，不要常更换功法，并且要循序渐进，不能急于求成。

3.保持身心放松练功就不容易出偏。在练习养生功法时，要选择空旷、空气清新、无意外刺激的练习场所，集中注意力。

第三节　现代临床报道

一、太极拳对腹部肥胖人群的干预

1.研究人群　白领员工，年龄在30~40岁之间。体重70~80kg。

2.干预方法　练习锻炼腰腹部的太极拳特定动作。

3.操作步骤　练习特定动作云手、六封四闭、掩手肱捶6个月，分别在3个月后、6个月后进行一次测试，检查练习前后受试者的腰腹部脂肪变化情况。

4.疗程　每周3次，每次30分钟。

5.临床点评　通过6个月的太极拳特定动作练习，白领员工腰围值、体重、腰腹部脂肪含量都有了非常明显的下降。太极拳特定动作练习对白领腰腹部脂肪有明显分解作用，可促进腰腹部脂肪代谢，有助于减肥和健身。

二、太极拳对肥胖人群的干预

1.研究人群　无病史的BMI≥30的肥胖大学生。

2.干预方法　练习24个锻炼腰腹部的太极拳特定动作。

3.操作步骤　太极拳练习时间在星期一至星期五的下午。每次练习前进行5分钟慢跑，然后进行10分钟伸展练习。太极拳练习强度心率控制为130~150次/分钟。

4.疗程　每周5天，每天30分钟，练习20周。

5.临床点评　20周太极拳练习后，研究对象的体重、BMI、体脂百分比显著下降。长期中等强度太极拳练习有助于消耗脂肪，减少了脂肪的合成代谢。长期中等强度的太极拳练习能够改善肥胖大学生的体脂率，促进其体脂分解，降低血脂水平。

三、八段锦对高血压肥胖人群的干预

1.研究人群　年龄40~70岁，BMI>24的肥胖伴高血压患者。

2.干预方法　八段锦训练。

3.操作步骤　在专业训练师指导下进行整套功法锻炼。

4.疗程　12个月，隔日1次。

5.临床点评　八段锦对于肥胖伴高血压患者具有良好的降压、减肥疗效，对患者生活方式起到重要影响，从而发挥远期疗效。

四、八段锦对肥胖合并糖尿病的中年女性的干预

1.研究人群　BMI ≥ 28，空腹血糖 ≥ 7.0mol/L或餐后血糖 ≥ 11.1mmol/L，年龄52~62岁中年肥胖女性。

2.干预方法　八段锦训练。

3.操作步骤　在健身气功教练员指导下练习。

4.疗程　每天90分钟，每周6天，持续24周。

5.临床点评　健身气功八段锦在干预肥胖中年女性糖尿病方面具有非常明显的效果。如果患者能够坚持长时间锻炼，能取得更好疗效。

五、八段锦结合丙酮酸钙补充对肥胖人群的干预

1.研究人群　肥胖在读女大学生。

2.干预方法　八段锦结合丙酮酸钙补充。

3.操作步骤

（1）八段锦：采用国家体育总局健身气功管理中心推广的八段锦进行锻炼。

（2）丙酮酸：服用丙酮酸钙，每人每次50mg/kg。

4.疗程

（1）八段锦：每天锻炼90分钟，早上、下午各锻炼45分钟，共14周。

（2）丙酮酸：每天早晚各服1次，共14周。

5.临床点评　八段锦锻炼结合丙酮酸钙补充有效地改善了肥胖女大学生的血脂水平，对肥胖女大学生的减肥效果明显。

六、五禽戏对肥胖人群的干预

1.研究人群　年龄18~20周岁，BMI ≥ 25的肥胖高中生。

2.干预方法　练习24个锻炼腰腹部的太极拳特定动作。

3.操作步骤　练习五禽戏，心率控制在120~160次/分钟。测试受试者运动前后血糖、血脂、胰岛素和瘦素等指标。

4.疗程　每周3次，每次45分钟，持续一学期。

5.临床点评　五禽戏锻炼后受试者腰围、臀围均出现下降，且腰围的下

降值大于臀围下降值。五禽戏对于脂肪总量的减少和体重的控制有显著的成效，坚持有规律的五禽戏养生锻炼能提高供氧能力，提高脂肪供能比，从而达到降脂和控制体重的目的。

七、易筋经对肥胖人群的干预

1.研究人群 年龄19~26岁的单纯性肥胖大学生。

2.干预方法 易筋经锻炼。

3.操作步骤 每次运动分3个阶段，即准备活动、基本练习、整理活动，共1小时。

4.疗程 每周3次，共10周。

5.临床点评 易筋经运动可不同程度阻止体重继续增长。10周的易筋经运动促使肥胖大学生的身体成分发生了良好变化，体脂百分比、体重指数均明显下降，骨盐显著升高。同时进行有氧运动和饮食控制，可以长期坚持，对中等程度肥胖患者的治疗有积极的作用。

参考文献

［1］王凯源.太极拳特定动作和瑜伽特定动作练习对白领员工腰腹部成分代谢的调查研究［J］.中国体育科技，2014，50（02）：98-102+139.

［2］张海利，张海军.长期练习太极拳对肥胖大学生脂代谢及关联激素的影响［J］.沈阳体育学院学报，2011，30（6）：95-98.

［3］于海兰.八段锦运动疗法干预高血压肥胖患者104例临床观察［J］.中国临床医生，2013，9（8）：47-48.

［4］刘涛，白石，张荣超.健身气功八段锦对肥胖中年女性糖尿病患者相关指标的影响［J］.中国应用生理学杂志，2018，34（1）：19-22.

［5］周勇，范超，陈一冰，等.八段锦锻炼结合丙酮酸钙补充对肥胖女大学生血清瘦素与脂联素的影响［J］.辽宁体育科技，2013，35（6）：26-28.

［6］方儒钦.五禽戏中医特色教学模式对肥胖高中生血清瘦素和胰岛素抵抗的影响［J］.锦州医科大学学报，2018，39（05）：30-34.

［7］王华军，吕晓龙.易筋经功法锻炼对肥胖大学生身体成分的影响［J］.体育成人教育学刊，2015，31（6）：64-66.

［8］王峥，鄢行辉.太极拳运动对肥胖大学生的减肥机理探索［J］.体育世界（学术版），2019，7（2）：84-84+81.

［9］崔巴特尔，王卓涛，李立.太极拳运动对老年人身心健康影响的研究进展［J］.中国老年学杂志，2011，31（2）：1716-1717.

［10］于海兰.八段锦运动疗法干预高血压肥胖患者104例临床观察［J］.中国临床医生杂志，2013，41（8）：47-48.

［11］夏昀凡，范丽娟，奚若凡，等.推拿功法少林内功训练的能量代谢探讨［J］.按摩与康复医学，2019，10（11）：62-64.

第八章
肥胖症的中药干预

第一节　概述

中药主要包括植物药、动物药、矿物药及部分化学、生物制品类药物。由于中药以植物药居多，故有"诸药以草为本"的说法。

中国古代最早大多使用单味药物治疗疾病。经过长期的医疗实践，几种药物配合起来煎煮制成汤液，即是最早的方剂。中医认为肥胖与痰、湿、气虚等有关。有一些医者提到"肥人多痰湿""肥白人多湿""肥人沉困怠惰是气虚"等。采用中药减肥，应从益气、健脾、化痰等着手，利用中药的优势，通过补益消泻的方法，调整人体各脏腑，促进脂肪在人体内的能量代谢，达到健康减肥的目的。中药通过去湿制水、活血、健脾、行气等方法调理脏腑，令气血运行更佳，加速新陈代谢。

第二节　中药减肥处方

一、辨证选方用药

中药治疗肥胖主要通过辨证论治选择主方，再通过伴随症状等进行药味加减，参照全国中医药行业高等教育"十三五"规划教材《中医内科学》，单纯性肥胖的证治分为以下5种。

（一）胃热火郁

1.证候　肥胖多食，消谷善饥，可有大便不爽，甚或干结，尿黄，或有口干口苦，喜饮水；舌质红，苔黄，脉数。

2.治法　清胃泻火，佐以消导。

3.**代表方**　白虎汤合小承气汤加减。

4.**方义**　白虎汤由生石膏、知母、炙甘草、粳米组成；小承气汤由大黄、枳实、厚朴组成。前方清泄阳明胃腑郁热；后方通腑泄热，行气散结。若消谷善饥较重，口苦，嘈杂，加黄连；若口干多饮较重，加天花粉、葛根；若热盛耗气，症见疲乏、少力，加太子参，甚者可用西洋参。

（二）痰湿内盛

1.**证候**　形体肥胖，身体沉重，肢体困倦，脘痞胸满，可伴头重，口干而不欲饮，大便黏滞不爽，嗜食肥甘醇酒，喜卧动；舌质淡胖或大，苔白腻或白滑，脉滑。

2.**治法**　化痰利湿，理气消脂。

3.**代表方**　导痰汤合四苓散加减。

4.**方义**　导痰汤由半夏、天南星、橘红、枳实、茯苓、炙甘草、生姜组成；四苓散由白术、茯苓、猪苓、泽泻组成。前方燥湿化痰和胃，理气开郁消痞；后方利水渗湿。若湿邪偏盛，加苍术、薏苡仁、赤小豆、防己、车前子；痰湿化热，症见心烦少寐，纳少便秘，舌红苔黄，脉滑数，可酌加竹茹、浙贝母、黄芩、黄连、瓜蒌仁等；痰湿郁久，壅阻气机，以致痰瘀交阻，伴见舌暗或有瘀斑者，可酌加当归、赤芍、川芎、桃仁、红花、丹参、泽兰等。

（三）气郁血瘀

1.**证候**　肥胖懒动，喜太息，胸闷胁满，面晦唇暗，肢端色泽不鲜，甚或青紫，可伴便干，失眠，男子性欲下降甚至阳痿，女性月经不调、量少甚或闭经，经血色暗或有血块；舌质暗或有瘀斑瘀点，舌苔薄，脉弦或涩。

2.**治法**　理气解郁，活血化瘀。

3.**代表方**　血府逐瘀汤加减。

4.**方义**　本方由枳壳、柴胡、桃仁、当归、红花、川芎、牛膝、赤芍、生地黄、桔梗、甘草组成。本证易于化热，若舌苔偏黄，可加栀子、知母；兼见便干难排，加三棱、莪术、大黄；若兼失眠，加夜交藤、合欢皮；阳痿者，加水蛭、淫羊藿；月经稀少，加月季花、泽兰、益母草。

（四）脾肾阳虚

1.**证候**　形体肥胖，易于疲劳，可见四肢不温，甚或四肢厥冷，喜食热饮，小便清长；舌淡胖，舌苔薄白，脉沉细。

2.治法 补益脾肾，温阳化气。

3.代表方 真武汤合苓桂术甘汤加减。

4.方义 真武汤由炮附子、桂枝、白术、茯苓、生姜、白芍组成；苓桂术甘汤由茯苓、桂枝、白术、甘草组成。前方温阳利水；后方健脾利湿，温阳化饮。若嗜热食而恶冷饮，加炮姜；若气虚明显，乏力困倦，加太子参、黄芪；若兼肢厥，加干姜。

（五）脾虚不运

1.证候 肥胖臃肿，神疲乏力，身体困重，脘腹痞闷，或有四肢轻度浮肿，晨轻暮重，劳累后更为明显，饮食如常或偏少，既往多有暴饮暴食史，小便不利，大便溏或便秘；舌质淡胖，边有齿印，苔薄白或白腻，脉濡细。

2.治法 健脾益气，渗利水湿。

3.代表方 参苓白术散合防己黄芪汤加减。

4.方义 参苓白术散由人参、白术、山药、茯苓、莲子、白扁豆、薏苡仁、砂仁、桔梗、甘草、大枣组成；防己黄芪汤由防己、黄芪、白术、甘草、生姜、大枣组成。前方健脾益气渗湿，后方益气健脾利水。若身体困重明显，加佩兰、广藿香；若浮肿明显，加泽泻、猪苓；若兼脘腹痞闷，加半夏，或合用平胃散。

二、煎服法

1.器皿选择 煎药最好的器具是砂锅。砂锅属于陶器，陶器具有导热均匀、化学性质稳定、保温等特点，是煎煮中药的最佳选择。若无陶器，可用白色的搪瓷器皿或铝锅代替。但切忌用铜、铁、锡等制成的器具。这是因为铁、铜、锡本身也是中药类，用之恐与病情不合；二是这些金属元素易和中药发生反应，轻则降低疗效，重则产生毒副作用，使药物性味发生变化，非但不能疗疾，甚至可产生毒性，危害生命。

2.煎前浸润 煎前用清水浸泡，有利于有效成分的煎出。煎前浸泡时间以30~60分钟为宜，以种子、果实、根为主的药浸泡60分钟以上。夏天气温高，浸泡时间可以短些，冬天可以长些。浸泡用水以常温或温水（25~50℃）为宜，切忌用沸水。

3.煎药用水及用量 以新鲜洁净的自来水、河水、湖水、泉水为宜。经反复煮沸或放置于热水瓶中较久的水，不能作为煎药用水。一般用水量以将草木药加压后液面没过饮片两横指为宜。

4.煎药火候　一般在未沸时用大火（武火），沸后用小火（文火），使药液保持微沸状态，以免药汁溢出或过快熬干。

5.服药方法　一般均为每日1剂，每剂分2次或3次服。可与吃饭时间隔开服用。

三、注意事项

1.忌油腻　中医指出油腻食物多黏滞，并且还有助湿生痰、滑肠滞气的特点。食用后会阻碍胃肠对药物有效成分的吸收，从而降低疗效。

2.忌腥膻　服药期间少吃鱼、虾、海鲜、牛羊等腥膻食物。一般中药均有芳香气味，特别是芳香化湿、芳香理气药，含有大量的挥发油，这类芳香物质与腥膻气味不相容。服用中药时若不避腥膻，往往影响药效。

3.忌浓茶　一般服用中药时不要喝浓茶，因为茶叶里含有鞣酸，浓茶里含的鞣酸更多，与中药同服时会影响人体对中药中有效成分的吸收，减低疗效。如平时有喝茶习惯，可以饮用少量绿茶，而且最好在服药2~3小时后再喝。

4.忌生冷　生冷食物性多寒凉，食用后难以消化。而且生冷类食物在食用后刺激肠胃，在这种情况下如果马上服用中药将会影响胃肠对药物的吸收。应特别注意，在治疗寒证时，更要避免吃生冷类的食物。

5.忌辛辣　各种辛辣的食品对于正在服用中药的人群而言同样是需要忌口的。热性辛辣食物性多温热，耗气动火，因此在服用清热败毒、养阴增液、凉血滋阴等中药的情况下，应特别注意避免这类食物。

四、不良反应处理

1.腹泻　立即停止服用中药，检查是否为中药存放不当导致变质，如无上述问题可能为患者脾胃虚弱，可请主治医生调整药物。

2.过敏　如服用药物出现过敏反应，立即停止服药，可先观察，如症状加重或无缓解，立即前往医院就医。

3.肾炎、肾衰竭　长期滥服中药可能导致肾炎甚至急性肾衰竭，因此应在正规医院临床医生指导下服药。

第三节　基于数据挖掘的中药减肥文献分析

相较于口服西药疗法及手术疗法，中药疗法治疗单纯性肥胖的优点在于安全、副作用小、有整体调节作用，并能改善肥胖所引发的各种并发症等。既往的研究均表明，药物的组成和配伍是影响中药处方临床疗效的重要因素。传统的文献学计量法、关联规则法、数据仓库技术等文献分析法能有效分析出处方中单味中药的运用频次和关联药物，但在分析最关键的核心处方上存在不足，且具有可视化、直观性皆较差的缺点。基于复杂网络技术，从系统、全局角度去分析处方数据库，对中药治疗单纯性肥胖的核心处方进行探索，纳入分析的中药处方均来中国知网、万方医学、维普、中国生物医学文献数据库、中医药在线数据库1980~2017年发表的文献和PubMed中的临床研究文献。中文文献检索关键词为"单纯性肥胖""肥胖症""中药""草药""中草药"；英文文献关键词为"simple obesity""obesity""herbal medicine""traditional Chinese medicine""traditional medicine"。

纳入标准：①中药作为主要治疗手段的临床研究；②中药处方的使用对象被明确诊断为单纯性肥胖；③中药处方中方药明确且使用该处方取得了肯定疗效。

排除标准：①综述性文献、科普文章、动物实验研究文献；②治疗除中药疗法外同时结合使用具有减肥效果的西药；③个案报道、经验交流、指导类和说明类；④同一文献重复发表的，保留其中1篇，其余排除。

依据纳排标准，最终纳入分析的文献有226篇，即纳入分析的中药处方为226个，涉及中药192味，使用药物共1880次。

一、中药疗法治疗单纯性肥胖的核心处方分析

基于复杂网络技术分析中药治疗单纯性肥胖处方数据库中处方数据，分析的结果经可视化处理后如图7-3-1所示。治疗单纯性肥胖的节点度值较高的中药为茯苓、白术、山楂等。在四气方面，核心处方中温性药和寒凉性药分别有6味，平性药有3味。在药性方面，核心药物组成的处方中甘味药最多，有9味，其次是苦味药（8味）、辛味药（3味）、淡味药（3味）、酸味药（2味）、咸味药（1味）。在药物归经方面，核心中药处方中归脾经（12味）、肝经（8味）、胃经（7味）药物最多，其次为归肺经（5味）、心经（5味）、肾经（2味）、大肠经（2味）、心包经（1味）、膀胱经（1味）药物。核心中

药处方治法以利水渗湿、健脾益气和胃为主，西医药理分析显示核心中药均具有调理胃肠道，改善脂代谢及内分泌的功效。具体见表7-3-1。

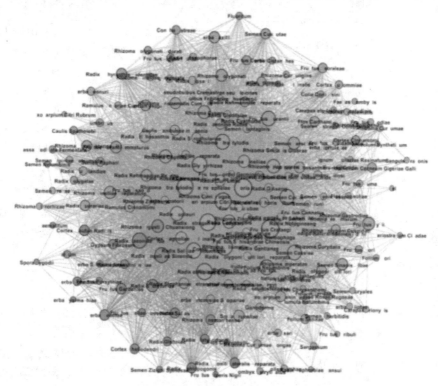

图7-3-1　中药治疗单纯性肥胖穴位聚类分析复杂网络示意图

（图中节点大小表示度的大小）

表7-3-1　中药治疗单纯性肥胖的核心药物信息

编号	节点	度值	剂量范围	四气	五味	归经	中医功效	药理学功效
1	茯苓	1347	10~15g	平	甘、淡	心、肺、脾、肾经	利水渗湿健脾宁心	利水，调理胃肠
2	白术	1185	6~12g	温	苦、甘	脾、胃经	健脾益气燥湿利水	促进肠道运动
3	山楂	1013	9~12g	微温	酸、甘	脾、胃、肝经	消食健胃化浊降脂	增加胃消化酶分泌，分解脂肪
4	泽泻	998	6~10g	寒	甘、淡	肾、膀胱经	利水渗湿化浊降脂	减重，降低血脂

续表

编号	节点	度值	剂量范围	四气	五味	归经	中医功效	药理学功效
5	甘草	929	2~10g	平	甘	心、肺、脾、胃经	补脾益气清热解毒	对胃平滑肌有解痉作用，降血脂
6	黄芪	807	9~30g	微温	甘	肺、脾经	利水消肿行滞通痹	促进胃肠推动力，改善胰岛素抵抗
7	陈皮	794	3~10g	温	苦、辛	肺、脾经	理气健脾燥湿化痰	促进胃排空，促进消化酶分泌
8	大黄	742	3~15g	寒	苦	脾、胃、大肠、肝经	泻下攻积逐瘀通经	促进大肠蠕动，降血脂，利尿
9	荷叶	717	3~10g	平	苦	肝、脾、胃经	清暑化湿升发清阳	降血脂，促进油性大便排出
10	丹参	592	10~15g	微寒	苦	心、肝经	活血祛瘀凉血消痈	调节脂代谢
11	决明子	570	9~15g	微寒	甘、苦、咸	肝、大肠经	清热明目润肠通便	调节血脂，减重，改善胰岛素抵抗
12	白芍	539	6~15g	微寒	苦、酸	肝、脾经	养血调经平抑肝阳	改善肥胖，改善脂代谢紊乱
13	苍术	536	3~9g	温	辛、苦	脾、胃、肝经	燥湿健脾祛风散寒	促进小肠蠕动，降血糖
14	当归	524	6~12g	温	甘、辛	肝、心、脾经	补血活血润肠通便	降血脂
15	薏苡仁	474	9~30g	凉	甘、淡	脾、胃、肺经	利水渗湿健脾止泻	降血糖，改善血液循环

二、治疗单纯性肥胖核心药物的配伍分析

基于复杂网络分析方法，进一步对药物之间的配伍关系加以分析，连接两种不同药物的边的权重表示这两种药物在不同处方中被同时使用的强度。如图7-3-2所示，该网络图中连接的边线越粗，表示两种不同药物之间的关联越紧密。根据复杂网络示意图，泽泻与茯苓联系最紧密，其次是山楂与泽泻、山楂与茯苓。关联频度较强，大于30的中药配伍分析结果如表7-3-2所示。

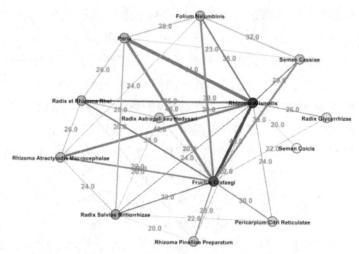

图7-3-2 中药治疗单纯性肥胖药物配伍复杂网络分析示意图

（节点间边线粗细表示节点关联的强弱）

表7-3-2 中药治疗单纯性肥胖药物配伍强度（配伍强度>30）

编号	节点1	节点2	配伍强度
1	泽泻	茯苓	54
2	山楂	泽泻	48
3	山楂	茯苓	46
4	泽泻	白术	42
5	山楂	决明子	39
6	山楂	荷叶	39
7	泽泻	荷叶	35
8	山楂	白术	35
9	泽泻	大黄	36
10	荷叶	决明子	32
11	丹参	茯苓	30
12	山楂	陈皮	30

第四节 现代临床报道

一、五苓散加减治疗脾虚痰湿型单纯性肥胖症

1. 研究人群 年龄20~70岁，BMI≥25，中医辨证属脾虚痰湿型的单纯性肥胖患者。

2.中药处方 五苓散加减。泽泻15~20g，猪苓15g，茯苓15g，白术15g，桂枝8~10g。倦怠乏力，面目虚浮，动则短气，甚至全身虚肿者，加黄芪15g~30g、党参15g~30g，以补气健脾利湿；痰多而黏者，加竹茹15g、胆星15g、杷叶15g，以清化热痰；恶心者，加荷叶10g，橘皮10g，生姜3片。

3.操作方法 将受试对象分为治疗组和对照组，对照组根据减肥饮食运动处方规定坚持治疗，治疗组在对照组的基础上服用五苓散。

（1）对照组：①确定每天热能需要量，热量根据不同的身高、体重每天给予5020~6276KJ；②确定三大营养素的分配：碳水化合物50%~60%，蛋白质15%，脂肪≤30%。③限酒，啤酒不宜超过300ml，白酒不超过25ml，越少越好。④每天早、中、晚餐分配为1/5、2/5、2/5。减肥运动处方：坚持有氧运动，包括广播体操、散步、慢跑、骑自行车、游泳，训练强度达到个体最大心率的60%。每次训练持续时间30分钟，每周3次。

（2）治疗组：对照组的基础上服用五苓散加减方。统一煎熬成200ml，分早晚服用，每次100ml。

4.疗程 总疗程8周。

5.临床点评 脾虚痰湿型单纯性肥胖症患者多表现为形体肥胖、浮肿、尿少、口渴，符合五苓散症。五苓散主要从膀胱经、肾经取药，如泽泻、猪苓、茯苓、桂枝；其次从脾经取药，如白术、茯苓。五味药中，泽泻利水作用最强，且用量独重，猪苓利水作用次之，茯苓又次之，故当以泽泻为君，配上二苓，则利水渗湿作用相须而加强，使小便通利，水有去路；白术健脾化气利水；桂枝温化膀胱以利小便，兼疏散表邪。五药合用，共奏温阳化气利水之功。本次临床试验表明五苓散能降低脾虚痰湿型单纯性肥胖症患者的体重、腰围、体重指数、血清胆固醇、甘油三酯。该方治疗脾虚痰湿型单纯性肥胖症的临床疗效优于单纯减肥饮食运动。

二、"佩连麻黄方"治疗胃热湿阻型单纯性肥胖症

1.研究人群 年龄18~50岁，28<BMI<36，中医辨证属胃热湿阻型的单纯性肥胖患者。

2.中药处方 佩连麻黄方加减。佩兰25g，黄连20g，麻黄7g。

3.操作方法 将受试对象分为治疗组和对照组，对照组给予基础治疗，包括控制饮食加适量有氧运动，治疗组在对照组的基础上加用中药汤剂佩连麻黄方加减。

（1）对照组：控制饮食（总能量1000~1500kcal/天。碳水化合物55%~60%，脂肪20%~25%，蛋白质15%~20%）、适量有氧运动（每次30~45分钟，中等强度，每周3~5次）。

（2）治疗组：在对照组的基础上服用佩连麻黄方。水煎300ml，分早晚温服。

4.疗程　12周。

5.临床点评　在控制饮食并进行适量有氧运动基础上加用佩连麻黄方可有效降低单纯性肥胖患者体重和BMI，改善血脂。内热、中满皆因邪之所凑，方中黄连清胃热，佩兰除中满，麻黄发汗、利小便，使邪尽去。佩兰具有芳香化湿、和中化浊、醒脾解暑之功效，黄连入药可清热燥湿、泻火解毒，麻黄发汗解表、宣肺平喘、利水消肿，故而瘀阻于体内之水湿痰浊之邪可以通过麻黄的作用而得以祛除。综观全方，佩兰为君，黄连为臣，麻黄为佐，三药合用，共奏清泻胃热、祛湿化痰、利水消肿之功效。

三、大柴胡汤加减治疗肝郁脾虚热结型单纯性肥胖

1.研究人群　年龄18~60岁，BMI ≥ 28，中医辨证属肝郁脾虚热结型单纯性肥胖患者。

2.中药处方　大柴胡汤。柴胡、黄芩、芍药、半夏、枳实、大黄、大枣、生姜、白术、茯苓，常规量。

3.操作方法　将受试对象分为治疗组和对照组，对照组予以基础治疗，包括运动疗法和适当的饮食控制，治疗组予以大柴胡汤剂加基础治疗。大柴胡汤剂，一天1剂，100ml/次，一天3次，饭后30分钟服用。

4.疗程　12周，第4、第8周进行复诊。

5.临床点评　肝郁脾虚热结型肥胖症主要症状包括肥胖，胸胁苦满，体倦乏力、神疲懒言，胃脘痞满、嘈杂，大便秘结，失眠多梦，脉细弦，苔黄腻，舌质暗红。大柴胡汤加减能够改善肝郁脾虚热结型肥胖患者症状，提高生活质量，并具有安全、无不良反应的特点，可在临床推广运用。方中柴胡主胃肠结气，饮食积聚；大黄主留饮宿食，涤荡肠胃，推陈出新，通利水谷，调中化食。

四、附子汤合三仁汤治疗脾肾阳虚型肥胖症

1.研究人群　年龄16~50岁，BMI ≥ 28，男性腰围>85cm，女性腰围

>80cm，体重65~143.5kg。

2.中药处方 附子汤合三仁汤加减。附子10g，生白术30g，茯苓20g，党参10g，滑石18g，通草6g，白豆蔻6g，竹叶6g，厚朴10g，生薏苡仁18g，半夏10g，泽泻10g，荷叶10g，黄芪30g。

3.操作方法 将受试者分为对照组和治疗组，对照组予以饮食控制、运动疗法、拔罐治疗，治疗组予以饮食控制、运动疗法，附子汤合三仁汤汤剂治疗。

（1）对照组：控制高糖、高油脂饮食，晚饭后快走1小时，拔罐治疗。

（2）治疗组：控制高糖、高油脂饮食，晚饭后快走1小时，附子汤合三仁汤，一天1剂，200ml，早晚分服。

4.疗程 1个月为1个疗程，一共两个疗程。

5.临床点评 脾肾阳虚型肥胖症患者虽体胖，但一般饮食不多，常便溏、腹泻，女性易出现月经不调、宫寒、不孕等疾病。治疗组较对照组在减轻患者体重及降低BMI指数方面明显优于对照组，且无不良反应发生。方中附子、干姜温脾阳，温肾阳；党参、白术、茯苓、黄芪，补气健脾；半夏燥湿健脾，祛痰湿；白蔻仁、厚朴、滑石、通草、生薏仁、泽泻淡渗利湿，健脾；荷叶、泽泻为减肥良药。

五、加味苓桂术甘汤加减治疗脾虚湿阻型单纯性肥胖症

1.研究人群 年龄18~60岁，BMI≧28，中医辨证为脾虚湿阻型肥胖患者。

2.中药处方 苓桂术甘汤加减。茯苓12g，桂枝9g，白术12g，党参12g，生山楂30g，法半夏12g，豨莶草15g，红花9g，川芎9g，制首乌15g，甘草6g。

3.操作方法 将受试对象分为治疗组和对照组，对照组给予饮食和运动干预，治疗组在对照组的基础上加用中药汤剂苓桂术甘汤加减。

（1）对照组：控制饮食和每日热量摄入，坚持有氧运动，每次30分钟，每周不得少于5次。

（2）治疗组：在对照组的基础上服用加味苓桂术甘汤，每日1剂，一日3次，一次150ml。

4.疗程 8周。

5.临床点评 脾虚湿阻型肥胖患者常形体肥胖，身体肿胀，腹胀纳差，

肢体困重，疲乏无力，小便不利，大便稀，舌质淡红，苔白腻，苔滑或厚腻，脉沉细或濡滑或濡缓。本方重用甘淡之茯苓为君，健脾利水，渗湿化饮，能消除已聚之痰饮。桂枝为臣，功能温阳化气，平冲降逆。苓、桂相合为温阳化气，利水平冲之常用组合。白术为佐，功能健脾燥湿，苓、术相须，为健脾祛湿的常用组合，体现了治生痰之源以治本之意。治疗组在对照组的基础上予以加味苓桂术甘汤，其疗效在降低体质量、BMI、血脂水平方面均优于对照组，并无明显副作用，因此加味苓桂术甘汤治疗脾虚湿阻型肥胖症有良好的临床疗效。

六、加味温胆汤治疗小儿单纯性肥胖

1.研究人群　年龄7~14岁，24≤BMI≤32；主症为肢体困重、肥胖、脘腹胀满，次症为乏力、呼吸短促、胸闷。满足2项主症，1项次症即可确诊。

2.中药处方　加味温胆汤加减。大枣3g，茯苓15g，泽泻10g，竹茹10g，半夏10g，甘草6g，远志10g，石菖蒲10g，陈皮10g，生姜5片。

3.操作方法　将受试对象分为治疗组和对照组，对照组给予饮食和运动干预，治疗组在对照组的基础上加用中药汤剂加味温胆汤加减。

（1）对照组：饮食控制和运动治疗，每次40~60分钟，2~3次/天。

（2）治疗组：在对照组基础上采用加味温胆汤治疗。每日1剂，一日2次，一次100ml。

4.疗程　12周。

5.临床点评　小儿单纯性肥胖的发生与其生活行为、习惯存在密切关联，这类患儿普遍存在运动不足、营养过剩等特征。温胆汤内含多味中药，其中大枣可安神益气，缓和药性；茯苓具有宁心健脾，利水渗湿功效；泽泻可泄热，利水；竹茹能止吐，化痰，清热；半夏可消疗肿，化痰祛湿；远志可消肿，安神；石菖蒲能开胃化湿，醒神益智；陈皮可化痰，祛湿，在脘腹胀满中适用；生姜具有止呕、发散功效；甘草对诸药有调和作用。温胆汤将诸药合用，能充分发挥药物的化痰浊、利水湿功能，从而促使临床症状进一步改善。

参考文献

［1］麦熙.五苓散治疗脾虚痰湿型单纯性肥胖症的临床观察［D］.广东中医药大学，2008.

［2］李梦迪，刁志惠，李永华，等."佩连麻黄方"治疗胃热湿阻型单纯性肥胖症55例临床研究［J］.江苏中医药，2019，01：38-40.

［3］朱宇溪，高阳，周慢，等.加味大柴胡汤治疗肝郁脾虚热结型单纯性肥胖的疗效观察［J］.临床医药文献电子杂志，2017，90：17679-17681.

［4］姚雪靖.附子汤合三仁汤治疗肥胖症疗效观察.［J］.世界最新医学信息文摘，2018，18（48）：148-151.

［5］黄蔚，潘丰满，黄江荣.加味苓桂术甘汤治疗脾虚湿阻型单纯性肥胖症临床研究［J］.长江大学学报（自科版），2017，4：4-6.

［6］杨凡，缪华，黄荣.加味温胆汤治疗小儿单纯性肥胖的脂代谢、体质量的改善研究［J］.湖南中医药大学学报，2018，38（04）：470-474.

第九章
肥胖症的中成药干预

第一节　概述

　　中成药是指在中医基础理论指导下，以中医经典方剂为原型，临床上反复使用、安全有效，并采取合理工艺制备成的质量稳定、可控，经批准依法生产的成方中药制剂。

　　中成药的起源大约可以追溯到汉代，《黄帝内经》便已记载了丸、散、膏、丹、酒等不同的剂型。1953年我国颁布了第一部《中华人民共和国药典》（下简称《药典》），但当时还尚未收载中成药。10余年后，《药典》将中成药纳入，其中包含的剂型有丸剂、散剂、膏剂、丹剂、药酒、胶剂、药茶等，之后又增加了煎膏剂、冲剂、片剂、注射剂、胶囊剂、糖浆剂、合剂、滴丸剂、气雾剂、洗剂等几十余种剂型。从1985年开始，《药典》每5年更新一次，到2020年，《药典》中共收录了大约1500种中成药，其中以丸剂最多，其次是片剂、颗粒剂。

　　传统中药汤剂在服用前需煎备，服药后需清洗工具，前后步骤较为烦琐，且煎煮药物时间及火候不易准确把握，煎煮的药物不易存放。中成药较好地解决了上述问题。中成药由专人制备，疗效保证，便于储存，为广大患者提供了便利。中成药是中医体系中的一个重要组成部分。中成药原材料为中药，其方药组成以中医基础理论为指导，遵循君、臣、佐、使的配伍原则，每种药材选用适宜的药量，经过现代工业特定的技术制成。运用的过程中也应当辨证施治，不可单纯的对症或病选方用药。

　　中成药适宜于畏惧西药副作用且不方便服用中药汤剂的患者。但其给患者带来便利的同时也丧失了中药方剂灵活多变的特点。医师无法根据患者的病候而加减药物，针对性较汤剂稍弱。这就要求医师在开具处方时综合考虑，评估中成药与中药的优缺点，为患者提供最优质的选择，或酌情考虑二者同用。患者在购买部分中成药时也需仔细核对药品说明书中的适应人群、适应证及禁忌证。

第二节　中成药举隅

虽然目前临床上的中成药较多，但尚未明确分类，本书根据单纯性肥胖的中医辨证分型，将临床上可用于减肥的中成药大致分为健脾渗湿类、清热祛湿类、疏肝行气类、温补脾肾类和滋阴清热类。

一、健脾渗湿类

健脾渗湿类是根据肥胖之脾虚湿阻证而设，临床常用药物有轻身消胖丸、降脂减肥片、香砂六君丸、四君子丸、参苓白术散等。轻身消胖丸与降脂减肥片的适应证中明确指出"可用于单纯性肥胖症"。降脂减肥片除能健脾渗湿外，尚有滋补肝肾、养益精血、扶正固本、通络定痛、明目生津、润肠通便之功，可用于各型高脂血症、心脑血管硬化、习惯性便秘、痔疮出血，对单纯性肥胖伴心脑血管疾病或兼有便秘、痔疮者疗效更佳。香砂六君丸、四君子丸、参苓白术散虽也可用于治疗肥胖，但却是从病因证候入手，通过健运脾气达到减肥的目的，且香砂六君丸兼有和胃之功，可用于嗳气脘痞者；四君子丸适用于胃虚不纳者；参苓白术散除补益脾胃外还有补益肺气之效，可用于肥胖兼有咳嗽气短、肢倦乏力者。

1.轻身消胖丸

【主要成分】罗布麻叶、泽泻、白术（麸炒）、薏苡仁、芒硝、防己、海藻、当归、川芎、荷叶、玫瑰花、大黄、麻黄、茯苓、滑石、荷梗、山楂、黄芪、木香。

【功能】益气利湿，降脂消胖。

【注意事项】孕妇忌服。

2.降脂减肥片

【主要成分】何首乌、三七、葛根、菟丝子、枸杞子、松花粉、丹参、大黄、泽泻、茵陈。

【功能】滋补肝肾，养益精血，扶正固本，通络定痛，健脾豁痰，明目生津，润肠通便。

【注意事项】孕妇忌服。

3.香砂六君丸

【主要成分】木香、砂仁、党参、白术（炒）、茯苓、甘草（蜜炙）、陈皮、半夏（制）、生姜、大枣。

【功能】益气健脾，和胃。

【注意事项】孕妇忌服。

4.四君子丸

【主要成分】党参、炒白术、茯苓、炙甘草。

【功能】益气健脾。

【注意事项】①感冒发热患者不宜服用。②过敏体质者慎用。③用药期间忌食不易消化的食物。

5.参苓白术散

【主要成分】人参、茯苓、白术（炒）、山药、白扁豆（炒）、莲子、薏苡仁（炒）、砂仁、桔梗、甘草。

【功能】补脾胃，益肺气。

【注意事项】①忌不易消化食物。②感冒发热病人不宜服用。

二、清热祛湿类

清热祛湿类是根据肥胖之胃热湿阻证而设，临床常用药物有减肥通圣片、甘露消毒丸、葛根芩连片等。减肥通圣片适应证明确且效专，仅用于湿热痰浊内阻之肥胖症。甘露消毒丸、葛根芩连片主要是通过清热解毒，化湿利水消肿而减重。甘露消毒丸药偏芳香，更适合暑湿蕴结所致的身热肢酸，胸闷腹胀，尿赤黄疸。葛根芩连片又加用葛根，增强了解肌透表之功，对湿热蕴结所致的泄泻腹痛、便黄而黏、肛门灼热及风热感冒所致的发热恶风、头痛身痛均有效。

1.减肥通圣片

【主要成分】苦参、昆布、大黄（酒制）、麻黄、元明粉、石膏、黄芩、滑石粉、栀子、当归、荆芥、川芎等。

【功能】清热燥湿，化痰减肥。

【注意事项】忌食辛辣物。

2.甘露消毒丸

【主要成分】滑石、茵陈、石菖蒲、木通、射干、豆蔻、连翘、黄芩、川贝母、藿香、薄荷。

【功能】芳香化湿，清热解毒。

【注意事项】服药期间忌食辛辣油腻食物。

3.葛根芩连片

【主要成分】葛根、黄芩、黄连、炙甘草。

【功能】解肌，清热，止泻。

【注意事项】泄泻，腹部凉痛者忌服。

三、疏肝行气类

疏肝行气类是根据肥胖之肝瘀气滞证而设，临床对于由肝气郁滞所引起的肥胖通常针对其病因病机治疗，常用药物是逍遥丸。逍遥丸疏肝健脾，养血调经，用于肝郁脾虚所致的肥胖，临床上可见患者兼有郁闷不舒、胸胁胀痛、头晕目眩、食欲减退、月经不调等症状。

逍遥丸（水丸）

【成分】柴胡、当归、白芍、炒白术、茯苓、炙甘草、薄荷，生姜。

【功能】疏肝健脾，养血调经。

【注意事项】忌食辛辣物。

四、温补脾肾类

温补脾肾类是根据肥胖之脾肾阳虚证而设，临床常用药物有济生肾气丸、人参健脾丸。两者均能够温阳化气，利水消肿，以达减肥之功。不同的是，济生肾气丸偏补肾阳，对肾阳不足、水湿内停所致的肾虚水肿、腰膝酸重、小便不利、痰饮咳喘者尤为适用，而人参健脾丸功偏健脾和胃，对脾胃虚弱所致的肥胖见饮食不化、脘闷嘈杂、恶心呕吐、腹痛便溏、不思饮食、体弱倦怠更胜一筹。

1.济生肾气丸

【主要成分】熟地黄、山茱萸（制）、牡丹皮、山药、茯苓、泽泻、肉桂、附子（制）、牛膝、车前子。

【功能】温肾化气，利水消肿。

【注意事项】忌食辛辣物。

2.人参健脾丸

【主要成分】人参、白术（麸炒）、茯苓、山药、陈皮、木香、砂仁、炙黄芪、当归、酸枣仁（炒）、远志（制）、蜂蜜。

【功能】健脾益气，和胃止泻。

【注意事项】忌食辛辣物。

五、滋阴清热类

滋阴清热类是根据肥胖之阴虚内热证而设，临床常用药物有知柏地黄丸、生脉饮、精乌颗粒。知柏地黄丸、生脉饮、精乌颗粒三者均可清热养阴生津，对津亏热盛之肥胖疗效显著。知柏地黄丸滋阴同时兼可降火，相较生脉饮和精乌胶囊的适应证而言，热象更高，临床可见潮热盗汗，口干咽痛，耳鸣遗精，小便短赤等症状。生脉饮养阴生津同时兼可益气，对于临床上气阴两亏之肥胖伴心悸气短、自汗者尤宜。精乌颗粒侧重于补肝肾，益精血，壮筋骨，临床上肝肾阴虚、精血不足之失眠多梦，耳鸣健忘，头发脱落及须发早白者多用。

1.知柏地黄丸

【主要成分】知母、黄柏、熟地黄、山茱萸（制）、牡丹皮、山药、茯苓、泽泻，炼蜜。

【功能】滋阴降火。

【注意事项】忌食辛辣物。

2.生脉饮

【主要成分】红参、麦冬、五味子。

【功能】益气，养阴生津。

【注意事项】忌食辛辣物。

3.精乌颗粒

【主要成分】黄精（制）、制何首乌、女贞子（制）、墨旱莲。

【功能】补肝肾，益精血，壮筋骨。

【注意事项】糖尿病患者慎用。

第三节　现代临床报道

一、运用降脂减肥片治疗肥胖症

1.研究人群　年龄6~12岁，体重超过标准体重20%的肥胖人群。

2.治疗方法 饭前半小时服用降脂减肥片，每次3~5片，每日2~3次，以服药后每日排大便2~3次为标准调整用药剂量。

3.疗程 3个月为1个疗程，共1个疗程。

4.临床点评 降脂减肥片中的主要有效成分大黄可延长胃排空时间，减少摄食，促进脂肪溶解，但部分患者可能会出现便前脐下隐痛，总体来说本品疗效好，副作用小，可供考虑使用。运用降脂减肥片减肥的适应人群范围较广，除了儿童，青年人和老年人也可服用，对单纯性肥胖伴有合并症者，效果亦很明显，具有不同程度的降压、降脂等作用。

二、针刺联合防风通圣丸治疗肥胖症

1.研究人群 25~37岁女性，BMI ≥ 25，腰臀比 >0.85。

2.处方

（1）中成药处方：防风痛圣散。

（2）穴位处方：足三里、天枢、丰隆、梁丘、阴陵泉、三阴交、关元、水分、中脘、曲池、带脉等。

3.操作步骤 常规针刺操作，穴位皮肤消毒后，以1.5寸毫针深刺，行提插捻转手法，得气后留针，每15分钟行针1次，留针30分钟后出针。

4.疗程 口服药物每日3次，1次1袋（6g），饭后服用，针刺隔天1次。30天为1个疗程，疗程间隔7天，2个疗程之后判定疗效。

5.临床点评 防风通圣丸能够调节脏腑功能，调节糖脂代谢，具有减肥作用。表里双解，内外皆调，特别适用于脾虚胃热者，与针刺结合运用效果更佳。

三、轻身减肥片治疗肥胖症

1.研究人群 单纯性肥胖患者，体重超过标准体重20%，脂肪占体重百分率超过30%。

2.治疗方法 正式试验开始前要求所有受试者停服降脂药并素食两周。进行生化指标测定，除试验措施外，活动、膳食水平均同试验前。饭前半小时服用轻身减肥片，每次2片，每日3次。

3.疗程 5周为1个疗程，共1个疗程。

4.临床点评 临床研究数据表明，按疗程服用轻身减肥片，患者体重、BMI、体内脂肪、皮下脂肪厚度明显下降。轻身减肥片可用于痰湿内盛、气滞血瘀、脾肾不足型等肥胖症。

四、降脂活血片治疗肥胖症

1.研究人群　年龄21~50岁，BMI ≥ 25，血脂异常或血压、血糖偏高者。

2.治疗方法　口服降脂活血片，每日8片，分3次口服。

3.疗程　3个月为1个疗程，共4个疗程。

4.临床点评　降脂活血片攻补兼施，成分中既包含活血化瘀、行气化痰之品，又包含了补益肝肾、润肠通便之药，诸药合用，具益气活血、补肾降脂、减肥解毒之功。

五、山荷减肥颗粒治疗儿童单纯性肥胖

1.研究人群　单纯性肥胖症儿童。

2.处方

（1）中成药处方：山荷减肥颗粒。

（2）运动处方：每次运动30分钟至1小时，每天2次，每疗程间休息1周。

3.疗程　1个月为1个疗程，共3个疗程。

4.临床点评　山荷减肥颗粒中荷叶、泽泻利湿化浊，山楂散瘀消脂，决明子攻积导滞，活血化瘀。诸药合用，共奏活血利湿、减肥降脂之功效。方中多用药食同源之品，相对单纯药物而言更加安全，适合肥胖儿童使用。

六、排毒清脂胶囊治疗单纯性肥胖

1.研究人群　BMI ≥ 25，腹部皮下脂肪厚度超过2.5cm的成人肥胖者。

2.治疗方法　口服排毒消脂胶囊，每次2粒，每日2次。

3.疗程　2个月为1个疗程，共1个疗程。

4.临床点评　本方药功能健脾益肾、降脂通便，临床患者多反映每日排便1~2次，大便量多且成型。调查表明患者服用本品后未出现腹痛、便急、水样便等副作用。本品适宜用于单纯性肥胖患者，但仍需结合饮食、运动疗法方能显效卓著。

参考文献

［1］杨培民，孙洪胜，姚莉.最新中成药手册［M］.济南：山东科学技

术出版社.2014.

［2］倪青，闫秀峰，于春江.内分泌代谢病中成药治疗指南［M］.北京：科学技术文献出版社.2016.

［3］沈学敏，王秀莲，高雅萍，等.降脂减肥片治疗儿童单纯性肥胖症72例［J］.上海中医药杂志，1997（07）：4.

［4］崔贤镒.针刺联合防风通圣丸治疗肥胖症临床研究［J］.中医学报，2014，29（04）：603-604.

［5］肖丽明，王文健，许得盛.麦家轻身减肥片治疗肥胖病的临床研究［J］.中成药，2004（07）：109-110.

［6］肖昌玉.降脂活血片治疗肥胖症98例［J］.实用中医药杂志，2012，28（01）：21.

［7］孙升云，肖达民，杨钦河，等.山荷减肥颗粒配合有氧运动疗法治疗儿童单纯性肥胖症的临床研究［J］.新中医，2006（05）：20-21.

［8］周虹，李祚宏，杨益，等.排毒清脂胶囊治疗单纯性肥胖疗效分析［J］.北京中医，2003（03）：62-63.

第十章
肥胖症的保健品干预

第一节 概述

保健品是保健食品的简称，《保健（功能）食品通用标准》将保健食品定义为"食品的一个种类，具有一般食品的共性，能调节人体的功能，适用于特定人群食用，但不以治疗疾病为目的"的食品。

受时代文化和生产技术水平的影响，保健品在中国古代更多作为食疗方药的一种，而食疗在我国流传已久。商朝伊尹根据其食疗烹饪经验所著的《汤液论》中记载了许多使用食物进行养生保健的方法。可见，中国人通过食物养生保健早在商朝便已开始了。西周时期，《诗经》中记载的周人常用的保健食品有葛根、甘草、海藻、荷花、枸杞、木瓜、酸枣等。与《五十二病方》同时出土的《养生方》中也记载有补虚美容功能的食疗配方，如用茯苓与乳猪烹制的女子美容方；《十问》中也有食用松柏、饮牛羊乳延年抗老的记载。秦汉时期，《素问·上古天真论》中提到养生长寿的法则："上古之人，其知道者，法于阴阳，和于术数，食饮有节，起居有常，不妄作劳，故能形与神俱，而尽终其天年，度百岁乃去"。后又对食物的具体作用加以说明，记载了"五谷为养，五果为助，五畜为益，五菜为充"的饮食原则。《黄帝内经》中还确定了食疗配伍治疗法则，制定了正确的食疗宜忌原则，确定了毒药攻邪，食物补益，药以祛之，食以随之的食疗药疗关系。《神农本草经》中共记载药物365种，其中包含了20余种药食两用之品。

我国保健食品的生产大约开始于20世纪80年代，随着现代工业化发展，保健品的生产规模也逐渐扩大，管理体系也逐渐完善。保健食品主要有辅助降血脂、降血糖、降血压、提高缺氧耐受力、减肥、调节肠道菌群、促进消化、通便等在内的多种功能。药品直接用于治疗疾病，保健品则是人体调节剂、营养补充剂，故保健品又被称为"膳食补充剂"。就二者作用强度而言，药品效强，保健品力缓。药品经过大量临床验证，有严格的适应证，治疗疾病效专；而保健品仅具有一定的调节功能，治疗作用不明显。因此，应按照个体的差异，理性选择具有减肥功能的保健品。

第二节 保健品中药材的选择

国家对于医疗健康日益重视，对食品药品的监管日益严格，并发布了药食同源目录，将可用于保健品的及禁用于保健品的中药材严格划分，现将2018年国家卫健委公布的中药材清单列于下：

1.既是食品又是药品的中药材名单 丁香、八角、茴香、刀豆、小茴香、小蓟、山药、山楂、马齿苋、乌梢蛇、乌梅、木瓜、火麻仁、代代花、玉竹、甘草、白芷、白果、白扁豆、白扁豆花、龙眼肉（桂圆）、决明子、百合、肉豆蔻、肉桂、余甘子、佛手、杏仁、沙棘、牡蛎、芡实、花椒、赤小豆、阿胶、鸡内金、麦芽、昆布、枣（大枣、酸枣、黑枣）、罗汉果、郁李仁、金银花、青果、鱼腥草、姜（生姜、干姜）、枳椇子、枸杞子、栀子、砂仁、胖大海、茯苓、香橼、香薷、桃仁、桑叶、桑椹、橘红、桔梗、益智仁、荷叶、莱菔子、莲子、高良姜、淡竹叶、淡豆豉、菊花、菊苣、黄芥子、黄精、紫苏、紫苏籽、葛根、黑芝麻、黑胡椒、槐米、槐花、蒲公英、蜂蜜、榧子、酸枣仁、鲜白茅根、鲜芦根、蝮蛇、橘皮、薄荷、薏苡仁、薤白、覆盆子、藿香。

在限定使用范围和剂量内作为药食两用：人参、山银花、芫荽、玫瑰花、松花粉、粉葛、布渣叶、夏枯草、当归、山柰、西红花、草果、姜黄、荜茇、党参、肉苁蓉、铁皮石斛、西洋参、黄芪、灵芝、天麻、山茱萸、杜仲叶。

2.可用于保健食品的中药材名单 人参、人参叶、人参果、三七、土茯苓、大蓟、女贞子、山茱萸、川牛膝、川贝母、川芎、马鹿胎、马鹿茸、马鹿骨、丹参、五加皮、五味子、升麻、天门冬、天麻、太子参、巴戟天、木香、木贼、牛蒡子、牛蒡根、车前子、车前草、北沙参、平贝母、玄参、生地黄、生何首乌、白及、白术、白芍、白豆蔻、石决明、石斛（需提供可使用证明）、地骨皮、当归、竹茹、红花、红景天、西洋参、吴茱萸、怀牛膝、杜仲、杜仲叶、沙苑子、牡丹皮、芦荟、苍术、补骨脂、诃子、赤芍、远志、麦门冬、龟甲、佩兰、侧柏叶、制大黄、制何首乌、刺五加、刺玫果、泽兰、泽泻、玫瑰花、玫瑰茄、知母、罗布麻、苦丁茶、金荞麦、金樱子、青皮、厚朴、厚朴花、姜黄、枳壳、枳实、柏子仁、珍珠、绞股蓝、胡芦巴、茜草、荜茇、韭菜子、首乌藤、香附、骨碎补、党参、桑白皮、桑枝、浙贝母、益母草、积雪草、淫羊藿、菟丝子、野菊花、银杏叶、黄芪、湖北贝母、番泻叶、蛤蚧、越橘、槐实、蒲黄、蒺藜、蜂胶、酸角、墨旱莲、熟大黄、熟地黄、鳖甲。

3.保健食品禁用中药材名单 八角莲、八里麻、千金子、土青木香、山莨菪、川乌、广防己、马桑叶、马钱子、六角莲、天仙子、巴豆、水银、长春花、甘遂、生天南星、生半夏、生白附子、生狼毒、白降丹、石蒜、关木通、农吉痢、夹竹桃、朱砂、米壳（罂粟壳）、红升丹、红豆杉、红茴香、红粉、羊角拗、羊踯躅、丽江山慈菇、京大戟、昆明山海棠、河豚、闹羊花、青娘虫、鱼藤、洋地黄、洋金花、牵牛子、砒石（白砒、红砒、砒霜）、草乌、香加皮（杠柳皮）、骆驼蓬、鬼臼、莽草、铁棒槌、铃兰、雪上一枝蒿、黄花夹竹桃、斑蝥、硫磺、雄黄、雷公藤、颠茄、藜芦、蟾酥。

第三节 保健品举隅

减肥保健品按照药物类型大致分为中药类、西药类和中西药混合类。

一、中药类保健品

1.秀生饮
【适用人群】肥胖、高脂血症、痰湿体质人群，脾虚消化力差、便溏、腹泻人群。

【主要成分】青砖茶、茯苓、薏苡仁、荷叶。

【不适宜人群】孕妇及儿童。

2.祛脂减肥茶
【适用人群】肥胖人群。

【主要成分】绿茶、山楂、荷叶、鸡血藤、何首乌、桃仁。

【不适宜人群】儿童及因内分泌失调而致的肥胖人群。

3.荷川胶囊
【适用人群】单纯性肥胖成年人。

【主要成分】桑叶、荷叶、郁李仁、川芎、昆布、茯苓、芡实、决明子、番泻叶、栀子、大黄。

【不适宜人群】少年儿童、孕期及哺乳期的妇女、慢性腹泻者。

4.减肥颗粒

【适用人群】单纯性肥胖人群。

【主要成分】山楂、昆布、茶叶、茯苓等。

【不适宜人群】孕期、哺乳期妇女，下丘脑性功能障碍、甲状腺功能低下肥胖及肥胖并发症的急性期。

二、西药类保健品

1.左旋肉碱咖啡粉

【适用人群】单纯性肥胖人群。

【主要成分】每100g含左旋肉碱18.5g。

【主要原料】左旋肉碱、速溶咖啡粉、植脂末、甜菊糖苷、β–环状糊精。

【不适宜人群】少年儿童、孕期及哺乳期妇女。

2.泡腾片

【适用人群】单纯性肥胖人群。

【主要成分】每100g含左旋肉碱21.7g、丙酮酸钙4.26g。

【主要原料】左旋肉碱酒石酸盐、丙酮酸钙、L–苹果酸、柠檬酸、碳酸氢钠、乳糖、阿斯巴甜（含苯丙氨酸）、日落黄、柠檬黄、天然甜橙香精、聚维酮PVP、聚乙二醇6000。

【不适宜人群】孕期及哺乳期妇女。

3.纤姿口服液

【适用人群】单纯性肥胖人群。

【主要成分】每100ml含左旋肉碱1.48g、芦荟甙30.5mg。

【主要原料】芦荟全叶1∶1原汁、低聚果糖、左旋肉碱盐酸盐、维生素C、羧甲基纤维素钠、阿斯巴甜（含苯丙氨酸）、维生素B_1、维生素B_2、维生素B_6。

【不适宜人群】孕产妇、哺乳期妇女及慢性腹泻者。

三、中西药结合类保健品

1.纤维饼干

【适用人群】单纯性肥胖人群。

【主要成分】每100g含膳食纤维25g、左旋肉碱1.6g。

【主要原料】稻米胚膜、稻米胚芽、左旋肉碱、白砂糖、米粉、维生素C、维生素 B_6、大豆卵磷脂、蛋清液、蜂蜜。

【不适宜人群】少年儿童、孕期及哺乳期妇女。

2.荷月明软胶囊

【适用人群】单纯性肥胖者、血脂偏高者。

【主要成分】每100g含亚油酸37.91g、总蒽醌0.426g。

【主要原料】月见草油、荷叶、决明子、蜂蜡、明胶、水、甘油、焦糖色。

【不适宜人群】少年儿童、孕妇、乳母、慢性腹泻者。

3.维清丸

【适用人群】单纯性肥胖者、血脂偏高者。

【主要成分】每100g含总多酚5.4g、总皂甙1.0g。

【主要原料】藕节、普洱绿茶、三七、羧甲基纤维素钠、天门冬酰苯丙氨酸甲酯。

【不适宜人群】苯酮尿症患者、少年儿童、孕期及哺乳期妇女。

第十一章
肥胖症的中医食疗干预

第一节　食物药膳选择

一、概述

肥胖是体内脂肪积聚过多而呈现的一种状态，为了防止体内脂肪聚集，加重肥胖程度，在饮食上要降低热量的摄入，增加热量的消耗。在日常生活中，应养成健康的饮食习惯，每日饮食定时定量，建立营养均衡的饮食结构，即必须注意每日三餐膳食结构合理，荤素搭配，粗细搭配，同时保证摄入充足的蔬菜和水果。《素问》中有"五谷为养，五果为助，五畜为益，五菜为充。气味合而服之，以补精益气也"的合理膳食搭配原则。

药膳疗法在我国有着悠久的历史，是基于"药食同源"的思想将食物与药物融为一体，具有药疗和食疗双重效果的疗法，是中国特色的中医学与烹饪相结合的产物。药膳寓医于食，既将药物作为食物，又将食物赋以药用，保持了食物的色、香、味的同时，又增添了中药之特殊性味，既具有营养价值，又可防病治病、保健强身、延年益寿。唐代药王孙思邈《备急千金要方·食疗》中更明确指出"安身之本，必资于食；救疾之速，必凭于药"。结合食物与药物的药膳，无药物偏胜之弊，无毒副作用，又能保护胃气，既能满足人们对美味的追求，又具有显著疗效，对人体也没有损伤，易于坚持，能够起到控制肥胖的良好效果。

二、辨证药膳举隅

（一）脾虚湿阻型

1.临床表现　形体肥胖，肢体困重，倦怠乏力，脘腹胀满，纳差食少，大便溏薄，舌质淡，苔薄腻，脉缓或濡细或沉细。

2.食疗原则　健脾化湿。

3.食物选择　白扁豆、蚕豆、豌豆、赤小豆、绿豆、黄豆芽、绿豆芽、玉米、冬瓜、冬瓜皮、黄瓜、黄瓜皮、西瓜、西瓜皮、白菜、鲤鱼、薏苡仁、茯苓、山药、泽泻、党参、白术、陈皮等。

4.药膳选择

（1）山药薏米粥

【食材】山药、薏米适量。

【制作方法】将山药、薏米洗净，放入锅中，加水适量，熬煮成粥后食用。

【功效】健脾化湿。

（2）茯苓饼

【食材】茯苓粉、米粉各等量，白糖、素油各适量。

【制作方法】将上物加水适量调成糊状，用小火在平锅内烙成薄饼即可食，可作主食。

【功效】益胃补气，健脾消肿。

（3）薏苡仁山楂红豆粥

【食材】薏苡仁30g，红豆30g，山楂10g，粳米适量。

【制作方法】三味药与粳米合煮成粥。

【功效】健脾益气，和胃除烦。

（4）薏苡仁粥

【食材】薏苡仁30g，粳米30g。

【制作方法】将薏苡仁、粳米洗净，放入锅中，加水适量熬煮成粥后食用。

【功效】健脾补中，渗湿消肿。

（5）三豆饭

【食材】白扁豆、赤小豆、黑大豆适量。

【制作方法】上三物洗净后与米饭同煮，可作为主食。

【功效】益气健脾、利水消肿。

（6）三豆苓药膳

【食材】薏苡仁、茯苓、绿豆、白扁豆、赤小豆、干姜等。

【制作方法】将绿豆、白扁豆、赤小豆炒熟，与其他食材分别打成粉末后混合均匀。将50g药膳粉冲入250ml开水，均匀调和后放入微波炉中加热

1.5~2分钟即可食用。

【功效】健脾温胃。

（二）胃热湿阻型

1.临床表现 形体肥胖，恣食肥甘，或消谷善饥，肢重怠惰，口臭口干，大便秘结，口渴喜饮，舌质红，舌苔黄腻，脉滑数。

2.食疗原则 清热化湿通腑。

3.食物选择 白菜、圆白菜、芹菜、莴苣、竹笋、莼菜、莲藕、苦瓜、马齿苋、马尾连、荸荠、鸭梨、大黄、苍术等。

4.药膳选择

（1）冬瓜粥

【食材】冬瓜30g，粳米30g。

【制作方法】将冬瓜洗净后切块，分为冬瓜皮和冬瓜。粳米洗净后放入锅内，加水适量熬煮，待米粥半熟时，放入冬瓜、冬瓜皮，粥成后，去掉冬瓜皮，食用粥及冬瓜即可。

【功效】清热止渴，利尿消肿。

（2）荷前粥

【食材】荷叶30g，车前草10g，冬瓜连皮50g，粳米100g。

【制作方法】将荷叶、车前草、冬瓜、粳米洗净，放入锅中，加水适量熬煮成粥后食用。

【功效】清热利湿，下气消痰，益气健脾。

（3）凉拌莴苣

【食材】莴苣适量。

【制作方法】莴苣洗净后切丝，可加少量食盐等调料凉拌，佐餐食用。

【功效】清热利尿。

（三）脾肾两虚型

1.临床表现 形体肥胖，虚浮肿胀，疲乏无力，少气懒言，动则喘息，头晕畏寒，食少纳差，腰膝冷痛，大便溏薄或五更泄泻，舌质淡，苔薄白，脉沉细。

2.食疗原则 健脾益肾，化气利水。

3.食物选择 豇豆、刀豆、羊乳、牛乳、羊瘦肉、胡桃仁、肉桂、熟地、枸杞子、白芍、党参、巴戟天等。

4.药膳选择

（1）人参莲肉汤

【食材】人参5g，莲子15枚。

【制作方法】将人参、莲子放入碗中，加水适量浸泡后，再置于蒸锅内，隔水蒸炖1小时，吃莲子喝汤。

【功效】补气益脾，养心固肾。

（2）胡桃枸杞粥

【食材】胡桃肉25g，枸杞15g，黑芝麻5g，粳米100g。

【制作方法】将粳米洗净后，放入切碎的胡桃肉，加适量水熬煮，粳米快煮熟时加入枸杞和黑芝麻继续熬煮，待粳米煮熟后食用。

【功效】补肾益精，补肝养血，健脾益气。

（3）羊肉炒大葱

【食材】羊肉150g，大蒜15g。

【制作方法】家常菜做法。

【功效】补血益气，暖肾温中，消食理气。

（四）肝郁气滞型

1.临床表现 形体肥胖，两胁胀满，胃脘痞满，烦躁易怒，口干舌燥，头晕目眩，失眠多梦，月经不调或闭经，舌质暗有瘀斑，脉弦数或细弦。

2.食疗原则 疏肝理气，活血化瘀。

3.食物选择 荞麦、高粱米、刀豆、白萝卜、茴香、玫瑰花、茉莉花、桂花、茄子、酒、醋、香橼、橙子、橘皮、橘子、山楂、佛手等。

4.药膳选择

（1）陈皮枸杞粟米粥

【食材】枸杞15g，陈皮15g，粟米100g。

【制作方法】将粟米洗净后，加适量水熬煮，煮熟后加入枸杞、陈皮熬煮5分钟。

【功效】补中益气，健脾补肾。

（2）萝卜饼

【食材】白萝卜80g，面粉35g，猪瘦肉30g，生姜10g，葱白15g，食盐1g，油1g。

【制作方法】将白萝卜洗净切细丝，用菜油炒至五成熟后备用。将肉剁细，加生姜、葱、食盐、切好的白萝卜，调成白萝卜馅。将面粉加适量水和成面团，软硬程度一样，分成若干小团。将面团擀成薄片，将白萝卜馅填入，制成夹心饼，放入锅内蒸20分钟。

【功效】下气消食，除疾润肺，解毒生津，利尿通便。

（五）阴虚内热型

1.临床表现 形体肥胖，头昏头痛，五心烦热，腰膝酸软，舌红少苔，脉细数或细弦。

2.食疗原则 滋阴清热。

3.食物选择 银耳、黑木耳、黑豆、桑椹、甲鱼、猪瘦肉、鸭肉、鸭蛋、海参、海蜇、黑芝麻、枸杞子等。

4.药膳选择

（1）芡实煮鸭

【食材】芡实20g，鸭肉100g，调料适量。

【制作方法】将鸭肉洗净焯去血水，芡实洗净，同鸭肉一起放入砂锅内，加葱、姜、食盐、料酒、清水适量，用武火烧沸后，转用文火煮两小时，至鸭肉酥烂后食用。

【功效】补益脾胃，固肾除湿。

【注意事项】芡实属于主食类食物，而鸭肉属于肉类食物，故在用此药膳时，患者应适当减少其他主食和肉类食物的摄入量。

（2）枸杞银耳莲子羹

【食材】枸杞15g，银耳15g，莲子15g，冰糖5g。

【制作方法】银耳泡发，枸杞、莲子洗净，加入适量水，加冰糖同煮至软烂。

【功效】养肝滋肾润肺，补虚益精，清热明目，补脾开胃，益气清肠。

参考文献

［1］章涵，赵玉霞."辨证施食"治疗肥胖［J］.职业与健康，2008，24（14）：1460-1461.

［2］李伦宣，金晓哲.从脾胃论治药膳在减肥中的应用［J］.中国美容医学杂志，2013，22（6）：703-706.

［3］张穗娥，董彦敏，陶加平.健脾化痰药膳治疗女性单纯性肥胖的临床研究［J］.广州中医药大学学报，2006，23（3）：209-211.

［4］沈月，王益平，蒲清荣，等.三豆苡苓药膳改善单纯性肥胖体质效

果研究［J］.美食研究，2016，33（1）.54–58

［5］章海风.中医药膳减肥的研究现状［J］.扬州大学烹饪学报，2006，23（4）：3–5.

［6］曾高峰.药膳在单纯性肥胖中的应用［J］.医学文选，2006，25（4）.148.

第二节　茶饮疗法

一、概述

茶饮疗法也是一种具有悠久历史的中医疗法，很多历史古籍中都有不少关于茶叶药用价值的记载。茶饮具有减肥降脂的功效，李时珍《本草纲目》中写道："茶苦而寒……最能降火……又兼解酒食之毒，使人神思阔爽，不昏不睡，此茶之功也"。《本草拾遗》也有记载，饮茶可以"去人脂，久食令人瘦"。梁代养生家陶弘景用茶来减肥养生，他在《杂录》中说道"苦茶轻身换骨"。南宋晚期的美食家林洪在《山家清供》中认为："茶即药也，煎服则去滞而化食"。而在现代，茶饮不仅仅单纯指茶叶，其范围不断扩大，更是指能够泡服作为饮品的物质，极大地发挥了饮食药物的功效。现代研究普遍认为茶饮疗法治疗肥胖主要是通过调节体内葡萄糖和脂质的代谢，减少脂质的吸收，增加脂质的排泄，降低血液中脂质水平，净化血液，促进血液循环。茶饮疗法有良好的降血脂、降胆固醇作用，对预防脂质代谢紊乱、防止动脉粥样硬化有积极的促进作用。茶饮疗法与口服药物比较，具有口感好，服用、携带方便等优点，易于为人们接受，易于长期坚持。

二、辨证茶饮举隅

（一）脾虚湿阻型

山楂饮

【材料】山楂10g，丹参9g，陈皮7g。

【制作方法】山楂、丹参、陈皮洗净，开水泡开后饮用。

【功效】活血化瘀，行气消滞，消食健脾，祛瘀生新，行气化痰。

（二）胃热湿阻型

1.西瓜茶

【材料】西瓜皮。

【制作方法】可以直接泡水代茶饮。还可以将西瓜皮外层薄薄的绿边切下来，洗净后切碎，水煮15分钟左右，去渣取汁，凉后代茶饮。

【功效】清热解毒，祛暑降温。

2.荷叶茶

【材料】鲜荷叶适量。

【制作方法】鲜荷叶晒干，取适量剪成碎片后放茶壶内，用开水冲泡后加盖，闷数分钟后即可频频饮服。

【功效】清凉止血，消暑利湿。

3.荷叶山楂薏米茶

【材料】荷叶1张，生山楂、薏米各10g。

【制作方法】鲜荷叶洗净，切碎，再取生山楂、薏米洗净同放壶中，用沸水浸泡，即可。每次200~300ml，每日3~5次，代茶饮。

【功效】健脾消食，渗湿，消暑利湿。

4.苦荞荷叶减肥茶

【材料】苦荞5g，荷叶5g，玫瑰花5g，山楂10g。

【操作方法】将以上各味洗净，沸水冲泡，代茶饮。

【功效】清热化滞，润肠通便，消暑利湿，理气解郁，排毒通便。

（三）脾肾两虚型

杜仲茶

【材料】杜仲5~15克。

【制作方法】用500ml 85℃左右的开水冲泡，加盖闷泡5分钟即成。每餐半小时后饮用，每天坚持喝1000~1500ml。

【功效】补肝肾，壮腰膝，强筋骨。

（四）肝郁气滞型

1.玫瑰花茶

【材料】玫瑰花适量。

【制作方法】玫瑰花洗净后，加入沸水冲泡，不拘时饮。

【功效】理气解郁，活血散瘀，调经止痛。

2.山楂陈皮饮

【材料】山楂、橘皮各25g。

【制作方法】山楂、橘皮加水同煎取汁代茶饮，或加适量沸水冲泡代茶饮。

【功效】活血行气化瘀。

3.茉莉花茶

【材料】茉莉花5g，绿茶3g。

【制作方法】将茉莉花、绿茶放入茶杯中，沸水冲泡10分钟，不拘时温饮。代茶饮即可，每天饮用1500~1700ml。

【功效】疏肝理气开郁。

4.双花茶

【材料】玫瑰花9g，月季花9g。

【制作方法】将玫瑰花、月季花放入杯中，沸水冲泡，代茶饮。

【功效】活血化瘀，行气止痛。

（五）阴虚内热型

降三高药茶

【材料】山楂、决明子、槐米、枸杞子、黄精、葛根、酸枣仁、山药、乌梅、甘草。

【制作方法】将材料混合，粉碎后，每次取5~10g，沸水冲泡后饮用。

【功效】健脾祛湿，养阴清热。

三、基于数据挖掘的茶饮减肥文献分析

近年来，随着生活水平的提高，饮食种类增多，人们所摄取的热量也随之增加，加之工作和学习压力大，或其他各种原因，不能消耗所摄取的热量，肥胖人群越来越多，随之而来的治疗方法也五花八门。在治疗肥胖病的进程中，茶饮疗法凭借其口感好、操作简便、易于坚持、疗效可靠、无副作用等特点，受到广大肥胖患者的重视和认可。有关茶饮治疗肥胖病的临床研究也日益增多、全面、深入。以"单纯性肥胖""肥胖症""控制体重"分别与"茶饮""减肥茶""茶""中药"搭配为关键词检索中国生物医学文献数据库、中文科技期刊全文数据库、万方数据库、维普数据库及中医药在线数据库近30余年公开发表的茶饮治疗单纯性肥胖的临床研究文献后，得出结论如下。

纳入标准：①符合单纯性肥胖的诊断标准；②治疗采用茶饮、减肥茶、特定名称饮品或联合针灸、推拿、埋线等其他治疗方法，明确给出使用的茶饮的名称、药物组成、饮用方法，并取得肯定疗效。

排除标准：①仅有单纯性肥胖症状而无明确诊断的；②治疗组同时使用具有减肥效果的西药或保健品；③综述性文献、科普文章、动物实验等；④重复发表的文献仅取发表时间最早的1次。

依据纳排标准，共纳入符合要求的文献24篇，对茶饮治疗单纯性肥胖的药物选择、药物配伍、药物剂量及茶饮饮用频率、饮用量进行全面分析后结果如下。

（一）茶饮疗法治疗单纯性肥胖的药物选择。

如图8-2-1所示，位于复杂网络示意图中心的为茶饮治疗单纯性肥胖的核心中药。图中度值较大的节点具有相当强的减肥功效，能与多种中药配伍，跟较少的中药配伍就能起到治疗单纯性肥胖的作用，度值较小的节点只有和更多的中药进行配伍才能达到治疗本病的目的。茶饮治疗单纯性肥胖度值较大的前20味中药材分别是山楂、决明子、荷叶、菊花、泽泻、番泻叶、陈皮、金银花、茯苓、玫瑰花、薏苡仁、黄芪、枸杞子、莱菔子、牵牛子、甘草、白茅根、昆布、黄精。相关中药的核心度值见表8-2-1。

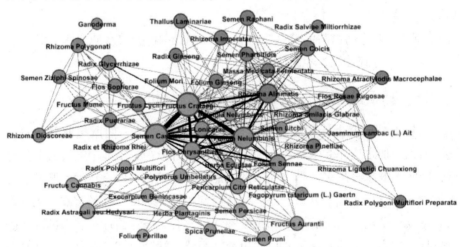

图8-2-1　茶饮治疗单纯性肥胖核心穴位复杂网络示意图

（图中节点大小表示度的大小）

表8-2-1　茶饮治疗单纯性肥胖的节点信息（度>100）

序号	节点	度	clu
1	山楂	76	1
2	决明子	69	1
3	荷叶	62	1

序号	节点	度	clu
4	菊花	38	1
5	泽泻	38	2
6	番泻叶	27	1
7	陈皮	24	1
8	金银花	21	1
9	茯苓	18	2
10	玫瑰花	17	2
11	薏苡仁	15	2
12	黄芪	14	3
13	枸杞子	14	4
14	莱菔子	13	2
15	牵牛子	12	2
16	甘草	12	4
17	白茅根	10	2
18	昆布	10	2
19	人参叶	10	2
20	黄精	10	4

（二）茶饮疗法治疗单纯性肥胖的药物配伍

以茶饮治疗单纯性肥胖核心中药结论为基础，进一步对茶饮治疗单纯性肥胖处方进行药物配伍分析。药物配伍的次数越多，药物间的连线越粗，反映两节点之间关系越紧密。如图8-2-2所示，山楂与决明子之间的线最粗，表明在茶饮治疗单纯性肥胖中山楂与决明子配伍应用最多，其次是山楂与荷叶、荷叶与决明子。

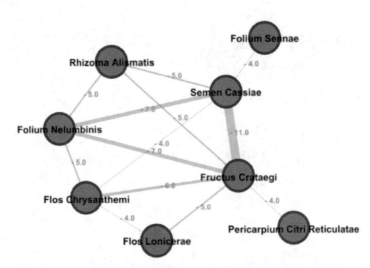

图8-2-2 茶饮治疗单纯性肥胖中药配伍复杂网络分析示意图

（三）茶饮疗法治疗单纯性肥胖的药物剂量

茶饮疗法治疗单纯性肥胖具有良好的功效，使药物发挥最大功效的同时能节约中药的使用量。以下是常见中药的功效。

表8-2-2 茶饮治疗单纯性肥胖的核心药物信息

中药	药典剂量	中药功效	中药药理
山楂	9~12g	消食健胃，尤善消化油腻肉食之积；行气散瘀；化浊降脂	促进脂肪分解，并能增加胃消化酶的分泌，调节胃肠功能；降压、降脂
陈皮	3~10g	理气健脾，燥湿化痰	促进胃排空，兴奋胃肠运动；增强唾液淀粉酶活性
荷叶	3~10g	清暑化湿，升发清阳，凉血止血	促进油性大便大量排出，降脂、降压
决明子	9~15g	清肝明目，润肠通便	降血脂及抗动脉粥样硬化，降压，减肥，改善胰岛素抵抗
茯苓	10~15g	利水渗湿，健脾，宁心	使平滑肌收缩幅度降低，张力下降；利水
菊花	5~10g	疏散风热，平抑肝阳，清肝明目，清热解毒	降低胆固醇水平，降压
薏苡仁	9~30g	利水渗湿，健脾止泻，除痹，排脓，解毒散结	降血糖，抗凝血
枸杞子	6~12g	滋补肝肾，用于肝肾阴虚、气虚精亏之证；益精明目	降血脂，显著减小脂肪细胞，降压，兴奋肠道

参考文献

［1］袁静，郭华.草菊饮及膳食纤维素联合治疗儿童单纯性肥胖临床研究［J］.天津中医药，2005，22（3），205.

［2］高克学.自拟"轻身汤"治疗单纯性肥胖症80例疗效观察［J］.中国保健营养：临床医学学刊，2010，19（8）：161-162.

［3］郎宁，余洁，文俊.自拟益气固本方治疗单纯性肥胖的效果及其对患者血清炎症因子的影响［J］.广东医学，2015，3（1）：136-138.

［4］吕靖中，杜廷海，彭勃，等.减肥调脂茶治疗单纯性肥胖病的临床研究［J］.中药新药与临床药理，1994，9（4）：12-14.

［5］焦艳芳.祛脂毒茶治疗肥胖型2型糖尿病31例临床观察［J］.山西中医学院学报，2014，10（5）：50-51.

［6］杨建全.运动疗法联合六味降脂降压茶对单纯性肥胖大学生脂肪肝患者康复干预［J］，肝脏，2015，10（9）：740-741.

［7］刘红石.针刺并降脂减肥茶治疗单纯性肥胖并高脂蛋白血症20例［J］.针灸临床杂志，2004，20（4）：17-18.

［8］彭国富，张颖欣.按摩配合山楂银菊茶治疗单纯性肥胖症36例［J］.中国康复，2002，17（4）：240-240.

［9］卢集森，王琴，刘婉师.减肥茶治疗单纯性肥胖症200例临床观察［J］.中华中医药学刊.2005，23（12）：2212-2212.

［10］林学意，陈红新.乌龙减肥茶治疗单纯性肥胖症与高脂血症临床观察［J］.海峡药学，1996，9（1）：27-28.

［11］陈冠敏，黄振国，林晶，等.乌龙强力减肥茶对肥胖者体重指数的影响［J］.福建中医药，1998，10（3）：3-3.

［12］郑丽红，荣标.减肥食品对单纯性肥胖者生化指标的影响［J］.海峡预防医学杂志，1997，5（4）：32-33.

［13］李晓芳，齐红娟.穴位埋线加中药消肥茶治疗青少年单纯性肥胖病76例［J］.中国民族医药杂志，2007，9（6）：33-34.

［14］夏扬.针刺配合中药茶治疗单纯性肥胖症43例［J］.湖北中医杂志，2010，32（6）：69-70.

|第十二章|
情志调摄干预

第一节　肥胖与情志关系

中医素有情志致病的理论，如过怒伤肝、忧思伤脾等，说明情志对健康有重要的影响。古今中外的医者已经不同程度发现情绪和心理的异常是肥胖发生的原因。

肥胖的治疗过程中，不仅需要医生规范而耐心的治疗，更需要医生对患者进行心理上的积极暗示与言语鼓励。《黄帝内经》中提到语之、告之、开之、导之的治疗方法，可以说是中医学最早的心理疗法。《景岳全书》言"思郁不解致病者，非得情舒愿遂，多难取效"。总而言之，对于情志所致或伴有情志问题的肥胖病人，进行早期积极的心理干预十分必要。

一、情志异常易致肥胖

（一）中医脏腑学角度

1.肝之疏泄太过　中医认为，人的情志情绪活动除了心神的主宰作用以外，还需要借由肝的疏泄功能以及肝对气机的调节，这也是"肝主谋虑"的体现。肝可以辅佐心神来参与情志、思维等一系列高级生理活动。《管子》云："暴傲生怨，忧郁生疾，疾困乃生。"说明这两类极端的情绪均可导致气血失调，脏腑失衡，产生疾病。具体来论，若情志亢奋激动，肝必疏泄太过而自伤，气机逆乱上亢，随之脾胃升降失序，运化失调，即所谓"木旺乘土"，损伤脾胃，发为肥胖。

2.肝之疏泄不及　若情志低落沉迷，肝则疏泄不及，气机郁结停滞，水谷精微失于输布，化为痰浊膏脂，结于肌肤腠理及筋肉脏腑，形成肥胖。这佐证了肝主疏泄，调畅情志在情志内伤所致的肥胖中的重要地位。

（二）现代心理学角度

1.焦虑紧张心态 这类患者心理压力较大，长期加班，作息不规律，逐渐增胖，这类人的精神情绪长期处于高度紧张、亢奋的状态，四诊观察常伴有面红耳赤，语频声高，焦急烦躁，舌红，脉洪等症，多属肝阳上亢，木旺乘土。

2.抑郁沮丧心态 这类患者诉其工作或生活常有不顺，以食物为慰藉而变胖，又或减肥日久，尝尽多法仍不得效，灰心沮丧，四诊观察常伴有善叹息，短气乏力，舌淡苔白厚，脉沉弦等。这类患者除了脾肾阳虚，多还兼有肝郁气滞，进一步加重了其肥胖的程度。

二、肥胖多伴情志异常

1.特殊人群心理因素 肥胖者多会继发情志方面的问题，这点在中青年肥胖者和女性肥胖者中尤为明显。这两类肥胖者，病因多与先天禀赋或饮食习惯相关，他们心理上正好处于一个追求美感，渴望获得社会认同感的阶段，而肥胖臃肿的体态又往往是他们渴望回避，又避之不及的难言之隐。社会的隐形歧视和他人的评价易于使他们变得自卑或敏感，情绪郁久而不得抒发则可能导致肝气郁结，疏泄失司。

2.生理心理共病因素 肥胖病与心理状态异常关系密切，甚至已经有部分学者提出肥胖本身就是一种心理疾病。临床上我们发现，很多来诊的肥胖病人，其病史叙述往往繁多而混杂无逻辑，还伴有焦虑紧张感或抑郁失落感，不仅需要接受生理治疗，更需要接受心理干预的辅导。故对于肥胖这一影响美观且内外部症状明显的疾病，医者在关注患者生理健康的同时，重视其心理、情绪方面的状况显得尤为重要。

第二节 情志调节方法

一、现代心理干预手段

肥胖者常见的不良心理主要有惰性心理、贪食心理、抑郁心理以及焦虑心理。因此，肥胖病的治疗方案中除了医生细心指导、患者积极配合以外，常提倡加入心理干预手段以辅助治疗，优化疗效。心理干预的作用主要是矫正肥胖者对肥胖的不正确认识和消极的态度，坚定肥胖者减肥的信心和意志。即心理疗法和认知行为矫正疗法多联合应用。

1.主动干预法 主要针对有惰性心理，对减肥的重要意义认识不足的肥胖人群。这类人常常被动参加减肥治疗，缺乏主动配合的心理状态。首先，应帮助其克服被动心态，设法建立其治疗信心，帮助其积极主动深刻地认识肥胖带来的危害，并与其一起讨论减肥失败的原因，制定切实可行的方案和对策，使之变被动为主动，建立持久的减肥计划并坚持到底，这样才能获得满意的疗效。

2.戒断干预法 主要针对有贪食心理的肥胖人群。应运用心理知识分析肥胖者过食的行为特征，根据条件反射理论，纠正肥胖者的异常饮食习惯和饮食结构，从而培养有利于减肥的健康饮食习惯。

3.模仿干预法 主要针对有抑郁心理的肥胖人群。要积极建立"模仿干预模型"，即树立遵从医嘱并收获良好效果的病友为"真实性榜样"来激励其他患者。且在诊室内装饰相关正向情绪引导图片或标志等来树立积极"符号性榜样"，以达到潜移默化的治疗效果。同时，鼓励患者勇敢地面对肥胖给生活带来不便与困窘，鼓励其勇敢参与各种社会活动，培养良好的情绪和健康的心理来帮助减肥。

4.放松干预法

主要针对有焦虑心理的肥胖人群。应逐步建立"放松干预"的心理模型，教患者使用深呼吸法、凝神法等来安神定志，鼓励其多参与团队户外运动，这都有助于减轻其焦虑心理。当然，对于严重者配合给以适量的抗焦虑药物也是有所裨益的。

二、传统情志养生手段

脏腑功能正常是人体情志调畅的基础，故情志养生的本质可以认为是脏腑养生。五脏之中，心、肝与情志关系最密切，心主血脉，主藏神，精神情志主要是心神的生理功能，而心神的物质基础是气血，故情志活动与气血关系亦非常密切。肝主疏泄，能辅助心气的鼓动，使血行有力，在调节神志活动中亦发挥重要作用。因此，对于肥胖患者的情志养生尤重"养心贵肝"。

（一）中药内服

多选取疏肝柔肝、养心、安神之药，如白芍、枳壳、人参、当归等。

1.代表方 解郁汤。此方出自《傅青主女科》，具有开肝气之郁结、补肝血之干燥的功效。主治妊娠或腹满，兼怀抱忧郁，肝气不通，证属肝郁脾虚者。以全腹满闷，两胁闷而疼痛，如弓上弦为辨别要点。症多见胸胁腹满，呼吸迫促，心烦易怒，大便溏薄，舌淡苔白，脉细弦。

2.原方组成　人参一钱，白术五钱，白茯苓三钱，当归一两，白芍一两，枳壳五分，砂仁三粒，山栀子三钱，薄荷二钱。

3.方义　方中人参、茯苓、白术健脾益气；当归、白芍养血柔肝，以补肝血之燥干；砂仁理气止痛，以开肝气之郁结；枳壳理气宽胸；薄荷疏理肝气，以解肝郁；栀子清热，防肝郁化火。全方疏肝解郁，郁开则木不克土，肝平则火不妄动，脾运则水精四布、不聚痰湿。如肝郁化火而见口苦咽干、烦躁不安者，还可加柴胡、牡丹皮、合欢皮以疏肝清热。故本方尤适用于情志不畅型肥胖者。

（二）经络疏通

经络是运行人体气血、联络诸脏腑官窍、沟通上下内外的通路系统。疏通经络对于各类疾病的治疗都具有重大意义。通常可采取针灸、导引、拔罐、敷贴、刮痧等多种方式，从而起到调和阴阳，通调气血，宁心安神的养生作用。以情志养生为目的的经络疏通多围绕肝经、心经等相关经络进行，以达到内外兼修，表里同治的效果。

1.足厥阴肝经　足厥阴肝经起于足大趾爪甲后丛毛处，沿足背内侧向上，经过内踝前1寸处，上行小腿内侧，至内踝上8寸处交出于足太阴脾经的后面，至膝内侧沿大腿内侧中线进入阴毛中，环绕过生殖器，至小腹，夹胃两旁，属于肝脏，联络胆腑，向上通过横膈，分布于胁肋部，沿喉咙之后，向上进入鼻咽部，连接目系，向上经前额到达巅顶，与督脉交会。该经发生病变，主要临床表现为腰痛不可以俯仰，胸胁胀满，少腹疼痛，疝气，巅顶痛，咽干，眩晕，口苦，情志抑郁或易怒。故情志养生治疗多选此经，同时，我们可根据肝经的体表循行特点，在日常生活中多拉伸锻炼体表内侧，做如大腿内侧拉伸、胸胁部舒展等动作，并按压其上的特殊腧穴，如太冲、期门等，以期达到更好的养肝疏肝之效用。

2.手少阴心经　手少阴心经自心中起始，出属心系，向下贯穿膈肌，联络小肠。它的分支，从心系向上，挟着食管上端两旁，连系目系；它外行的主干，从心系上肺，斜走出于腋下，沿上肢前边，行于手太阴经和手厥阴心包经的内侧，下行肘节，沿前臂尺侧，到手掌后豌豆骨突起处，进入掌中，沿小指桡侧出其末端。心经主治"心神"方面所发生的病证，故也是情志养生治疗常用经脉。在日常生活中，我们可根据手少阴心经的体表循行特点，多拉伸锻炼上肢内侧，做上肢外展、上举等动作，并按压其上的特殊腧穴，如神门、通里等，以期达到更好的宁心安神之效。

（三）音乐养生

《史记·乐书》有言："音乐者，所以动荡血脉，流通精神，而和正心也"。说明音乐有着调和脏腑气血、调节情志的重要作用。故肥胖患者可以在治疗过程中或者闲暇时候进行五行音乐治疗，以求达到情志调和，治病治神的效果。具体方法有3类：实则泻其子、虚则补其母、以情胜情。

1.实则泻其子　当一脏出现实证，则选择与其子脏相应的音乐，如肥胖伴有肝郁气滞时可出现月经不调、胸闷胁痛、急躁易怒等症状，应选择与其子脏心相应的乐曲，即徵调乐曲（如《百鸟朝凤》等），以养生或辅助治疗。

2.虚则补其母　当一脏出现虚证，则选择与其母脏相应的音乐，如肥胖属于脾虚证时可出现神疲体倦，面色萎黄，肢体浮肿，便溏久泄等症状，也应选择与其母脏心相应的乐曲，即徵调乐曲（如《百鸟朝凤》等），辅助治疗。

3.以情胜情　当虚实症状不明显时，可选择与其证型相应的音乐予以情志养生。另外，肥胖的音乐情志养生还可采取"以情胜情"的方式。怒伤肝，悲胜怒；喜伤心，恐胜喜；思伤脾，怒胜思；忧伤肺，喜胜忧；恐伤肾，思胜恐。将五音与五志相结合，根据五行的相克原理，选择与其情志相克的音乐，将情志相胜法转化为五音相胜法，即情志为怒者，宜"悲胜怒"，选择商调乐曲（如《走西口》等）以克制怒；情志为喜者，宜"恐胜喜"，选择羽调乐曲（如《春江花月夜》等）以克制喜；情志为思者，宜"怒胜思"，选择角调乐曲（如《甜蜜蜜》等）以克制思；情志为悲（忧）者，宜"喜胜忧"，选择徵调乐曲（如《百鸟朝凤》等）以克悲（忧）；情志为恐者，宜"思胜恐"，选择宫调乐曲（如《牡丹之歌》等）以克制恐。这些都可以借鉴应用于肥胖患者的情志养生之中。

参考文献

[1] 陈霞，黄伟，邓杰，等.针刺治疗成人单纯性肥胖效果的Meta分析[J].针灸临床杂志，2016，32（9）：64-69.

[2] 冯居秦.心理因素对肥胖病的作用和影响[J].中国美容医学杂志，2009，18（10）：1524-1525.

［3］阳秀英, 李新影.青少年超重、肥胖与抑郁和行为问题的关系［J］.中国心理卫生杂志, 2016, 30（7）: 519-526.

［4］王媺媞, 崔东红.抑郁症与肥胖共病的研究进展［J］.临床精神医学杂志, 2016, 26（2）: 134-135.

［5］张桂菊, 李志颖.小儿肥胖症病因病机探讨［J］.辽宁中医杂志, 2014（12）: 2564-2566.

［6］李静铭.女性肥胖从肝论治［J］.四川中医, 2007, 25（1）: 27-28.

［7］孟红.美容心理学［M］.中国中医药出版社, 2006.

第十三章
周仲瑜教授中医药干预肥胖验案

一、电针配合耳穴疗法治疗单纯性肥胖伴血脂紊乱、肾功能异常案

血脂紊乱、肾功能异常是肥胖症常见的伴随症状，根据病因病机及临床表现，中医学将其归于痰浊、膏浊及血浊等范畴。病性属本虚标实，多因肝、脾、肾三脏功能失调导致痰浊及瘀血，其中脏腑功能失调是发病之本，痰浊、瘀血为标，同时也是病理产物以及发病的基础。周仲瑜教授基于多年临床经验，运用电针配合耳穴疗法治疗单纯性肥胖伴血脂紊乱、肾功能异常患者，收获良效。

（一）病情概述

1.基本信息 患者曾某，女，51岁，个体。

2.主诉 发现血脂升高、肾功能异常3月余。

3.现病史 患者于3月前体检时发现血脂升高、肾功能异常，自觉体型偏胖，伴消谷善饥、口渴喜饮，有口臭、肢体困重，大便黏腻，2~3日一行，偶有头部闷胀。为求系统中医诊疗，遂于2017年3月28日来针灸科门诊就诊。

4.刻下症 神清，精神可，消谷善饥，口渴喜饮，伴口臭、肢体困重，偶有头部闷胀，寐欠佳，多梦易醒，大便黏腻，2~3日一行，小便偏黄。舌质红，苔薄黄，脉滑数。

5.既往史 有肾囊肿病史、腓骨骨折史、腰部软组织损伤史。

6.查体 神清，精神可，腹软。肥胖指标：体重78.8kg，BMI=30.8，腰围100.5cm，体脂率38.6%。

7.辅助检查 2016年12月20日血脂4项示：甘油三酯2.98mmol/L，高密

度脂蛋白胆固醇0.91mmol/L，低密度脂蛋白胆固醇3.66mmol/L；肾功能检查示：肌酐92μmol/L，尿酸396μmol/L；肝功能、血糖检查未见明显异常。

8.诊断

中医诊断：肥胖症胃热湿阻型。

西医诊断：单纯性肥胖，高脂血症，肾功能异常。

（二）就诊经历

1.二诊情况（2017年5月4日） 患者诉口臭，肢重较前明显好转，仍有消谷善饥、口渴喜饮。刻下症见神清，精神可，偶有消谷善饥，伴口渴喜饮，偶有头部闷胀，寐欠佳，多梦易醒，纳食欠佳，大便稍黏腻，1~2日一行，小便偏黄。舌质淡红，苔薄黄，脉滑数。血脂四项示：甘油三酯1.87mmol/L，高密度脂蛋白胆固醇0.91mmol/L，低密度脂蛋白胆固醇2.74mmol/L（正常）；肾功能检查示：肌酐75μmol/L，尿酸371μmol/L。肥胖指标：体重74.1kg，BMI=28.9，腰围96cm，体脂率35.4%。

2.三诊情况（2017年6月13日） 患者诉头胀未再发作，口渴症状较前改善，偶有消谷善饥。刻下症见神清，精神可，偶有消谷善饥，偶伴口渴喜饮，寐尚可，纳食欠佳，大便稍秘，质稍干，小便正常。舌质淡红，苔薄黄，脉数。血脂四项示：甘油三酯1.54mmol/L（正常），高密度脂蛋白胆固醇1.05mmol/L，低密度脂蛋白胆固醇2.80mmol/L（正常）；肾功能示：肌酐46μmol/L（正常），尿酸311μmol/L（正常）。肥胖指标：体重为69.6kg，BMI=27.2，腰围92cm，体脂率34.1%。

3.四诊情况（2017年7月28日） 患者诉消谷善饥、口渴症状较前好转。刻下症见神清，精神可，偶有消谷善饥、口渴喜饮，寐尚可，纳食尚可，二便调。舌质淡红，苔薄黄，脉弦。血脂四项、肾功能未见明显异常，肥胖指标：体重66.8kg，BMI=26.1，腰围89cm，体脂率33.5%。

（三）诊疗思路

1.治疗方案 予以电针配合耳穴疗法。

2.治则治法 以清热化湿，通腑和胃为法。

3.材料准备 ①针灸针：选用一次性无菌针灸针，规格为0.35mm×75mm；②电针仪：SDZ-V型电针治疗仪；③王不留行籽耳穴贴。

4.穴位处方

（1）耳穴压豆取穴：饥点、皮质下、脾、胃、内分泌、大肠。

（2）电针取穴：水分、滑肉门（双）、天枢（双）、大横（双）、带脉（双）、腹结（双）、足三里（双）、丰隆（双）、三阴交（双）、阴陵泉（双）、公孙（双）。

5.操作步骤

（1）电针操作：患者仰卧于治疗床上，常规消毒后将针灸针直刺入穴位，得气后行平补平泻手法，使患者有酸麻重胀感，于天枢、带脉穴处分别接电针，选择疏密波，频率4/20Hz，以患者耐受为度，留针30分钟，隔日治疗1次，15次为1个疗程，共治疗3个疗程。

（2）耳穴压豆操作：患者坐位，于耳郭选定穴位后进行常规消毒，把王不留行耳穴贴贴在相应的耳穴表面。施予适当力量进行按压，直至出现涨、酸、热、麻感为得气。每日三餐前半小时进行按压，每穴5分钟。两耳交替取穴，隔日更换1次，15次为1个疗程，共进行3个疗程。

（四）按语

肥胖与高脂血症密切相关，肥胖并发高脂血症患者的肥胖度越高，其脂质代谢异常程度越重，罹患心血管疾病的风险也就越大。肥胖亦是肾功能异常的重要危险因素之一，由于摄入过多或消耗减少，使脂肪组织负荷加重血供减少，局部组织缺氧，可导致脂肪细胞因子等生物活性代谢产物的分泌过剩，使脂肪组织处于局部的炎症状态，造成肥胖有关的系列反应，包括氧化应激反应、胰岛素敏感性、能量代谢障碍、炎症反应及血液凝固，对机体产生极为不利的影响。血脂紊乱既是心脑血管疾病的危险因素，又可损害肾脏，使肾脏的功能渐渐减退，肌酐、尿酸从肾小管的排泄减少，肾功能的异常可推动动脉粥样硬化的发生和发展。因此，肥胖、血脂紊乱、肾功能异常三者之间相互作用影响，形成恶性循环。

周仲瑜教授认为本案内因是肝失疏泄、脾失运化、肾气化失司，外因是饮食不节、嗜食肥甘厚腻、过逸少劳、情志失调等。《灵枢·经脉》指出"气盛则身以前皆热，其有余于胃，则消谷善饥，溺色黄"；《灵枢·大惑论》指出"经气并与脾，热气留于胃，胃热则消谷"。肥胖症的蕴热以胃热为主，胃纳旺盛而加重脾胃运化的负担，久则脾之健运功能受损，则化湿生痰，痰湿蕴热又复困脾胃，胃纳肥甘之品，阻碍气血生化，则痰瘀互结，瘀阻于脉道，流注于筋肉关节，排泄不利，形成肥胖。

《灵枢·口问》"耳为宗脉之所聚"，即言耳与经络、脏腑关系密切。刺激耳部穴位，可通过相联系的某条经络，调理病变脏腑；脏腑病变时，又通过经络反映到耳郭上，出现阳性反应，如变色、脱屑、充血等。故可称耳穴是人体组织器官生理功能、病理状态的反应，耳穴疗法具有诊断、预防、治疗、保健四位一体的优点。有实验显示，胃区电波幅和频率偏低者，耳穴刺激后可接近正常，良性改善胃功能。进食前按压耳穴，产生信号沿迷走神经传递，阻断下丘脑饥饿中枢，通过调节脾胃功能，抑制食欲，减少饥饿感，从而减少食物摄入，达到减肥目的。本案选用饥点、皮质下、脾、胃、内分泌、大肠。饥点位于耳轮脚末端，可健脾和胃，调节食欲；大肠在耳轮脚上缘内侧1/3，能调理胃肠，通利腑气；皮质下位于对耳屏内侧面，有健脾，通腑利湿之功，内分泌穴位于屏间切迹内，耳甲腔的前下部，能化痰除湿，两穴同用，能调节内分泌功能；脾在耳甲腔的后上部，有运化水谷、健脾利湿的作用，胃在耳轮脚消失处，能和胃健脾、补中益气，相关研究表明脾与胃能整脾胃功能，抑制食欲，增强代谢，对消化系统有良好的作用。

电针疗法是针刺与电刺激相结合的产物，其对各系统的作用和影响是广泛而复杂的，既可针对局部病灶，也可调节全身，发挥综合治疗作用。电针的脉冲可激发腧穴电特性与人体生物电的联合作用，改善组织缺血缺氧，脉冲电刺激对消化系统有明显的良性调整作用，可减少摄食量，减少小肠吸收，促进废物排泄，针的振动亦加速局部脂肪分解。经过临床证实，疏密波对肥胖症的治疗疗效更为显著，疏波频率慢，有收缩功能，可将肌肉初带张力提升；密波频率快，可把神经应激功能降低，多在镇静、止痛方面运用。疏密波的密波、疏波交替，可消除炎性水肿，改善组织营养，促进代谢与气血循环。对腹部穴位刺激由疏密波电针进行，能把针感有效突出，持续刺激腹部穴位，促进脂肪代谢，强化胃肠道蠕动，把体内富余脂肪消耗掉。取穴水分、滑肉门、天枢、大横、带脉、腹结、足三里、丰隆、三阴交、阴陵泉、公孙。滑肉门运化脾土，大横运转水湿，带脉健脾利湿，三穴共用，以发挥通调腑气之功；天枢可调理中焦，分利水湿，健脾祛湿，配合三阴交，可增强运化水湿之功；足三里、丰隆、公孙同属足阳明胃经，可发挥健脾和胃、化痰除湿作用；水分、腹结可健运脾胃，行气利水。

二、电针配合阴阳调理灸治疗肥胖伴多囊卵巢综合征案

多囊卵巢综合征是临床上超重和肥胖女性最常见的代谢疾病，是具有发病多因性、临床表现多样性的高度异质性疾病。同时，肥胖也是多囊卵巢

综合征女性最常见的合并症，约占30%~70%，长期发展会引起糖尿病、高血压、高血脂、心血管疾病及子宫内膜癌等一系列不良后果。根据其病因病机及临床表现，中医学将其归于痰浊、瘀血等范畴。病性属本虚标实，多因肾、肝、脾三脏功能的失调进而导致痰浊及瘀血的产生，致使肾-天癸-冲任功能失调而出现月经紊乱。其中脏腑功能失调是发病之本，痰浊瘀血为标。周仲瑜教授基于多年临床经验，运用电针配合阴阳调理灸治疗肥胖型多囊卵巢综合征患者，收获良效。

（一）病情概述

1.基本信息 患者王某，女，29岁，职员。

2.主诉 月经不调3年余，闭经半年。

3.现病史 患者于3年前无明显诱因出现月经周期不规律，或1月两行，或2~3月一行，经期为7~10天，经量少，经色暗，伴焦虑易怒，近半年月经停滞未行，曾于多处诊断为多囊卵巢综合征，接受雌孕激素周期序贯治疗，上述症状未有明显改善，为求针灸诊疗，遂于2017年6月27日来门诊就诊。

4.刻下症 神清，精神欠佳，月经周期不规律，经量少，经色暗，伴焦虑易怒，近半年月经停滞未行，纳食欠佳，胸闷脘痞，寐欠佳，多梦易醒，二便调，舌质紫，苔白腻，脉细涩。

5.既往史 2015年1月行子宫肌瘤切除术，2016年4月行甲状腺癌切除术（包切）。

6.查体 神清，精神可。肥胖指标：体重76.3kg，BMI=28，腰围101cm，体脂率35.8%。

7.辅助检查 2017年6月20日子宫附件B超示：右侧卵巢大小3.0cm×1.7cm，左侧卵巢大小3.8cm×2.1cm，双侧卵巢卵泡数增多（双侧卵巢内均可见12个以上卵泡回声），子宫肌瘤（0.97cm×0.65cm）；性激素全套示：FSH 8.19mIU/ml，LH 28.29mIU/ml，TESTO 110.07ng/dL。

8.诊断

中医诊断：闭经肝郁气滞型。

西医诊断：肥胖型多囊卵巢综合征。

（二）就诊经历

1.二诊情况（2017年8月8日） 患者自诉有小腹坠胀疼痛等行经前兆，但仍无月经来潮，刻下症见神清，精神尚可，月经周期不规律，本次月经尚未来潮，纳食尚可，寐欠佳，多梦易醒，二便调，舌质暗红，苔白腻，脉细涩。肥胖指标：体重75.1kg，BMI=28.2，腰围98cm，体脂率34.4%。

2.三诊情况（2017年12月12日） 患者诉有月经规律来潮，但经量仍偏少，刻下症见神清，精神尚可，月经周期不规律，末次月经2017年11月28日，经量少，经色暗红，纳食可，寐可，二便调，舌质红，苔白润，脉弦细。复查子宫附件彩超示：双侧卵巢内均未见明显异常回声，子宫小肌瘤（0.68cm×0.63cm）；性激素全套：FSH 6.02mIU/ml，LH 9.56mIU/ml，TESTO 99.41ng/dL。肥胖指标：体重71.8kg，BMI=27.0，腰围93，体脂率31.7%。

3.四诊情况（2018年5月8日） 患者诉月经规律来潮，并建立了3个月以上的稳定月经周期，经量适中，色质正常。刻下症见神清，精神可，月经周期规律，经量可，色质正常，纳食可，寐可，二便调，面部痤疮消失，舌质淡红，苔薄白，脉细。子宫附件彩超示：双侧卵巢内均未见明显异常回声，子宫小肌瘤大小为0.68cm×0.62cm；性激素全套：FSH 4.78mIU/ml，LH 3.30mIU/ml，TESTO 68.81ng/dL。肥胖指标：体重66.9kg，BMI=25.2，腰围86cm，体脂率29.7%。

4.电话随访（2018年9月28日） 患者诉现每月月经规律来潮，经量及色、质正常。

（三）诊疗思路

1.治疗方案 电针配合阴阳调理灸。

2.治则治法 以健脾化痰、温肾助阳为法。

3.材料准备 ①针灸针：选用一次性无菌针灸针，规格为0.35mm×75mm；②电针仪：SDZ－Ⅴ型电子针疗仪；③自制药饼：取熟附子7g、吴茱萸7g、干姜6g、丁香3g、肉桂3g等，研极细末过200目筛制备成药粉，加入14g面粉及20g生姜汁调和至软泥状，揉捏成外径7cm、内径5cm、厚1.5cm、高1cm的药饼。在药饼底部距离药饼内径壁1cm处，用直径1.5mm的棉签棒戳出4个孔，4孔连线形成3cm×3cm正方形；④自制艾炷：取艾绒3g捏成直径为3cm的艾炷。

4.穴位处方

（1）阴阳调理灸取穴：关元、神阙、脾俞（双）、肾俞（双）、命门。

（2）电针取穴：水分、滑肉门（双）、天枢（双）、大横（双）、带脉（双）、子宫（双）、足三里（双）、丰隆（双）、三阴交（双）、阴陵泉（双）、公孙（双）。

5.操作步骤

（1）电针操作：患者仰卧于治疗床上，常规消毒后将针灸针直刺入穴位，得气后行平补平泻手法，使患者有酸麻重胀感，于天枢、带脉穴处分别接电针，选择疏密波，频率4/20Hz，以患者耐受为度，留针30分钟。

（2）阴阳调理灸操作：消毒穴位，然后将艾炷放于药饼正中位置，点燃艾炷后至药饼底部略有温热感，再将阴阳调理灸药饼放置于上述穴位处，先腹部后背部，每隔10分钟更换1壮艾炷（灸疗期间共换3壮）。

6.疗程　1周2次，8次为1个疗程，月经期不针不灸。

（四）按语

多囊卵巢综合征以高雄激素血症、持续性无排卵和卵巢多囊样改变等为主要表现，约占继发性闭经患者的7.41%。中医对于此病未有专名，依据其临床症状，本案例患者属闭经、不孕症范畴。

周仲瑜教授认为本案内因为痰湿、肾虚及脾虚。元代朱丹溪在《丹溪心法·子嗣》中指出"若是肥盛妇人，禀受甚厚，恣于酒食，经水不调，不能成胎，谓之躯脂满溢，闭塞子宫"。《兰室秘藏·经闭不行三论》："妇人脾胃久虚……血海枯竭。"清代《女科切要》中也有论述："肥人经闭，必是痰湿与脂膜壅塞之故"。《傅育主女科》亦称"经本于肾""经水出诸肾"。

患者为青年女性，月经不调多年，且体重逐年上升，于多家医院诊治未见良效，致使情绪忧郁，思虑过度，则肝失条达，气机郁滞，枢机失调，血脉不畅；脾失健运，运化水液功能失常，聚湿生痰，阳气被遏，不能上输下达，阴气被排斥于外或壅阻于内。肝郁脾虚日久，则久病及肾，肾中阴阳失衡则一身之阴阳不调，使得肾阳不能鼓舞肾中阴精促进卵泡生长，肾阴不能促进肾阳推动肾中气血运行，而致身体肥胖，天癸迟至而经闭不行。四诊合参辨其为痰湿阻滞、脾肾阳虚，因此治法上健脾化痰，温肾助阳。

《灵枢·根结》载"用针之要，在于知调阴与阳"，言明针灸治病之本为调和阴阳。基于传统灸法，周仲瑜教授根据20余年针灸治疗肥胖病的临床实践宝贵经验和潜心研究，以阴阳理论为根源，基于腹背阴阳相交汇的理论实际，"从阴引阳，从阳引阴"，创立了阴阳调理灸。阴阳调理灸疗法在具体治疗方法上包括药饼灸、药艾灸、药箱灸、温肾暖宫灸、温胃健脾灸和培元固本灸。依据患者的疾病特性、阴阳盛衰、病程的不同阶段，有针对性进行选择，激发经络之气以调节虚实，平衡阴阳。阴阳调理灸利用灸法温补、温通的特性和腹背阴阳相交汇的理论实际，可以调理阴阳失衡的患者，促进其阴阳平衡，从而防病治病。

针刺治疗以足阳明胃经、足太阴脾经及局部腧穴为主。足阳明胃经的天枢、滑肉门、足三里、丰隆、公孙可益气祛痰，健脾化湿，使阳气调达；足太阴脾经的阴陵泉、三阴交能滋长肝、脾、肾三经气血，使阴津充盈。《医宗金鉴·妇科心法要诀》曰："若为三因之邪伤其冲任之脉，则有月经不调、赤白带下、经漏、经崩等病生焉。"大横、带脉、水分以调和冲、任、带三脉气血，共奏协调平衡阴阳、调理偏颇体质之功。同时取腹部的天枢、水分、大横、带脉针刺可直达病所，调理冲任，使卵泡的形成、发育及成熟过程恢复正常，充分体现了扶正与祛邪，局部与整体，阴阳平衡相结合的原则。

"人身有形，不离阴阳"，于人体背部脾俞穴、肾俞穴、命门穴等阳盛之处施灸，在调理患者阳虚、气虚的同时，增其助阳之功，触动激发氤氲之机，化解湿、痰、瘀等病理产物，培补先后天之本，病在阴而治其阳也；于人体腹部神阙穴、关元穴针刺、施灸，在祛除痰湿、瘀血病理产物等实邪的同时，温中培元，滋养阴精。灸疗方中熟附子补肾温阳，活血通络；吴茱萸温中开郁、理气燥湿；丁香暖肾助阳，温中行气；肉桂补火助元阳，散寒温经脉。艾绒辛香走窜，温补温通，同时用姜泥铺底或生姜汁调制，一则温中祛痰，化瘀消积，二可加速气血运行，促进药物透皮吸收，充分发挥药理效应。本案在治疗上集针刺、艾灸、经络、腧穴和中药等中医疗法于一体，重视全身与局部并调，脏腑、气血及阴阳同治，诸法协同，收获良效。

三、穴位埋线配合中药治疗脾虚湿阻型单纯性肥胖案

肥胖症是一种由多种因素引起的慢性代谢性疾病，而单纯性肥胖是临床上最为常见的肥胖类型，其发生与饮食、运动、遗传、内分泌等多种因素相关，长期发展会引起冠心病、糖尿病、多囊卵巢综合征等多种慢性疾病。根据其病因病机及临床表现，中医学将其归于气虚、阳虚、痰浊、血瘀等范畴。病性属本虚标实，多因脾、肾、肝三脏功能的失调进而导致痰浊及瘀血的产生，致使阴阳失调。其中脏腑功能失调是发病之本，痰浊瘀血为标。周仲瑜教授基于多年临床经验，运用穴位埋线配合中药治疗脾虚湿阻型单纯性肥胖患者，收获良效。

（一）病情概述

1.**基本信息** 患者李某，女，35岁，教师。

2.**主诉** 近2年体重上升25斤。

3.**现病史** 患者于2年前无明显诱因出现体重上升，伴神疲乏力，肢体困重，腹部胀满，多于晚餐后出现，平素饮食习惯欠规律，喜饮料及零食，大便一日一行，质黏腻。曾进行规律有氧运动，上述症状未有明显改善，为求针灸系统诊疗，于2018年2月27日来针灸科门诊就诊。

4.**刻下症** 神清，精神欠佳，神疲乏力，肢体困重，腹部胀满，纳食欠佳，寐可，口渴不欲饮，大便黏腻，一日一行，小便调，舌质淡红，苔白，脉弦滑。

5.**既往史** 有左肾结石病史，2010年1月行剖宫产手术。

6.**查体** 肥胖指标：体重69.4kg，BMI=28.8，腰围99cm，体脂率38.6%。

7.**辅助检查** 肝肾功能、血糖血脂、肝胆脾彩超均未见明显异常。

8.**诊断**

中医诊断：肥胖症脾虚湿阻型。

西医诊断：单纯性肥胖。

（二）就诊经历

1.**二诊情况（2018年4月10日）** 患者诉精神较前好转，自觉口渴欲饮，大便一日一行或二行，色质正常。刻下症见神清，精神佳，偶有腹胀肢重，纳食欠佳，口渴欲饮，寐可，大便如上述，小便调，舌质淡红，苔白，脉弦。肥胖指标：体重60.3kg，BMI=25.1，腰围90cm，体脂率33.6%。

2.**三诊情况（2018年5月24日）** 患者诉精神可，未再出现神疲欲睡。刻下症见神清，精神佳，纳食尚可，寐可，二便调，舌质淡红，苔薄白，脉弦。肥胖指标：体重52.7kg，BMI=21.9，腰围84cm，体脂率31.7%。

（三）诊疗思路

1.**治疗方案** 予以穴位埋线配合中药治疗。

2.**治则治法** 以健脾祛湿为法。

3.**材料准备** ①可吸收外科缝线，长度2cm，规格3-0；②一次性埋线针，规格为0.8（25-120mm）。

4.**处方**

（1）中药处方：黄芪30g，党参20g，茯苓20g，炒白术10g，薏苡仁30g，砂仁10g，荷叶20g，白扁豆10g，桔梗10g，炒麦芽20g，炒谷芽20g，山药30g，焦山楂20g，芡实20g，神曲20g，陈皮15g，炙甘草15g，随症加减。

（2）穴位处方：水分、滑肉门（双）、天枢（双）、大横（双）、带脉（双）、丰隆（双）、脾俞（双）。

5.操作步骤　患者取仰卧位，调匀呼吸，全身放松，充分暴露所要针刺的部位，注意保暖。在患者需要埋线的穴位皮肤上用碘伏消毒，消毒时应从穴位的中心点向外绕圈消毒。术者双手戴无菌手套，左手持一次性无菌埋线针，右手持无菌镊子，夹起事先浸泡在生理盐水中的可吸收外科缝线，放入针管的前端，后接针芯，左手拇食指绷紧或捏起进针部位皮肤，右手持针，刺入到所需深度；当出现针感后，边推针芯，边退针管，将可吸收外科缝线埋植在穴位的皮下组织或肌层，针孔处覆盖医用敷贴。

6.疗程

（1）中药疗程：每日一剂，水煎服，1个月为1个疗程，共口服2个疗程。

（2）穴位埋线疗程：每两周治疗1次，3次为1个疗程，共治疗2个疗程。

（四）按语

《灵枢·逆顺肥瘦》中记载"此肥人也……其为人也，贪于取与，刺此者，深而留之，多益其数也"。通过古今医家长期的临床实践可发现，对于一些顽固性或慢性疾病，单纯采用针灸治疗，其收效甚微或疗效维持时间较短。在此基础上延长穴位的刺激时间，从刺灸法角度进行改良和完善，治疗效果得以巩固提高，故而出现了"长留针"的治疗方式。随着针具及技术不断精进，"长留针"逐渐衍化为穴位埋线疗法。穴位埋线是针灸疗法在临床上的延伸和发展，不仅能发挥传统针灸的治疗作用，并且还同时兼顾腧穴处机体组织损伤自我修复作用效应、组织疗法效应、线体吸收生化刺激效应、刺血效应等。肥胖症是一种慢性代谢性疾病，其治疗周期长，易反弹，很多病人常常由于不能长期坚持而疗效欠佳。穴位埋线减肥为一种复合性治疗方法，该法对人体的刺激强度随着作用时间而发生变化，初期刺激强度高，可损脏腑阴阳之有余；后期刺激强度低，又可补脏腑阴阳之不足，是集有效性、安全性、方便性于一体的治疗方法。而中药的应用以中医的整体观为指导，结合人体之虚实盛衰，辨证施治，调理机体的阴阳气血，以健康、科学地管理体重，发挥长效减轻或控制肥胖各项指标的作用。

周仲瑜教授认为，脾虚湿阻型肥胖属本虚标实之候，本虚即脾气虚弱，标实则为痰湿阻滞。脾为气血生化之源,脾虚则运化失司,水谷精微输布失常,化为痰湿与膏脂,流阻于肌肤腠理之间,发为本病。因此,在选穴用药上应以健脾益气、祛湿化痰为主,健脾益气以求本,祛湿化痰以治标。脾胃属气机升降之枢纽,脾之升清,主运化;胃之降浊,主受纳,二者升降相因,纳运相协,才能更好地发挥消化吸收、输布精微的作用。

本案选取水分、滑肉门、天枢、大横、带脉、脾俞、丰隆为主穴。其中水分位于脐上1寸,解剖位置正当小肠下口,小肠分清浊、通水道,主液所生病,故水分有分利水湿之功,丰隆可健胃化痰,化身之痰浊,两穴配伍,祛痰化湿之效更著;天枢为胃经经穴、大肠经之募穴,《素问·六微旨大论》中有"天枢之上,天气主之,天枢之下,地气主之"的论述,故本穴为天地之气升降出入的枢纽,胃气降以利脾气升,功以通腑降浊、疏利气机为要;大横为脾经与阴维脉的交会穴,可健脾助运;带脉为胆经与带脉交会穴,能健脾利湿,调节水液代谢;滑肉门位于上腹部,具有运化脾土、和胃调中的作用,与天枢配伍可收腹减重降脂;脾俞健脾益气。诸穴配合,共同调脾理胃,蠲化痰湿。

中药处方中选用黄芪、党参、茯苓、炒白术、薏苡仁、砂仁、荷叶、白扁豆、桔梗、炒麦芽、炒谷芽、山药、焦山楂、芡实、神曲、陈皮、炙甘草。茯苓、薏苡仁均可健脾利水渗湿、化浊降脂;炒白术、黄芪、党参属于补气药,白术具健脾燥湿利水功效,黄芪行气利水消肿,《本草从新》中记载党参可"补中益气,和脾胃,除烦渴"。砂仁可温脾理气、化湿开胃,《太平惠民和剂局方》中就记载砂仁配健脾益气之党参、白术、茯苓等,可用于脾气虚、痰阻气滞之证。炒麦芽、炒谷芽行气消食、健脾开胃,山楂可活血消积,神曲消食和胃,共同使用则加强消化功能。荷叶具有祛湿的作用,白扁豆、芡实有健脾化湿之功,桔梗祛痰,宣降气机。陈皮可以理气健脾、燥湿化痰。甘草、山药属于补益药,功在健脾养胃益肺,山药更有固肾益精之效,甘草也可调和诸药。更有现代研究表明,茯苓使平滑肌收缩幅度降低,调理胃肠,具有利水、降血糖的功效;白术能促进胃排空及加快肠道运动,还具有利尿作用;山楂促进脂肪消化从而降脂,并能增加胃消化酶的分泌,调节胃肠功能;黄芪能有效改善患者胰岛素抵抗,促进胃肠推动力;陈皮能促进胃排空,兴奋胃肠运动,且能提高唾液淀粉酶活性;荷叶能促进油性大便大量排出,并有明显的降脂、降压作用;甘草亦有降血脂的功效;薏苡仁可降血糖,改善血液循环。党参多糖能够显著降低糖尿病小鼠血糖,抑制糖异生，改善胰岛素抵抗；砂仁能有效促进胃排空和促进胃蠕动；桔梗具有明显的降血糖作用，机制可能是改善空腹胰岛素水平，提高抗氧化能力；山药能显著降低血糖；芡实能改善胰岛素信号转导，减弱胰岛素抵抗作用。

穴位埋线操作简便，治疗时间短而作用时间长，从而在一定程度上弥补了针刺之不足；中药处方辨证精准，病证结合，灵活加减，二者联合作用，通过经络、腧穴、中药等多方面发挥作用，协调应用，整体调治，收获疗效。

四、茶饮配合生活方式干预治疗产后肥胖合并脂肪肝、高尿酸血症案

脂肪肝、高尿酸血症均是临床常见的产后肥胖并发症。脂肪肝是指由于各种原因引起的肝细胞内脂肪堆积过多的病变。根据其病因病机及临床表现，中医学将其归于胁痛、积聚、痰浊等范畴。而高尿酸血症在痛风发作前临床症状多不明显，属中医学未病或伏邪。中医学认为上述两病均与脾有着密切关系。周仲瑜教授从补益脾气，蠲化痰湿入手，运用茶饮配合生活方式干预治疗产后肥胖合并脂肪肝、高尿酸血症患者，收获良效。

（一）病情概述

1.**基本信息**　患者朱某，女，31岁，职员。

2.**主诉**　产后体重增加15kg。

3.**现病史**　患者于1年前生育后至就诊时体重增加15kg，伴腹部胀满、嗜睡乏力，平素饮食习惯规律，喜甜食及零食，运动量少，因夜间照顾幼儿睡眠欠佳。曾自行予以饮食控制，上述症状未有明显改善，为求进一步系统诊疗，于2018年10月23日来针灸科门诊就诊。

4.**刻下症**　神清，精神欠佳，腹部胀满，嗜睡乏力，纳差，寐欠佳，眠浅易醒，二便调，舌质淡红，苔白，脉细。

5.**既往史**　既往体健。

6.**查体**　神清，精神可，腹软，四肢肌力、肌张力正常。肥胖指标：体重81.9kg，BMI=32，腰围111cm，体脂率50.5%。

7.**辅助检查**　2018年10月23肝胆脾胰彩超示：轻度脂肪肝；肾功能检查示：尿酸382μmol/L。

8.**诊断**

中医诊断：肥胖症脾虚湿阻型。

西医诊断：产后肥胖，轻度脂肪肝，高尿酸血症。

（二）就诊经历

1.二诊情况（2018年12月6日） 患者自诉腹胀、乏力等症状较前好转。刻下症见神清，精神尚可，偶有腹胀肢重，白天困倦乏力，纳食欠佳，寐欠佳，眠浅易醒，二便调，舌质淡红，苔薄白，脉弦细。肥胖指标：体重77.1kg，BMI=30.1，腰围107cm，体脂率48.3%。

2.三诊情况（2019年3月12日） 患者诉精神状态较前明显改善，睡眠情况好转，偶有晚餐后腹部胀满。刻下症见神清，精神可，纳食可，寐可，二便调，舌质红，苔薄白，脉弦细。复查肥胖指标示：体重66.8kg，BMI=26.1，腰围96cm，体脂率38.4%。肝胆脾胰彩超未见明显异常；肾功能检查示：尿酸219μmol/L（正常）。

（三）诊疗思路

1.治疗方案 采用茶饮配合生活方式干预治疗。

2.治则治法 以益气健脾、化湿祛痰为法。

3.具体治疗

（1）茶饮：秀生饮主要组成为羊楼洞青砖茶、茯苓、荷叶、薏苡仁等，规格为6g/袋。

（2）生活方式干预：采用健康宣传教育的方式，指导患者进行饮食及运动控制。饮食的分配按中国营养学会常务理事会通过并发布的中国居民膳食指南的要求来制定：碳水化合物占55%~65%、油脂类占20%~30%、蛋白质占15%。并按早餐30%、午餐40%、晚餐30%的比例分配全天能量。另嘱患者避免食用肥肉、动物内脏等，减少含饱和脂肪酸丰富的动物油脂的摄入；要求患者适当进行慢跑、快走等有氧运动。

4.疗程

（1）茶饮疗程：一日2次，一次1袋，1月为1个疗程，共6个疗程。

（2）生活方式干预疗程：饮食干预每日进行，运动干预每日持续40分钟，每周3~4次，1月为1个疗程，共6个疗程。

（四）按语

产后为女性体重上升高峰期。肝内脂肪堆积的程度与体重成正比，肥胖人群患脂肪肝的概率远高于正常人群，肥胖程度越重，脂肪肝的病变程度也越重。这与肥胖患者体内脂肪沉积过多，肝脏代谢不及而受损密切相关。目前大量研究亦表明，高尿酸血症是很多与生活方式相关慢性病（如高血压、2

型糖尿病、肥胖等）的重要危险因素。肥胖，尤其是腹型肥胖，与高尿酸血症关系密切。高尿酸血症被认为是肥胖和高胰岛素血症的独立预测因子，而肥胖时脂肪细胞中的氧化应激与慢性炎症引起的脂肪因子和炎性因子不平衡则是肥胖相关胰岛素抵抗和心血管疾病发展的主要机制。

周仲瑜教授认为本案患者之肥胖责之于脾气虚弱、痰湿蕴结，脾气虚弱持续存在于整个病程中，《黄帝内经》曰"诸湿肿满，皆属于脾"，且脾为后天之本，长肺气，补肾精。痰湿既导致肥胖，又是变生他证的原因。张仲景在《金匮要略》中指出："夫治未病者，见肝之病，知肝传脾，当先实脾，四季脾旺不受邪，即勿补之。中工不晓相传，见肝之病，不解实脾，惟治肝也"。亦反映了肝脾功能失调与脂肪肝发生发展密不可分。肥胖病人由于嗜食肥甘厚味，脾运不及，脾失健运，水湿不化，凝聚为痰。痰浊停聚中焦，壅塞气机，土壅木郁，肝胆失疏，气机不畅，血行瘀滞，痰瘀膏浊沉积于肝而成脂肪肝。《张氏医通》曰："肥人肢节病，多是风湿痰饮流注……壮年人性燥亲嗜膏粱厚味。"脾、肾二脏先后天相互资生、相互影响。脾虚及肾，气化不利，开阖无度，湿浊不能排出体外，则水液代谢愈加紊乱，升清降浊无权，而出现高尿酸血症，甚者痰湿留窜肢节，就发为痛风。结合患者乃产后肥胖，现处于哺乳阶段，同时合并脂肪肝、高尿酸血症，立益气健脾、化湿祛痰之法，与大多数茶饮单纯润肠泻下通便的治疗原则不同，旨在切入病因病机，从根本上补益脾气，蠲化痰湿，体现中医治病求本的治疗理念。

杨上善在《黄帝内经太素》中曾言："五谷、五果、五菜，用之充饥则谓之食，以其疗病则谓之药"。反映出药食同源的思想，药食同源中药材含有丰富的营养物质，兼顾营养价值和药用保健价值双重功效。本医案选用的秀生饮是周仲瑜教授基于药食同源思想研发的保健品，是2015年度中医药行业科研专项（肥胖中医药干预技术规范应用与科学评价）研究成果。全方以青砖茶、荷叶、薏苡仁、茯苓为主要组成。方中独到的选用湖北省赤壁市羊楼洞青砖茶。青砖茶是我国黑茶的一种，有清神和胃之效。荷叶味苦、涩，性平，归心、肝、脾经；功效清暑利湿，升阳止泻。《本草纲目》言"荷叶生发元气，裨助脾胃"。明代《秘传证治要诀》云"荷叶服之，令人瘦劣……欲容体瘦以示人者，一味服荷叶灰。"薏苡仁味甘、淡，性凉，归脾、胃、肺经；功效健脾渗湿，利水消肿，除痹清热排脓。《景岳全书·本草正》云"薏苡仁性微降而渗，故能去湿利水"。茯苓味甘、淡，性平，《本草正》中记载"茯苓利窍去湿……去湿则逐末燥脾，补中健胃"，有利水渗湿、健脾宁心之效。诸药合用，共奏益气健脾、化湿祛痰之功。

现代研究表明，黑茶对糖尿病、高脂血症、肥胖等糖脂代谢性疾病有较好的调节效果，具有减肥、降脂、降胆固醇、降血糖、抑菌、改善肠道、抗氧化、抗衰老、抗肿瘤等多种药理作用和保健功效。荷叶中含有的主要活性成分为黄酮和生物碱，其特点是能促进胆固醇的代谢，具有调节血脂的功能，可起到降脂减肥作用。薏苡仁有调节血脂代谢、降血糖等作用。薏苡仁水溶性提取物薏苡仁多糖有显著降血糖作用，其可通过影响胰岛素受体干预糖代谢的某些环节，并抑制糖原分解和糖异生。茯苓使平滑肌收缩幅度降低，调理胃肠，具有利水、降血糖的功效。

生活方式干预是诸多减肥方法中安全性较高、长期效果较稳定的一种方法。研究标明，生活方式综合干预能增加人体对糖和蛋白质的利用，防止多余的糖和蛋白质转化为脂肪，能消耗摄入的糖和储备糖，增强肌肉组织中蛋白质的新陈代谢，使肌细胞的代谢能力增强；增加神经和内分泌系统的兴奋性运动，促进肾上腺素、去甲肾上腺素分泌，提高脂蛋白酶的活性，促进脂肪分解利用。本案中应用茶饮配合生活方式干预，从日常生活干预出发，由调养脾胃切入，从根本上改善肥胖患者的身体功能，收获良效。

参考文献

［1］宋瑞，刘弋维，李雪媛，等.超重或肥胖人群动脉僵硬度与心血管疾病危险因素的相关性研究［J］.同济大学学报（医学版），2014，35（3）：51-54.

［2］白哲伦.耳穴内分泌、皮质下、交感初探［J］.中国针灸，2003，23（8）：496-497.

［3］庞婷婷，刘志诚，徐斌.温针灸联合耳针对肥胖并发高脂血症脾肾阳虚型患者脂质水平的影响［J］.中华中医药杂志，2016（6）：2133-2138.

［4］王威，董勤，胡津丽.不同波形电针治疗单纯性肥胖病的临床对比观察［J］.中医杂志，2011，52（22）：1939-1942.

［5］赖毛华，马红霞，姚红，等.腹针对肥胖型多囊卵巢综合征患者内分泌及糖脂代谢的影响［J］.针刺研究，2010，35（4）：298-302.

［6］汪梦洁.多囊卵巢综合征中医证素特征与月经异常的相关性研究［D］.福建中医药大学，2018.

［7］张蔷，高文远，满淑丽.黄芪中有效成分药理活性的研究进展［J］.

中国中药杂志，2012，37（21）：3203-3207.

［8］张丽艳，梁茂新.论陈皮潜在功用的发掘与利用［J］.中华中医药杂志，2017（1）：107-110.

［9］张凤玉.砂仁治疗功能性消化不良的临床价值探讨［J］.临床合理用药杂志，2014（12）：124-125.

［10］李雪丹，李颖彤，阮浩.妇女产后肥胖症的发病情况调查［J］.中国现代药物应用，2018，12（24）：214-215.

［11］刘云涛，何建刚，肖长义，等.湖北长盛川青砖茶对2型糖尿病合并血脂异常患者胰岛素抵抗、血脂的影响［J］.中国老年学杂志，2019，39（06）：1317-1320.

［12］王丽丽.黑茶调节脂质代谢的作用研究［D］.湖南农业大学，2012.

［13］王蝶，黄建安，叶小燕，等.茯砖茶减肥作用研究［J］.茶叶科学，2012，32（01）：81-86.

［14］宋刚，廖莉，谢敏豪.运动与工作肌激素敏感性脂肪酶关系研究进展［J］.中国运动医学杂志，2010，29（3）：375-378.

［15］陶明勇.脂蛋白酯酶受饮食和运动的影响及其机制研究［J］.科学中国人，2015（2）：42-43.